課題の整理

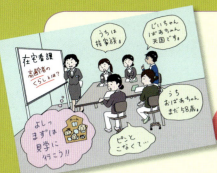
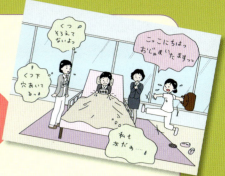

イラストで見る
"よい実習"は ここが違う!

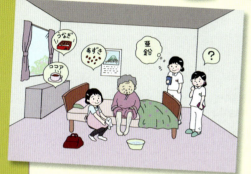
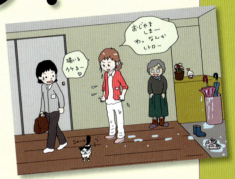

[監修]
首都大学東京大学院 准教授
清水 準一

　教育機関によって、さまざまな形で行われている"在宅看護"の実習ですが、受け入れる訪問看護師、学生を送る教員、それぞれにやりがいがある一方、さまざまな課題があると感じている現状があります。ここでは、お互いが課題と感じているところを整理してから、それを解決するためにはどうすればよいかを考えていきます。

　まず、全体を通して、最も重視しておきたい"課題"を7点整理しました。訪問看護認定看護師の二本柳舞さんの臨場感あるイラストと共に簡単に解説しています。より詳しい解説への導入部としてご覧ください。

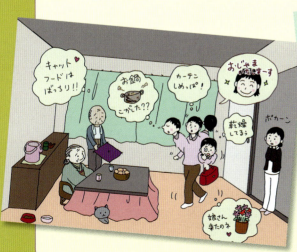
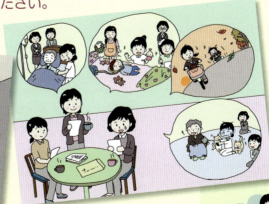
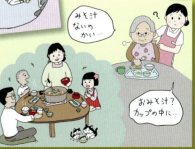

「専門基礎分野」の学びのときに"在宅看護"の現場に触れる大切さ

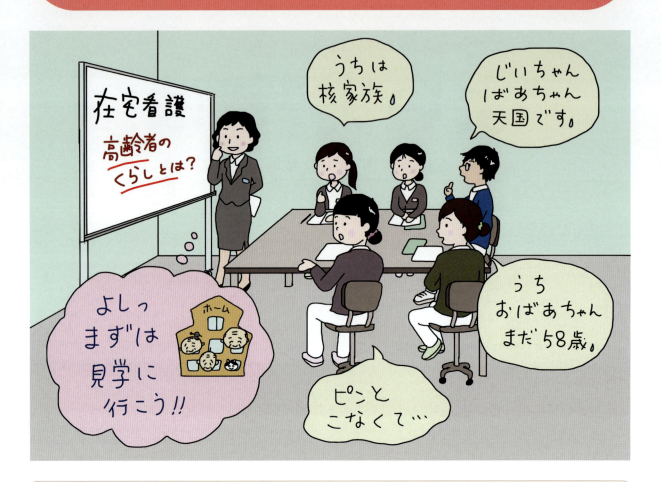

早期に"在宅看護"を経験すると……

"在宅看護"実習にかかわる多くの訪問看護師たちは「看護の対象を"人"として捉える力を養うために、在宅から実習を開始する必要性」を強調しています。"患者"ではなく"人"としてかかわるのが在宅看護であり、早い時期に"在宅の生活"に触れること(アーリーエクスポージャー)で「ケア(看護)の本質、療養上の世話の意味を学ぶ」ことができると考えています。

ある訪問看護師は言います。
「1年生のときに2週間じゃなくて、1日でも2日でもいいので在宅を経験させてほしい。それによって"看護とは""人が暮らすこととは"を考えるきっかけになると思います」

「ケアができない人はいない」を体感する

今後の慢性疾患の多い高齢社会と多死時代を考えると、例えば専門基礎分野の段階で病院実習だけでなく、在宅でケアをする醍醐味や多職種連携を体験することは重要になると思われます。その場合、実習先は必ずしも訪問看護ステーションに限らず、高齢者の生活を感じることのできる老人クラブやデイサービス、看護小規模多機能型居宅介護などの介護事業所も考えられるでしょう。

また「治療ができなくなる人はいるけれど、ケアができなくなる人はいない」という言葉もよく耳にします。専門基礎分野の段階で、障害や慢性疾患を持ちながら、必要なケアを受け、自宅などで療養している人の姿に触れることは、3〜4年時の専門科目での"在宅看護"実習で訪問看護師のケアの理解や、学生の看護過程の展開を数歩先からスタートすることにもなり、より充実した実習になるものと思われます。

学内演習が実習をより有効なものに！
実習施設や外部の方の協力も

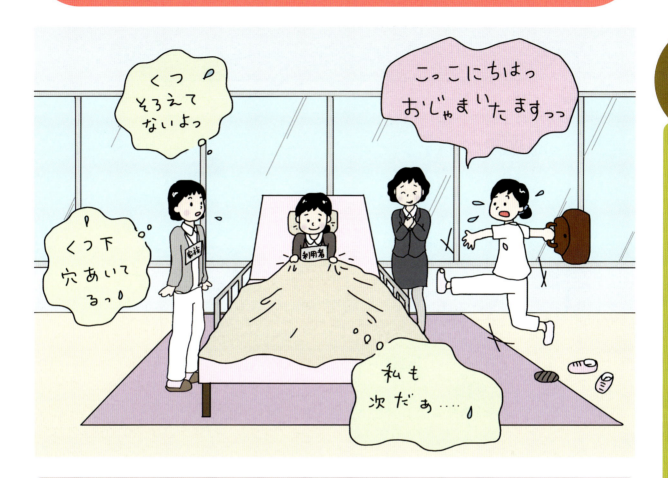

■ ロールプレイでの学生同士の指摘は効果的

「在宅での実習は病院での実習に比べて圧倒的に日数が少ない。受けるのは大変だが、もっと在宅での実習を増やすべきでは」と考えている実習指導者はたくさんいます。

訪問看護ステーションでの実習日数を増やせれば理想的ですが、教育機関側・実習施設側双方に都合があります。そこで学内演習として"ロールプレイ"を行い、在宅療養者や訪問看護師を学生自身が模擬体験するのもよいでしょう。訪問看護師役の服装や言動については、教員よりも学生同士の指摘のほうがむしろ印象的であるようです。実習先の訪問看護師による講義やオリエンテーションを一緒に行うことや、在宅療養者や介護経験者などの当事者に参加していただくことも、学生の実習への動機づけを高めるでしょう。

■ 教員・学生・実習施設のズレを最小化

学生は他領域の実習を立て続けに履修したり、実習施設も複数の教育機関から学生を受け入れたり、教員も保健所や老年看護の実習と兼担していたりと、実習目的や方法の認識が知らず知らずのうちにズレてしまうかもしれません。

特に"在宅看護"実習では、教員が常に施設で指導することは少ないので、学生が実習するべきことを見失わないようわかりやすい配布資料を用意したり、事前学習として必要な資料を準備するように指導することも大切でしょう。

また、実習施設にも事前の打ち合わせや資料で、実習の目的や位置づけ、他の科目の履修状況などを明確にしておくことが大切です。何よりも普段から気軽に問い合わせし合えるような関係性を大切にしたいものです。

他領域の実習を経験した後に"在宅看護"実習をするのが理想的

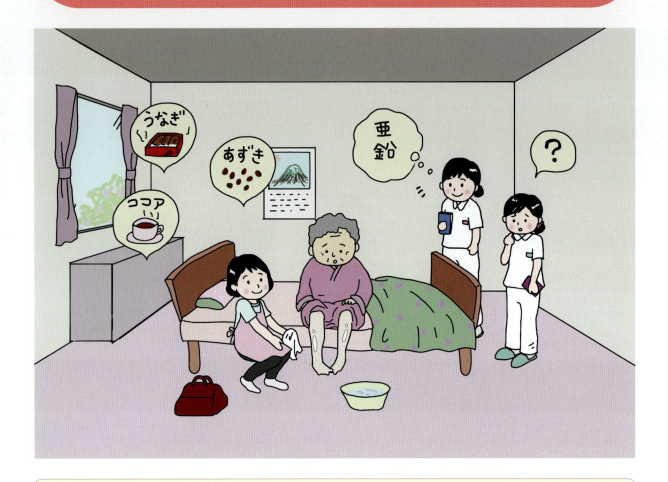

"在宅看護"の臨地実習、「いつ」入るか？

多くの大学で"在宅看護"の臨地実習が3年次に行われています。そして、カリキュラムの関係で、他領域の実習をすべて終えて最後に"在宅看護"実習になるケース、他領域のいくつかの実習を終えてから"在宅看護"実習になり、また他領域の実習になるケース、最初に"在宅看護"実習になるケースとさまざまです。

早期に"在宅"に触れることも大切ですが、現場の訪問看護師からは「できれば他領域の実習を終えてから在宅の臨地実習に来てくれたほうがいい」「訪問看護は高齢者とかかわることがほとんどだから、老年看護を学んできてからのほうが理解しやすい」といった声も聞かれます。

高齢者の疾病等の理解に、まず1週間

ある訪問看護ステーションの実習指導者は「疾病の理解とか、患者・利用者さんの病状の理解をするのに、まず1週間ちょっとかかるんですね。看護がようやく見えてきたところで、もう2週間終わってしまうという感じ」と語っています。

異なる教育機関の学生が同時にステーションの実習に来ることもありますが、すでに老年看護学の実習を終えた学生が訪問看護師の言うことを理解しているのに対して、別の学生は同じ説明に「？？？」ということも起こりえます。

統合科目としての在宅看護論の位置づけは教育機関のカリキュラム全体の問題になります。そのため調整は大変ですが、「他領域の実習を終えて、最後に"在宅看護"の臨地実習」となるのが、在宅看護自体の理解を深めるためには有効と思われます。

利用者・家族を不快にさせない！最低限のマナーは事前に身につけておく

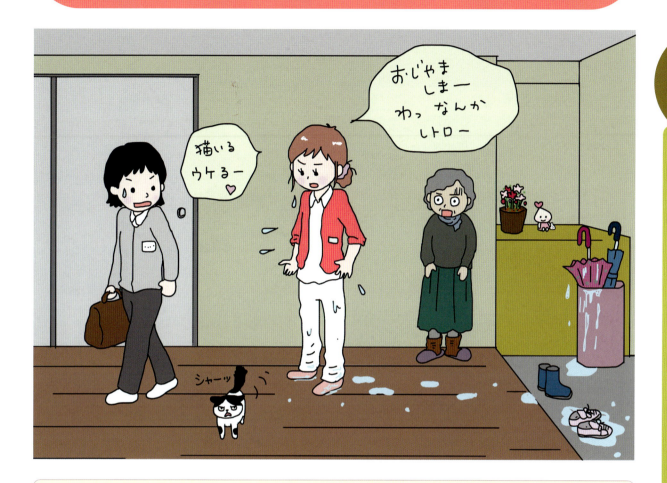

必要な"社会の一員"としてのマナー

「雨の日に訪問の実習に行ったときのことです。キャンバス地のスニーカーのような靴を履いてきた学生さんが、利用者さんのお宅で濡れた靴下のまま、トコトコと廊下を歩いてくるんです。足跡が思いっきりついてしまって、利用者さんの奥さんがすごい顔をしていました……」
と半ばあきれ顔の訪問看護師。

これは一例ですが、現場の訪問看護師たちの多くは「最近の学生はマナーができていない」と感じています。「挨拶ができない」「言葉遣いが悪い」「礼儀が身についていない」という声に対して、教員も実習前にマナーを教えているはずですが、一朝一夕で身につくものとも思えません。他人の"家"に入るときの最低限のマナーは、早い時期から継続的に確認していく必要があるでしょう。

失敗や疑問を対象者の生活の理解につなげる

基本的なマナーへの指導とは別に、若い学生たちには、自分と高齢者との生活習慣や経験の違いを自覚してもらうことで、対象者の生活の理解を深める機会にもなります。

核家族化が進み、高齢者の生活を見る機会が少なく、スマホで情報やコミュニケーションをとったり、コンビニの弁当で食事がとれるような生活をしている学生にとってみれば、訪問先の高齢者の生活が不便に見えたり、不要なこだわりに見えることもあるようです。

対象者の前でそうした感想を口にして、実習指導者から「大目玉を食らう」学生も稀にいますが、ステーションに戻って、そのような学生の率直な疑問を引き出すことで、生活を理解した個別性のある看護過程の展開ができる機会にもなります。

"五感"を使って情報を得ることを訪問看護師の1日から"感じとる"

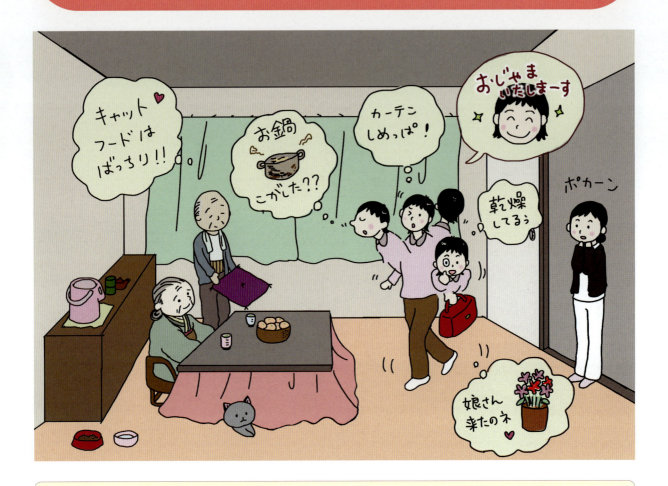

"生活"に密着した看護の実践

ある調査では98％と、ほとんどの教育機関が"在宅看護"実習の場と考えている「訪問看護ステーション」。多くの教育機関から「学生に訪問看護のさまざまな現場を見てほしい」という希望が示されますが、現場の訪問看護師が大切にしていることは「1人の訪問看護師と1日行動を共にする」ことによって、学生が訪問看護師の言動の裏側にある思考過程を理解し、意味づけをすることです。それは看護過程の展開にもつながってきます。

あるベテランの訪問看護師は言います。

「訪問看護では"五感を使って情報を得る"ことを学生さんに伝えています。例えば、玄関を入ったときの臭い、利用者の寝ている部屋の温度や散らかり方、利用者が入れてくれたお茶の味、聞き慣れない雑音はないかなど、"生活"に密着して看護を実践するのが訪問看護師です」

望みたい"柔軟性"を持った実習時間

学生が訪問看護師に1日同行していれば、"緊急訪問"という緊張感のある場面に遭遇することもあるでしょう。また、同行する訪問看護師と地域の多職種のカンファレンスの様子からも、その看護師の考え方が垣間見えるかもしれません。

ただ、そこで問題になってくるのが実習の終了時間です。「終了時間になったら、すぐに学生を帰してください」という教育機関もあるそうですが、これらは地域包括ケアの展開における訪問看護の役割を学ぶ大切な機会です。多くの現場が「訪問件数を決めず、緊急訪問への同行、会議への参加など"柔軟性"を持った実習内容とスケジュール」を望んでいます。学生の負担や達成度も考慮した教員の調整力が期待されるところです。

現場と教員が深くつながる 実習のフィードバックは必ず行う

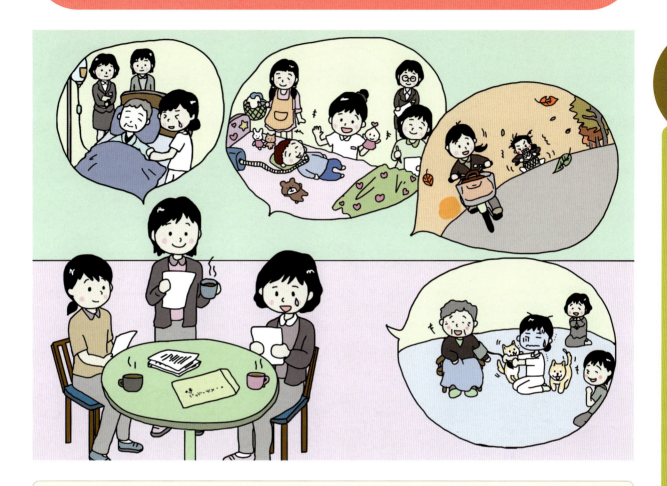

イラストで見る"よい実習"はここが違う！　課題の整理

成果の冊子や報告会でモチベーションアップ

大変多忙な訪問看護ステーションで"在宅看護"実習を受け入れる理由はいくつかありますが、その1つに「自分たちの看護を振り返ることができる」があります。それは実習中の学生の声からも得られるところがありますが、やはり「実習を終えた学生の感想」などをはじめとした"教育機関からのフィードバック"が大切です。

「毎年毎年、実習の成果を冊子にして送ってきてくれる大学があります。学生さんの感動した声も載っていて、こちらもとてもやりがいを感じます。また、もうひとつの大学では、実習後に"実習成果報告会"を開いていて、そこに訪問看護師も呼んでくれます。学生さんの声が聞けるのはうれしいけれど、次年度の実習をどうするかなどを教員の方とも話ができるのもいいですね」という訪問看護師の声からは、実習施設と教員が連携を強化することで、よりよい実習につながることがうかがわれます。

担当教員による臨地指導の強化

この実習のクオリティを上げるのに大切なのが、教員と実習指導者の連携です。現場は特に「実習中に教員が臨地指導にもっと出てきてほしい」と感じています。在宅看護担当の教員は2～3人であることが多く、実習を行う施設数に対して数が少ないのは事実ですが、現場によく足を運ぶ教員が行っている"在宅看護"実習は、現場から高い評価を受けています。教員がまめに現場に来ることで実習指導者と教員のコミュニケーションも高まり、緊張してしまうことの多い学生にとっても安心でしょう。スケジュールを調整して現場に足を運ぶことが何より大切です。

高齢者が子どもだったころの"当たり前の生活"を追体験させる

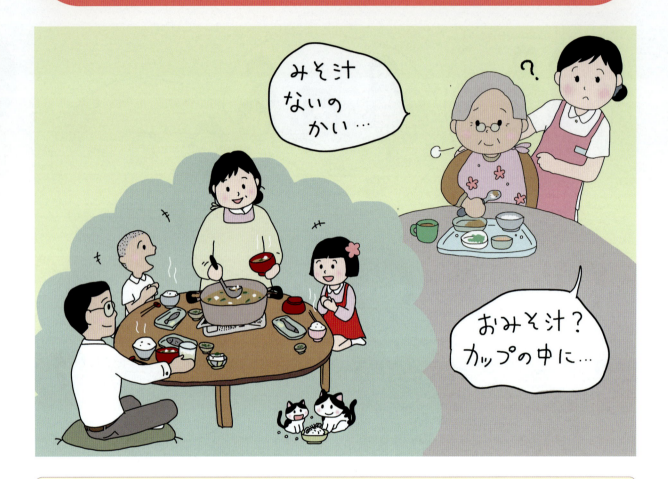

学生と高齢者の異なる"生活"体験

　高齢者は自分でみそ汁をつくって食べるのが当たり前で、それは一家団欒の味。父親は大きな魚で一品多くて、残り物は猫まんまになって、質素でも皆で食べるからとても美味しい……このような体験者です。一方、インスタントみそ汁で育ってきた学生は「みそ汁を毎日、自分でつくる」なんて想像もできません。自分でつくれば、具の野菜を増やす、味噌（塩分）は控えめになどの調整ができますが、「インスタントだから味は決まっている」とか「変更なんてできない」と思い込んでいます。

　看護する際、学生と利用者（高齢者）の生活体験が違うと、学生は相手の生活を想像し理解することや食事の改善の工夫を指導することが困難になってしまいます。共通の話題を見つけることも大変かもしれません。

　イラストのおばあさんは、子どものころ、母親が毎日つくってくれた味噌の香りただようお椀を思い出して、「みそ汁はないのかい？」と質問しています。カップのみそ汁に味噌の香りがないと感じたのです。でも、インスタント育ちの学生はおばあさんのみそ汁のイメージに気づけず、「カップに入っているのになぜ質問するのかな」と、おばあさんと心が通い合わなくて困っているのです。

食事を"手づくり"することをきっかけに

　これから看護の利用者は、高齢者がさらに増えていきます。高齢者の食生活は"手づくり"が基本でしたから、学生には調理することを勧めるとよいでしょう。そして、「高齢者の生活体験を追体験する」などの機会を学生が得られるよう、生活の豊富なイメージづくりを促して、利用者とのずれをなくしていくことも大切です。

★イラスト作者・二本柳 舞さんからのメッセージは144ページ

教員・訪問看護師・学生すべてが活用できる

在宅看護の実習ガイド

事例とSTEPで
可視化・言語化する

編

清水 準一
首都大学東京 准教授

柏木 聖代
横浜市立大学 教授

川村 佐和子
聖隷クリストファー大学 教授

協力
日本在宅看護学会

　さまざまな形で行われている在宅看護の実習は、学生を送る教員、受け入れる訪問看護師などの実習指導者、そして学生自身が、病院での臨地実習では感じることのできない在宅ならではの看護の魅力を学べる一方で、多くの課題を抱えています。

　そこで、地域のナース向け専門誌『コミュニティケア』2015年11月臨時増刊号では、「訪問看護師・教員・学生すべてが成長できる"在宅看護"実習」と題して、在宅看護の実習がどのように行われているか、全国の大学からの報告で明らかにしました。

　その臨時増刊号が好評で入手困難となってしまったため、既存の内容はほぼそのままに、新たに6つの大学からの実践報告を加え、さらにさまざまな報告から導き出された「これだけは押さえておきたい実習のポイント」を4つのSTEPに整理し、書籍として新たに発行したのが本書です。

　病院での実習と異なり、さまざまな環境で行われる在宅看護の実習で大切なことは、本書の副題にもあるように、そのプロセスを「可視化・言語化する」ことです。

　本書の使い方の一例として、「第1章：総論」「第2章：座談会」「第3章："現場の声"を聞いて」で実習の課題を洗い出し、「第4章：報告」「第5章：展望」で課題解決に取り組む全国各地の教育機関からの報告を参考にして、「口絵」「第6章：解説」をヒントに、自らの実践を可視化・言語化していくことが挙げられるでしょう。特に本文で太字になっているところはポイントになるので注目してください。

　在宅看護の実習に取り組む多くの教員・訪問看護師等地域のナース・学生の皆さんが、本書を十分に活用していただくことを願っています。

日本看護協会出版会

教員・訪問看護師・学生すべてが活用できる
在宅看護の実習ガイド
事例とSTEPで可視化・言語化する

目次 CONTENTS

口絵　課題の整理
イラストで見る　"よい実習"はここが違う！ ……001
- 口絵のイラストを描いてみて　……二本柳 舞……144

第1章　[総論] 深い学びを得る"在宅看護"実習がこれからの社会に貢献する
川村 佐和子……014

第2章　[座談会] よりよい"在宅看護"実習にするために
——訪問看護の現場から
荒木 和美／竹森 志穂／平野 智子／野口 忍／清水 準一……020

第3章　["現場の声"を聞いて] 現場との密な連携をめざして
——教育機関の立場から

千葉大学看護学部
現場との連携を重視した"在宅看護"実習の展開
——"新卒訪問看護師"の育成まで見据えて　　　能川 琴子……034

横浜市立大学医学部看護学科
"現場の声"であらためて思う"在宅看護"実習の3つの留意点　　柏木 聖代……039

順天堂大学保健看護学部
医療モデルから生活モデルに焦点を当てた"在宅看護"実習の展開　小川 典子……044

石川県立看護大学地域・在宅・精神看護学講座
"現場の声"を参考にしてよりよい"在宅看護"実習をめざす　　　林 一美……049

高知県立大学看護学部
実習指導者と教員の深いつながりが"在宅看護"実習を進化させる　森下 安子……054

［報告］さまざまな"在宅看護"実習の現場

獨協医科大学看護学部
"多様な地域差"を活用してさまざまな経験ができる実習を実践 ……種市 ひろみ…… 064
[協力実習施設] 訪問看護ステーションたんぽぽ／鮎澤 みどり

東邦大学看護学部
療養者の思いや望み、行われている看護の意味を考え、「言葉」にする実習をめざす
……其田 貴美枝…… 071

東京工科大学医療保健学部看護学科
比較的ゆとりの持てる臨地実習で看護計画の立案に重点を置く ……大木 正隆・塩満 芳子…… 077
[協力実習施設] 河北訪問看護・リハビリステーション阿佐谷／船浪 紀子

共立女子大学看護学部
学びの「言語化」と地域看護の基礎を体験する実践的な実習 ……西崎 未和…… 084
[協力実習施設] グッドライフケア訪問看護ステーション千代田／濱崎 友子

首都大学東京健康福祉学部看護学科
"首都"東京の多彩な事業所で学修を深め合う"在宅看護"実習 ……清水 準一…… 091

新潟医療福祉大学健康科学部看護学科
さまざまな課題を抱える中、学生の"学びの多さ"が支えとなる ……杉本 洋・稲垣 千文…… 096
[協力実習施設] 医療法人水明会佐潟訪問看護ステーションつばさ／中村 明美・鈴木 晃

山梨県立大学看護学部
地域の看護を大切にしてきた環境でさらに深い"在宅看護"実習をめざす
……佐藤 悦子…… 104
[協力実習施設] 甲州市訪問看護ステーション／松本 令子

園田学園女子大学人間健康学部人間看護学科
事前の準備を十分にすることで成果を上げる"在宅看護"実習 ……新井 香奈子…… 111
[協力実習施設] 公益社団法人兵庫県看護協会 尼崎訪問看護ステーション／並河 直子

鳥取大学医学部保健学科
学生が"深い経験"を得られるようにロールプレイングを活用する ……仁科 祐子…… 117
[協力実習施設] まごころ訪問看護ステーション／多口 美佐子

県立広島大学保健福祉学部看護学科
"状況関連図"と"家族のエコマップ"を用いたわかりやすい"在宅看護"実習に取り組む
……岡田 麻里…… 124
[協力実習施設] 賀茂台地訪問看護ステーション／加川 登喜子

長崎大学医学部保健学科
手作りのDVDを使った事前学習で臨地実習前に丁寧に準備する ……大町 いづみ…… 133
[協力実習施設] 公益社団法人長崎県看護協会 訪問看護ステーションYOU／下屋敷 元子
[協力実習施設] 訪問看護ステーションさくら／山口 走野子

第5章 [展望] 新たな実習形態へのチャレンジ

看護小規模多機能型居宅介護 まいほーむ北千住
訪問看護にはない "線" の視点を "看護小規模多機能型居宅介護" で学ぶ
　　　　　　　　　　　　　　　　　　　　　　　　　　　　　　小菅 紀子 ……… 146

公益財団法人団日本訪問看護財団立 在宅ケアセンターひなたぼっこ
数少ない "療養通所介護" での実習で学生は訪問看護との連携を学ぶ ……… 安藤 眞知子 ……… 149

滋賀医科大学医学部看護学科
新卒訪問看護師育成のための教育プログラムを開発
──訪問看護師コース（選択制）を設置 …………………………… 輿水 めぐみ ……… 153

大阪府立大学地域保健学域看護学類
「ルーブリック自己評価表」を使用して "在宅看護" 実習の目的・目標が明確に
　　　　　　　　　　　　　　　　　　　　　　　　　　　　　　中村 裕美子 ……… 158

高崎健康福祉大学保健医療学部
大学が訪問看護ステーションを開設して "在宅看護" 実習の学びを深める
　　　　　　　　　　　　　　　　　　　　　　　　　　　　　　棚橋 さつき ……… 164

藤田保健衛生大学医療科学部看護学科
大学による地域包括ケアの展開と地域に根ざした学生実習
──「藤田保健衛生大学訪問看護ステーション」「ふじたまちかど保健室」を実習場として
　　　　　　　　　　　　　　　　　　　　　　　　　　　　　　北村 眞弓 ……… 168

第6章 [解説] "在宅看護" 実習を可視化・言語化する4つのSTEP

　　　　　　　　　　　　　　　　　　　　　　　　　　　　　　原口 道子 ……… 180

Column ① 「在宅看護教育研究会」の取り組みと在宅看護・訪問看護の "学び"　　本田 彰子 ……… 059

Column ② 新卒訪問看護師の就業と育成に取り組む「きらきら訪問ナース研究会」　山田 雅子 ……… 142

Column ③ 全ての領域の教員が一丸となって取り組む学部教育改革と在宅ケアマインドの養成
　　　　　　　　　　　　　　　　　　　　　　　　　　　　　　牛久保 美津子・神田 清子 ……… 174

第 1 章

[総論]

深い学びを得る "在宅看護" 実習が これからの社会に貢献する

[第1章：総論]

深い学びを得る"在宅看護"実習が これからの社会に貢献する

川村 佐和子 ◇ Kawamura Sawako ◇
聖隷クリストファー大学大学院 教授
一般社団法人日本在宅看護学会 理事長

● 東京大学医学部衛生看護学科卒業後、横浜市衛生局戸塚保健所、三鷹市役所衛生課を経て、1965年東京大学医学部保健学科。その後、都立府中病院、都立神経病院、東京都神経科学総合研究所を経て、1991年東京医科歯科大学教授、都立保健科学大学教授、青森県立保健大学教授を歴任。2008年より聖隷クリストファー大学大学院教授に着任。

2011年に立ち上がった「日本在宅看護学会」。筆者の川村佐和子さんは同学会の理事長として「訪問看護における人材育成の観点からも、在宅看護論の学問的確立は不可欠であり、学問としての"在宅看護学"を早急に確立する必要がある」と発信し続けています。そして、"在宅看護学"の確立にはよりよい実習の必要性を感じ、本書が生まれました。ここでは、川村さんの"思い"を語っていただきます。

時代の変遷で増えてきた居宅での医療提供

▼在宅看護はわが国の超高齢社会で重要な役割を担う

本書は、在宅看護の実習現場におられる訪問看護師の皆さまや教育に携わる教員の皆さまと共に、これからの在宅看護の充実のために、"在宅看護"実習について再度見直し、質の向上をはかって、これを学ぶ看護学生の方たちのさらなる成長に寄与したいと願って企画されました。

わが国の人口の少子高齢化は急激に進んでいます。厚生労働省が2006年に発表した「死亡場所別、死亡者数の年次推移と将来推計」のグラフによると、2030年には165万人が死亡するとされ、最期を迎える場所として「医療機関」が約89万人、「介護施設」が約9万人、「自宅」が約20万人と推計されました。そして、「その他」として約47万人（約28％）が「ケアを受ける場がない」とされているのです。

医療機関や施設の急増は、今後、期待できるものではありません。すると、この47万人が加わった67万人（約41％）は自宅でターミナルを迎えることになると考えられ、この人たちは訪問看護の対象になるのです。したがって、これからの在宅看護（特に訪問看護）の役割は重大です。

一方、看護師養成課程カリキュラムに「在宅看護論」が設置されてからすでに17年が経過しました。この年月を一般的に考えれば、かなり長いもので、いくつかの実習モデルが確立されていても不思議ではないと思います。

しかし、現在なお、このようなタイトル（「訪問看護師・教員・学生すべてが成長できる"在宅看護"実習」）で雑誌の企画が組まれ、スタンダードな実習モデルも出しがたいというのはどうしてなのかと考えてしまいます。

訪問看護師は医療提供者ではない？

在宅看護論が看護師養成課程カリキュラムに加わった時代は、わが国の人口構成が高齢者社会に突入することを社会全体で考えるようになり、同時に医療提供の理念を医療者から受け手に移行しようと法改正が行われたころでした。

このときの医療提供の課題は、在宅療養（ターミナル）は人々が自宅に居たいという気持ちを受け入れること、高齢化でケアの受け手が増加するのに反して、18歳人口の減少によって生じる医師などの不足という実際問題の解決をはかることなどです。

これらの時代背景を背負って、訪問看護などの居宅支援制度が開発され、発展してきましたが、わが国の医療の世界では、これら居宅での医療提供制度はそれまでの歴史にはないもので、その中心として芽を出した訪問看護師は自らを医療提供者ではないように見られていると感じることもしばしばあったと思い出します。

すべての看護師が"在宅"を学ぶ

国は急激な高齢化に対応するために、さまざまな制度変革を行い、訪問看護に関する制度もどんどん変化しています。その1つに、カリキュラム改正があります。

2009年のカリキュラム改正で、「在宅看護論」は"統合分野"と位置づけられ、成人看護学・小児看護学・高齢者看護学などの専門領域を学修し、最後にこれら専門領域を統合する学問として、在宅看護論を学修するように配置されました。これはつまり、「看護師は全員が在宅看護を実施できる教育体制になった」ということです。訪問看護師として新卒看護師を受け入れるか否が議論になっていますが、教育体制上では、既にその準備はできているのです。

つまり、"在宅看護"実習によって、看護学生は在宅看護の実際と、そこで必要とされる看護法の実際を学ぶことになります。本書には、この"在宅看護"実習を担っている教員や訪問看護師におうかがい、"隠れているモデル"を探ろうとする狙いがあります。

「在宅看護論」が持つ2つの難しさ

「在宅看護論」には2つの難しさがあると考えています。

医療は医師だけの業務？

1つは「従来の医療機関内看護には長い歴史があり、看護師たちはこれ以外の活動は看護ではないというくらいの強い自負心をもって医療機関内看護を確立してきた」ことです。その前提には、「医療は医師だけが独占する業務であって看護師らが行うことではない」という社会的に強い考えがありました。

今では「看護師が看護判断によって行う」とされている"療養上の世話"であっても、以前は"診療の補助"のように「医師の指示が必要」という解釈が一般的でした。

医師と離れた場所で看護を行うのはもってのほかで、「保健師が血圧を測定しているのは医師法違反ではないか」と巷で議論が起こったり、筆者が神経系難病者に対して都立病院から訪問看護をしていることについて、時の日本医師会長から問題視されたりしたこともありました。

しかし、時がたち、次第に「在宅療養者は家族を含めた患者自らの力で療養するのだ」という考え方が国の委員会で提案され、医療法第一条で「この法律は、医療を受ける者による医療に関する適切な選択を支援するために必要な事項……」と記載され、医療は"受け手が選択するもの"になりました。主体が医師から"医療を受ける者"（利用者）になったのです。

特定行為研修による"看護の拡大"

そして、もう1つが2004年に「医行為である喀痰吸引の一部や経管栄養の一部を実質的違法性阻却論に則り介護職等が行うこと」が容認されたことです。

2012年度には社会福祉士及び介護福祉士法の改正によって、それまで医療関係職種ではなかった介護福祉士などが一定の条件下で喀痰吸引の一部や経管栄養の一部を業として行えるようになり、医療提供者は拡大の方向に向かいました。

同時に、看護師も特定行為研修が保健師助産師看護師法の改正により制度化され、業務の拡大をはかっています。

このように、医療の提供者はその職種の範囲を広げ、医療は医師の独占業務だとするかたくなな考え方から医療の利用者が選択するものにと考え方が変化し、提供者の拡大も行われてきました。この考え方は、患者・利用者が医療機関内にいても、居宅にいても共通するものです。

しっかり理解したい
医療の主体は"医療の利用者"

在宅看護の基盤となる考え方

訪問看護ステーションに実習に来る学生は在宅看護の基盤となる考え方（医療はその受け手"医療の利用者"が主体であること）を理解していることが重要です。

この内容は現在の「医療提供の考え方」なのですから、「在宅看護論の授業で教える」という決まりはないでしょう。つまり、看護を学ぶ基本的な授業、例えば、基礎看護学でもよいし、医療の法制度や社会保障制度と共に教えてもよいと考えられます。

次いで、医療の受け手（医療の利用者）が主体である考え方を基盤にして、居宅にいる利用者にどのように看護を提供するとよいかを実際に理解してもらうためのモデルが必要です。

生活になじませて支援することの大切さ

"在宅看護"実習に来る前の学生は多くが長期の病棟実習で、医療機関に入院している期間に特有な患者の生活に慣れています。

医療機関内での利用者は「医療を受けること」を生活目的にして、生活リズムも活動も医療側に従うという考えを前提にして生活しています。実際、入院中の患者は病棟（病院の門）から勝手に出て行くことは許されませんし、主治医の回診中にはベッドにいなくてはなりません。決められた時間に覚醒し、食事をとり、検査室に行かなくてはなりません。学生たちは、このような患者と医療者の関係を学習した上で、患者に向き合い、看護過程の展開を学んできています。

しかし、在宅医療では、利用者は医療を受けることを第一目標に置いているのではなく、「利用者自身の生活の質」に目標を置いています。利用者は必要とあれば、医療提供者の意見を聞くこともなく、自身の考えで外出し、毎朝起きる時間を変更するなど、日々の生活リズムに沿って食事をしています。そこには、その人自身の個別的な生活や人生の価値があります。医療提供者はそれに沿った医療を提供することが必要になります。

ですから、在宅看護では、医療の利用者であるその人がこれまでどんな生活史を持ってきたのか、その考え方や価値はどんなものなのか、現在の生活の目標は何なのかを理解し、現在の目標の立て方に健康問題への対処を入れ込み、生活になじませて支援することが重要になります。

教員が大切にしたい「利用者の生活」を
支援する視点

在宅看護では、利用者の身体の清潔を維持したり、経管栄養を実施したり、人工呼吸器の円滑な作動をはかったりするような、日々の看護を行い

つつ、中核となる看護、つまり生活を理解し、それに医療をなじませ、その人の生活（人生）の目標が達成されるように、最期に満足して人生を閉じられるように、必要な看護を実践することに近づいていきます。

このような看護を実践するために、訪問看護師には医療的判断力や技術・見識が必要なことはいうまでもありませんが、さらに利用者と信頼関係を築き、長期間維持する力、利用者の生活・人生を理解し、目標達成を支援できる力が必要になります。そして、この力を得るには、看護師の生活体験の豊かさや人間的な成熟が必要になります。

医療機関内看護に慣れ親しんできた学生は在宅看護に、これまで学修してきた看護とは違う自宅という場での看護に、新鮮さを感じます。そこで教員は「面白い」「興味がある」と言わせることに共鳴しているだけではなく、先に述べた在宅看護提供の理念や哲学、手法をしっかり学生に説明し、伝えたいと考えます。

"在宅看護"実習を終えた学生たちの気づき

"在宅看護"実習で看護の本質に気づく

"在宅看護"実習を終了したばかりの学生から、「在宅看護に魅力を感じる」といった感想をよく聞きます。その1人に「どこに魅力を感じたの？」と聞いたことがあります。その学生は
「在宅看護って奥深いじゃないですか。看護技術だけじゃなくてぇ、自分が成長しなくちゃいけないし……。でも、だから面白いんですね」
という答えでした。

まさしく、その学生は"在宅看護"実習でいわゆる看護知識や看護技術に関する習得の高度化だけではなく、"看護の本質"を感じとっていること、生活者としての看護師自身の成長（成熟）が必要なことを見抜いていると知りました。

私は教員として「学生に在宅看護の核心や看護師自身の人としての成熟が大切なこと、さらにそれらをどのように獲得していくかを伝達することは難しい」と考えていました。しかし、私の考えを超えて、"在宅看護"実習で学生たちには、在宅看護の核心や看護師自身が人間として成熟していくことの大切さや楽しさが伝わっていたのです。私たちは「"在宅看護"実習は面白かった」という学生の感想を、"それだけ"に留めないよう、これらのことを言語化し、学生の看護学の基礎に残せるようにしたいと思います。

看護師の力を体系的に学生に伝える

本書に登場してくださった訪問看護師の皆さまや看護学教員は、人間的に成熟し、それぞれに魅力ある方々でした。このような方々に接すれば、学生が「人として成熟した姿は素晴らしい」と感じるのは当然です。"在宅看護"実習では、個別に持っている看護師の力を統合して抽象化し、体系的に学生に伝達できるとよいでしょう。

一方、若い人たちはみずみずしい感性、突き進む力など、人間的な魅力を持っています。このような力も大切にしなければなりません。

上記のような内容が"在宅看護"実習を通して学生に理解されるとよいと考えます。

よりよい"在宅看護"実習への提案

医療法では、第一条の二に、
「医療は、生命の尊重と個人の尊厳の保持を旨とし、医師、歯科医師、薬剤師、看護師その他の医療の担い手と医療を受ける者との信頼関係に基づき、及び医療を受ける者の心身の状況に応じて行われるとともに、その内容は、単に治療のみならず、疾病の予防のための措置及びリハビリテーションを含む良質かつ適切なものでなければなら

ない」「医療は、国民自らの健康の保持増進のための努力を基礎として、医療を受ける者の意向を十分に尊重し、病院、診療所、介護老人保健施設、調剤を実施する薬局その他の医療を提供する施設、医療を受ける者の居宅等において、医療提供施設の機能に応じ効率的に、かつ、福祉サービスその他の関連するサービスとの有機的な連携を図りつつ提供されなければならない」と理念を表しています。

そして、在宅看護の領域には、この理念に示されている「利用者を中心とした看護の思想」や、「これからの利用者の増大に対応できる看護師の輩出のための教育」が詰まっています。

その重要性に着目して、例えば群馬大学では「群馬一丸で育てる地域完結型看護リーダー」事業に取り組んでいます（本書174ページ）。この事業においては、地域での暮らしや看取りまでを見据えた看護を提供できる「在宅ケアマインド」を持った看護師を養成するために一貫教育としての看護師養成課程カリキュラムを編成する試みも始まっています。

在宅看護を担当する看護師はもっと自信を持って、利用者の生活を理解する方法、医療を生活になじませる方法、生活の質を向上させるような活動の実際や方法などを言語化してみることが必要です。そして、それを看護学生たちに伝えていく。これこそ、「利用者が主体となって医療を選択する時代の看護の在り方を切り開く活動」だと思います。

このような未来を切り開く活動に対して、学生や優秀な看護師は魅力を感じてくれると考えます。それはやがて、訪問看護師になろうとする学生や看護師が増えることにつながるでしょう。

そこで、私は次のような提案をしたいと考えています。

まず、"在宅看護"実習では、利用者の生活を観察させ、どんな気持ちで生活しているのか、どのように生活していきたいのかについて考えさせる。その上で、訪問看護師が提供している看護について観察した結果を利用者の生活に重ねて考えさせる。このことを通して、利用者の生活の中に医療を根づかせ、生活を充実させ、健康維持や回復をもたらす看護の実際を理解できるように導く。いかがでしょうか？

実践現場の訪問看護師の皆さま、教育現場の教員の皆さま、力を合わせて、在宅看護の質向上や人材確保のために、さらに前に進みましょう。

第 2 章

[座談会]

よりよい "在宅看護" 実習にするために
～訪問看護の現場から

[第2章] 《座談会》

よりよい"在宅看護"実習にするために
——訪問看護の現場から

【座談会出席者】
- 荒木 和美。Araki Kazumi。あすか山訪問看護ステーション 副所長／学生実習担当
- 竹森 志穂。Takemori Shiho。聖路加国際大学大学院博士後期課程［地域看護専門看護師］
- 平野 智子。Hirano Satoko。訪問看護ステーションコスモス［訪問看護認定看護師］
- 野口 忍。Noguchi Shinobu。前・北摂総合病院訪問看護ステーション 管理者［在宅看護専門看護師］

〈司会〉
- 清水 準一。Shimizu Junichi。首都大学東京大学院人間健康科学研究科看護科学域 准教授

〈オブザーバー〉
- 佐野 けさ美。Sano Kesami。東京大学大学院工学系研究科（前・公益社団法人日本看護協会）
- 川村 佐和子。Kawamura Sawako。聖隷クリストファー大学大学院 教授

　訪問看護ステーション管理者・実習担当者・経験者にお集まりいただき、訪問看護師・教員・学生すべてが成長できる、よりよい"在宅看護"実習のあり方についてご意見をいただきました。
　また、座談会参加者がさまざまな訪問看護の現場で聞いたことのある、ちょっと辛口の"つぶやき"を整理してコラムで展開しました。

大学によってさまざまな"在宅看護"実習の進め方

清水　司会を務める清水です。本日は、よりよい"在宅看護"実習を考えるために、実習を受け入れる立場から4人の訪問看護師の方々、そして訪問看護師としてのご経験を持つオブザーバー2人にお集まりいただきました。
　地域包括ケアの時代における看護師の育成に当たり、基礎教育の中で「在宅看護論」の科目ができましたが、その教育が十分に行われていないとの意見があります。そこで、訪問看護師・教員・学生のすべてが成長できる"在宅看護"実習の実現に向けて、訪問看護の現場から率直なご意見をお聞かせいただき、最後にオブザーバーのお2人に、座談会の感想をうかがいたいと思います。
　まずお1人ずつ、自ステーションでの"在宅看護"実習がどのように行われているかをお聞かせください。その際、ご自身や施設についてもご紹介ください。
　その前に自己紹介をいたします。私は現在、首都大学東京で看護学科の准教授を務めています。在宅看護論の講義・実習を担当していますので、大学の教員として学生を"在宅看護"実習に送り出す立場です。
　私自身は大学在学中から在宅ケアの現場に入り、大学院進学後は訪問看護師として主に人工呼吸器を装着したALS患者への訪問をしていました。大学院を修了した後に看護学科の講師となり、今に至ります。
　それでは、竹森さんからお願いいたします。

竹森　病棟勤務を経験した後、訪問看護ステー

ション勤務となりました。その後、大学院で地域看護CNSコースを修了し、認定看護師コースの教員や病院の地域医療連携室を経てステーションの管理者を務めました。

2014年に大学院の博士後期課程に入学したので、現在は非常勤で在宅ケアに関連した業務を行いながら研究に取り組んでいます。

ステーションに勤めていたときは複数の大学や専門学校から学生を受け入れており、実習期間は1週間あるいは2週間でした。ただ、1週間といっても実質は3、4日ですので、さまざまなケースを見られるようにアレンジしていました。

一方、1週間に3、4日ずつで2週間ある実習の場合は、看護過程が展開できるように、1人の利用者の担当を持った上で、他の利用者にも訪問できるようにしていました。

荒木 ステーションで学生実習担当をしています。私は看護学校を卒業し、臨床を経験した後に在宅介護支援センターで相談員兼介護支援専門員として勤務しました。その後、複合施設の立ち上げ支援などを経験し、2006年にあすか山訪問看護ステーションに入職しました。2013年に副所長となり、現在は赤羽サテライト勤務です。

当ステーションは、サテライトを含め常勤換算で看護師18人、利用者は1カ月約250人という大型ステーションです。東京都から「東京都訪問看護教育ステーション事業」も委託されており、多くの看護師が訪問看護の体験・研修に訪れます。

"在宅看護"実習では、7大学から学生を受け入れており、実習期間はやはり、3、4日から2週間です。流れとしては、まず実習オリエンテーションを行い、そこで「生活について考えてもらう」という宿題を出し、最終カンファレンス時に発表してもらうことにしています。正解はありませんが、実習中に生活観を確立してもらえれば、今後の看護に役立つと思います。

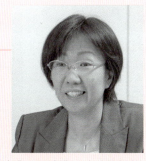

● 荒木 和美

Profile
国立病院医療センター附属看護学校卒業後、国立病院医療センターを経て、2000年介護支援専門員資格取得後、東京都内での在宅介護支援センターで相談員兼介護支援専門員として勤務。04年から訪問介護、通所介護、認知症対応型共同生活介護、居宅介護支援の複合施設の立ち上げ支援などを経験し、06年12月よりあすか山訪問看護ステーション勤務。13年5月より副所長、14年1月より赤羽サテライトへ異動。

実習中の同行は基本的に午前午後1件ずつで、カンファレンスがあるときには訪問は入れません。ステーションの特徴として小児の利用者が多いので、大学側からの希望で小児の訪問に同行してもらうこともあります。

野口 2015年1月までステーションの管理者をしておりました。私は看護学校卒業後に臨床を経験し、1998年から訪問看護を始めました。2000年に北摂総合病院訪問看護ステーションに入職し、2005年に管理者になりました。一時、在宅看護専門看護師をとるため大学院に進学していたときは休職しましたが、修了後に復職。現在は病院の退院調整担当看護師長を務めています。

当院は地域医療支援病院、大阪府がん診療拠点病院に認定された急性期病院です。法人内の介護事業所としてケアプランセンター、訪問看護ステーションを置いています。これらと院内の多職種が連携し、地域の開業医・訪問看護師などの多職種とも協働して地域包括ケアを提供しています。

ステーションでは大学と専門学校から学生を受け入れています。そのため、実習時期がバッティングすることもあるのですが、学部生も専門学校生もそれぞれのよさがあるので、同じ利用者を受け持ってもらって合同カンファレンスをするなど、お互いに交流できる機会を持っていました。

ケアプランセンターを併設しているので、ケア

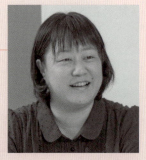

● 竹森 志穂

Profile

聖路加看護大学卒業後、虎の門病院で勤務し、2001年より医療法人財団健和会の訪問看護ステーション。06年に聖路加看護大学大学院修士課程地域看護CNSコースを修了し、翌年、地域看護専門看護師認定。その後、聖路加看護大学認定看護師教育課程訪問看護コース主任教員、柳原病院地域医療連携室、訪問看護ステーションしろかね管理者などを経て、14年に聖路加国際大学大学院博士後期課程入学。

マネジャーとの同行訪問のほか、終末期の利用者や死後の処置や四十九日過ぎにグリーフケアを兼ねたお参りなどの際も、先方の了解が得られれば同行訪問させてもらうこともあります。

平野 訪問看護ステーションコスモスの平野です。看護学校を卒業後、病院に勤務しながら介護支援専門員の資格を取り、介護保険の開始とともに設立された特定非営利活動法人の訪問看護ステーションに入職しました。

活動エリアはかつて「山谷」と呼ばれた日雇い労働者の町です。現在、山谷の中心部では高齢化率50％を超え、障害や病気を抱えながら暮らす単身者が多くなっています。訪問看護ステーションのほか、"終の住処"として支援付きアパートや第2種社会福祉事業施設も設立しています。

"在宅看護"実習は大学3校、専門学校2校から学生を受け入れており、実習期間は大学・専門学校とも4日あるいは2週間です。山谷は特殊な地域なので、精神看護や地域看護など、在宅看護とは別の学生も来ています。

年間を通して常に学生が実習をしているので、パワーポイントに音声を入れたオリエンテーション用の資料をつくり、最初にそれを見てもらった後、どのような実習にしたいか学生に聞くようにしています。1日の訪問件数は2〜3件とし、余裕のある人には退院カンファレンスや担当者会議、エンゼルケアにも参加してもらうほか、学生の希望があれば、山谷の健康相談にも取り組んでもらっています。

ステーションの特徴として、地域で活動できる看護の可能性を学ぶよい機会になると思いますが、その一方で、利用者には単身者が多いので「家族のいる家に行きたい」という学生の要望には応えられないこともあります。

訪問看護以外の実習先は？

清水 皆さん、複数の大学からの個別の要望に沿って柔軟に実習を実施されているのですね。実習期間は4日から2週間とのことですが、本来、在宅看護の実習期間は2週間です。ステーションでの実習期間が3、4日しかない大学からは、何か説明を受けていますか？

荒木 大学からは、他の期間は地域包括支援センターや介護老人保健施設などで実習を行っていると聞いています。

平野 専門学校の要項では、実習先は通所介護、健診センター、地域包括支援センターと書いてありました。

野口 地域での生活は訪問看護だけでは支えられないので、他のサービスを見てもらうのもよいと思います。

竹森 個人的には、在宅看護の展開を学ぶなら2週間の訪問看護の実習で、担当を持って看護計画の立案ができるほうがいいかなと思っていますが、各大学によってさまざまな方針がありますね。

訪問看護の現場が感じている実習の悩みや課題とは？

医療行為を学生にさせているか

清水 では、ここからが本題です。実習で悩むこと、大学からの要望に応えられなくて困ったことなどがありましたら、お聞かせください。

平野 一番悩むのは、学生にどこまでケアをさせ

てよいのかです。実習に来た学生には多くのことを経験していただきたいという思いもあり、ケアやバイタルサインなどは同行の看護師と一緒にしてもらいますが、浣腸などは危険が伴うし、初めて来た学生に浣腸をしてもらう利用者の気持ちを考えると難しいと思います。中にはバイタルサインの測定も禁止している学校もあります。

竹森 私も学生に医療処置はしてもらいませんでした。ただ、他のステーションで浣腸などもさせているところもあると聞いて、ちょっと衝撃を受けました。学生は経験も浅く、また在宅の場合は、その後の利用者の経過もみられないからです。

野口 当ステーションでは、学生にストーマの交換をしてもらいました。もちろん、事前学習で計画を立てて、見学もさせて、大丈夫そうな学生に看護師がつきっきりで、ですけれど。

不必要なケアをしてもらうことはないですが、2週間の実習期間で受け持ち制にしてもらった場合は、必要なケアに関しては割としてもらうことが多かったように思います。

▼ 悩みの多い"評価"と"日程"

平野 その他に悩むのは、学生の評価をステーションに依頼される場合です。先生方は「少し辛めにお願いします」と言われるのですが、2日間の実習に対して、どう評価してよいのか……。もう少し細かい基準での段階評価などがあれば、ありがたいと思います。

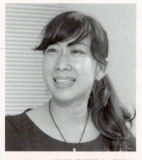

● 平野 智子

Profile

国立療養所東京病院附属看護学校卒業後、防衛医科大学校病院に勤務。2001年特定非営利活動法人訪問看護ステーションコスモス開設の翌年より訪問看護に従事する。2000年には介護支援専門員、2008年には訪問看護認定看護師資格を取得。勤務しながら2014年には聖徳大学人文学部心理学科を卒業し、2015年現在、筑波大学大学院人間総合科学研究科生涯発達専攻カウンセリングコース在籍中。

荒木 私も評価表を依頼されている大学がありますが、そこは「◎」「何もつけない」「×」の3段階評価です。「×」をつけることはほとんどなく、発表ができたところなどは「◎」にするようにしています。

私が大学からの要望に応えられないと思うのは「2週間の実習の中で3回以上、同じ人に訪問させてください」と言われたときですね。訪問回数が週に3回の利用者などもいるのですが、人数が限られるし、毎回学生を連れていくのも失礼かなとも思って。同じ利用者に3回以上と限定されると厳しいですね。

野口 「評価表は鉛筆でつけてください。後から消して、私が訂正しますから」って教員の方に言われてビックリしました。それも中間カンファレンスと最終カンファレンスにしか顔を出さない学校の教員の方でしたね。

辛口所長の本音モノローグ ❶

教員の質 ── 在宅のこと、ご存じですか？

人手不足なのか病棟経験だけで"在宅看護"実習を担当する先生もいて、中には「在宅ケアについて本当に知っているの？」と聞きたいぐらい在宅のことを知らない先生も……。

カンファレンスの事例説明で「そんなケースがあるんですか？」と驚いたり、学生がせっかくいい発言をしているのに遮って質問して、それで時間をとられたり。トンチンカンなことを言われても、学生の手前、「先生、それは違います」とも言えないから気を遣ってしまう。

ただ、「在宅を知っている」といっても、保健師のかかわりは訪問看護師とはまた違うから、訪問看護の経験だけがすべてではないのかもしれないけど。そうそう、教員の定着の悪い学校では、実習中に担当教員が替わることもあったとか。それではステーションも学生も困るよね。もちろん、こんな先生はごく一部だと思うけど……。

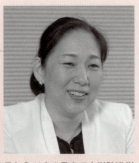

●野口 忍

Profile

国立刀根山病院附属看護学校卒業後、国立循環器病研究センターに入職し、1998年に民間の訪問看護ステーションに入職。2000年に北摂総合病院訪問看護ステーションに移り、05年には管理者。10年4月から12年3月まで大学院進学のため休職し、12年4月より管理者として復職。13年に在宅看護専門看護師資格認定。15年4月から北摂総合病院の退院調整担当看護師長に異動し、現在に至る。

竹森 カンファレンスの日程について「最終日にしたい」「〇時からにしてほしい」などの大学からの要望どおりに設定するのがちょっと大変だと思うことがあります。曜日などによっては難しいこともありますから。実習期間が2週間の大学では、1週目後半に中間カンファレンス、最終日あたりで最終カンファレンスを行うと情報交換ができてよいのですが、その時間の確保には苦労します。

ありがたい"教員の現地指導"

竹森 逆に、ありがたいなと思ったのは、実習指導者がステーションを留守にしている間に先生が来て学生の指導をしてくれていたときですね。「先生はどのようにおっしゃっていたの？」と聞いて、その後の実習に生かせたので。

ただ、ステーションによっては、「所長や実習担当者がいないときに、担当教員に来られるのはちょっと……」というところもあるようなので、どちらがよいかはわかりませんが。

荒木 私のところにも先生が毎日来てくださる大学があるのですが、こちらが忙しくしているので、そのフォローをしてくださっているのだろうとありがたいし、ちゃんと学生を見ていてくれているという安心感があります。

清水 そういうときに教員と実習のことについて話し合うことは難しいですか？

荒木 そうですね。実習中にはあまりないかもしれません。

竹森 実習の目標をどこに置くかにもよりますよね。学生に在宅の経験をさせることが目的なら、先生に毎日来ていただくこともないかと思います。1、2週間の実習に大学がどこまで求めているのかが現場のほうでもはっきりつかめていないと、実習中にどんな訪問や体験を入れ込むのかは迷うところです。

要項や指導者会で連携を

清水 大学全体で、どのような人材を育成したいかという目標は当然あるので、在宅実習においても個別の狙いはあるはずです。ただ、それをステーションに伝えているかどうかは大切なことですね。私どもでは"要項"をお渡しして、大学全体の概要や実習の時期までに学んでいることなどをお伝えするようにしています。

ところで、大学からの要項について、内容的に無理ではないかとか、逆に内容が浅い、といったことはないですか？

野口 こちらからというより、教員の方から「要項は要項なので、フレキシブルにお願いします」と言われることが多いですね。実際、これでは内容が浅すぎると思ったときなど「受け持ち制にしていいですか？」とお聞きすると、「どうぞ、どうぞ」という感じです。

平野 実は今日、看護専門学校の先生に来ていただいて、ディスカッションを行ったのです。そして、その大学でどのようなカリキュラムで授業を行っているかを教えてくださったので、「学生は在宅看護について、こんなに勉強してから実習に来るんだ」ということがわかりました。

私は大学を出てから長い時間が経っているので、学生が今、どこまで学んで目標をどこに置いているのか、わからなくなってしまっているところもあります。だから、学びの内容を理解していれば、同行するスタッフが伝える視点も変わってくると

思うのですね。先生方と学習会などで情報共有ができたら、学生の実習での学びも深まるんじゃないかと思いました。

竹森 指導者会を行っている学校もありますね。先生方と顔見知りになると実習もやりやすいし、他のステーションがどのような実習をしているのかもわかるので有意義なのですが、開催時期が年度末のことが多いので全部に出席することは難しいです。

荒木 私も「実習指導をするのだから、大学のことも知っておかないと」と思い、昨年から指導者会になるべく出席するようにしています。ただ、開催時期は3月や9月など、大学によって違っていて、竹森さんの言うとおり、年度末はなかなか参加するのが難しいです。

実習前に必ず学生に指導しておいてほしいこと

実習前に学生に必要な知識とは

清水 そのほかに、大学や教員に対しての要望はありますか？

野口 できれば学生には、すべての実習を終わらせてから来てほしい。でも、それは無理なことは重々わかっているので、せめて老年看護学の講義や実習を済ませた後に来ていただけるといいと思います。それから、三大疾病——がん、心疾患、

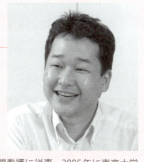

●清水 準一

Profile
東京大学文科3類から同大学医学部健康科学・看護学科に進学し、卒業後は同大学医学部附属病院胸部外科病棟での臨床を経て、大学院に戻り、その傍らNPO法人在宅ケア協会にてALS患者等への訪問看護に従事。2005年に東京大学大学院健康科学・看護学専攻（健康社会学分野）博士課程を満期退学。同年首都大学東京健康福祉学部看護学科准教授となり、現在に至る。

脳血管疾患の病態生理はマスターしておいてほしい。現場でも、もちろん指導はしますが、例えば肺がんの病態生理を知った上で肺がんの利用者を受け持つと、より実践的な看護展開ができますからね。

竹森 実習前の技術演習として、在宅の技術もぜひ経験しておいてほしいかな。在宅での技術を学んでから来ていただけると、全然成果が違ってくると思います。

野口 実習の途中の帰校日には学内でプレゼンテーションなどをしていただいて、できたら"関連図"を書いてもらうと、さらに学びが深まると思います。よくある「パンフレットをつくって完結」というのは、私は「どうかなあ？」と感じています。もちろん、必要ならつくっていただいてよいのですが、"在宅看護"実習はパンフレット

辛口所長の本音モノローグ❷
利用者のプライバシー —— 誰かがどこかで聞いているかも

　利用者の中には訪問看護が入っていることを近所に知られたくない人もいる。ステーションの名前が入った車を嫌がったり、インターホンで話すときも「ステーションの名前は言わないで」って言われたり……。だから近所の人に何か聞かれても「お話できないので」と言うように学生に指導している。

　でも、まわりに人もいるのに、マンションの入り口などで「訪問看護師さんだよね？　これから〇〇さんのところに行くんでしょ？　私も介護で入っているのよ」と声をかけてくるヘルパーもいるからね。病院と違って、在宅は道が廊下だから、利用者さんのプライバシーが外に漏れないように特に気をつけなければいけないのに。

　訪問看護を始めたばかりの看護師が利用者宅で「この後に〇〇さんのところに行くんです」と、ついご近所の人の名前を言ってしまったという話を聞いたことがあるけど、看護師でもそうなのだから学生ならなおさらポロッと出ないようにしないと。大学でもしっかり指導してほしいな。

をつくるのが"目的"ではないですから。

平野 学生が記録に追われてしまっていることがあります。記録の書き方については、事前に学んできてくれるとありがたいですね。せっかくの実習ですので、記録に時間を割くより多くの経験を積んでほしいと思います。

清水 記録を書くための実習ではないので、本学でも記録は必要最小限で済むように努力しているのですが、大学によっても違うでしょうね。

荒木さんはいかがですか？ 学生にもっと勉強してから来てほしいと思う点はありますか？

荒木 そうですね。勉強してから来られるのもいいかもしれませんが、私は「病院とは異なる"在宅"を見ていただくことが一番」と思っているので、そこがまず大切ですよね。在宅では利用者を"部分的"にみるのではなく、"全人的""全体的"にみることが大切で、そういうことを学んでもらえる実習になるといいと思っています。

先日、統合失調症で糖尿病の独居利用者を訪問したときにボランティアと一緒に外食した話を聞いた学生から「糖尿病なのにどうしてもっと食事指導をしないんですか？」と聞かれました。私は「どうして看護師は何も言わなかったんだろうね？」と少し考えてもらってから「利用者さんも自分なりに夜食をこんにゃくゼリーにしたり、炭酸飲料を野菜ジュースに変えたり、頑張っているんですよ。引きこもりの時期もあったので、外出の機会も大切ですよね。できるときもあればできないときもある。長い経過の波の中で支えているんです」と話しました。すると、学生は「それって"見守る看護"ですね」と言ってくれたので、ちょっと感じてくれたかなと思いました。

▼ 実習前に学生に教えておきたいこと

野口 先生によっては謙遜からか、「うちの学生はダメでしょう？」って言われたりするのですが、私たちは学生のことを温かい目で見ているので、

学生はのびのびしていますよ。「きちんと挨拶もできるし、利用者とコミュニケーションもとれていい子たち」です。あえて否定的なことを言う必要はないと思います。

竹森 訪問先での挨拶に関しては、同行の看護師が「今日は学生と一緒に来ました」と、つないであげる必要があると思います。看護師がどんどん話を進めてしまうと挨拶するタイミングを測るのは難しいですから。それで「挨拶できない」って学生を責めても……。

最近は社会人としての経験もある人も多いですから、とてもコミュニケーションが上手な学生や、逆にいろいろなことが受け入れられなくて苦労している学生もいるなど、さまざまですね。

清水 他の実習では順調に成長していた学生が、"在宅看護"実習ではリアリティショックを受けて心を乱されることがありますね。真面目で優秀な学生ほど、その傾向が強いように思います。これはテストの成績や他の実習での技術の高さなどでは測れないもの、例えば生活経験の豊かさなどがあると違うのでしょうね。

竹森 学生から「訪問看護師さんは"待つ"のですね」と言われたことがあります。利用者に不自由なところがあっても、自分でできることをしようとするのを手を出さずに見守るとか。「病院ではそのようなことはなかったです」とも言っていました。実習前に大学のほうで「訪問看護が自立支援のためのものでもあること」を指導しておいていただければと思います。

▼ さまざまな"学生の不調"など……

清水 ところで、実習中に学生が体調不良や事故などを起こした、あるいは対応に苦慮したケースはありますか？

野口 以前、猫アレルギーの学生がぜんそく発作を起こして大変だったことがありました。猫アレルギーとは聞いていたのですが、学生自身もそこ

までひどいと思っていなかったし、利用者には猫を飼っている人はいなかったので大丈夫と思っていたのです。それがケアマネジャーに同行させてもらったときに、たまたま猫を飼っているお宅に訪問してしまって……。アレルギーなどがある場合は、それがどのくらいのものなのか、必ず現場に伝えることを徹底してほしいと思います。

平野 アレルギー、特にハウスダストがダメだと、山谷では実習先が限られちゃいます（笑）。実際、「大丈夫です」と言いながら、ずっと鼻をグスグスしている学生もけっこういるので、マスクを用意しておいて、利用者宅に入る前に先に渡すようにしています。

竹森 訪問に自転車を使うことが多いので、夏の時期の脱水予防については大学から学生に注意するよう指導されているようですが、冬の防寒についてもお願いしたいです。すごく寒い雪の日なのに手袋を持っていなくて、「雪の中、自転車に乗るのに寒いでしょ」と手袋を貸したりすることもありました。

荒木 私のところでは坂道を自転車で登っただけで気分が悪くなった学生がいました。今、自転車に乗れない学生もけっこういるように思います。でも、訪問は自転車で行くことが多いので、自転車に乗れなかったり、自転車に乗り慣れていない人は、前もって教えてほしいですね。

竹森 看護師の後を自転車でついてきていた学生が人とぶつかって、看護師がそれに気づいて戻る前に自分の連絡先を教えてしまったという話を聞いたことがあります。お互いにケガもなく、その後、相手から連絡もなかったので何事もなく済んだのですが、何か起きた場合は個人情報を伝える前に、ステーションや教員に指示を仰ぐことを伝えておかなければいけないと思いました。

携帯電話・スマホは絶対必要

荒木 看護師と現地集合や現地解散などの場合もあるので、オリエンテーション時には災害時の連絡方法として災害伝言ダイヤルなどの説明もして「自分の身は自分で守るんだよ」と伝えています。大学によってはスマホ禁止のところもあるようですが、「それでは連絡がつかないので」と、必ずスマホか携帯電話を持たせてくださるようにお願いしています。

平野 携帯電話を持つことはリスクマネジメントにもつながります。以前、大学から「携帯を持って行ってはいけない」と言われていた学生が訪問時に携帯持っていなかったため迷子になり、ステーションのみんなで探しまわって大変だったことがありました。

竹森 「迷子になったら、ステーションに連絡して」と言っても、今は公衆電話の数も減っていますよね。だから、携帯電話は便利だと思います。

辛口所長の本音モノローグ ❸

実習の報酬――今どき200円台はないでしょう

　大学から支払われる実習の報酬もまちまちだよね。うちは学生1人につき1日3000円いただいているけど、5000円のところもあるって聞いて驚いた。まだまだ1000〜2000円台も多いみたい。すごいのは、昔の規定が改定されてなくて実習報酬が200円ちょっとの学校があるとか。200円台なんてありえない。受けられるステーションなんてないでしょ。

　5000円もらったって、実習にかかっているお金と時間を考えたら、全然見合ってない。どこかのステーションで実習専任の看護師を置いたと仮定して、その時給とかかる時間から試算したら、18000円ぐらいもらわないと割が合わないってことになったらしいよ。

　外国には実習の費用をとらない国もあることは知っているけど、それは「専門職は後進を育てて当然」って文化だよね。もちろん、私たちだってバリバリ熱意はあるし、プロとしての役割も自覚している。でも、教育に携わる"対価"はやっぱり必要だと思う。そこは理解してくれないとね。

逆に「何かあったときのために学生には携帯電話を持たせます」という大学もあります。

荒木　学生に携帯電話番号を書かせて、その用紙をくださる大学もありますね。そのような場合は「実習が終わったら、シュレッダーにかけるからね」と言って、学生の了承を得てから実習の間は壁に貼らせてもらっています。

清水　震災などもありましたから、学生と連絡を取れる手段は必要ですよね。これについては、大学側としても、ステーション任せとはいかないと思います。

荒木　最近、スマホでのナビを使って訪問先に行く学生も多いですからね。もちろん、利用者のお宅の地図はお渡ししているのですが、迷っても患者さんのプライバシーの問題もあるので、「○○さんのお宅はどこでしょうか」と誰かに聞くことはできないですしね。

野口　利用者の個人情報の守秘もリスクマネジメントの1つですよね。最近は、守秘を誓約した用紙をサイン入りでくれるようにはなりましたが、それを学生がどこまで理解しているか……。利用者のプライバシーの大切さについても、大学でしっかり指導をお願いしたいと思います。

🌿 学生を受け入れるメリット、モチベーションはいっぱいある

🦋 学生に"説明"することで訪問看護師も成長

清水　では、ここからはステーションや訪問看護師にとって、実習がもたらすメリットや実習を引き受けるモチベーションについてお話しいただきたいと思います。

荒木　座談会に出席するに当たって、スタッフに「学生が来てよかったことは何？」と聞いてみました。そうしたら

「いつも1人で利用者をみているので、違う視点が入ることでの気づきがある」

「ずっとルーチンでやっていることに対し、学生からの質問がケアの見直しのきっかけになることがある」

「在宅の楽しさ、素晴らしさに気づいてもらうことが嬉しい」

などと言っていました。

平野　学生に説明することは、看護の意味づけや日常的なケアを客観的に捉えることにつながるので、私たちにとっても学びや成長の機会になると思います。

竹森　スタッフの成長を確認でき、スタッフの自信につながる機会にもなりますね。訪問看護を始めて数カ月のスタッフにも、「説明は後で私がするから、学生と一緒に行ってケアを見せてあげて」と言うことがあります。「私でいいんですか？」と聞かれたら「絶対大丈夫だから」と伝えて。そのようなことで、スタッフも「一人前扱いされている」と感じられるのではないかと思います。

荒木　スタッフが学生にきちんと説明しているのを聞いて嬉しくなることがあります。病院にいるときより、訪問看護って人に説明する機会が多いと思うんです。病院では患者や家族に何か聞かれても、説明はドクターからと思って「先生に伝えておきます」と言うことが多いですよね。でも、在宅では自分の言葉で目の前の利用者に説明します。学生に説明することは、訪問看護に必要な説明能力を磨くことにつながるように思います。

🦋 現場のやりがいにつながる学生の感想

平野　私たちが試行錯誤して悩みながら看護をしているときに、学生から率直な感想や感動、多角的な意見をもらうと励みになりますね。学生の感想をまとめた用紙などをいただくと、今後の実習にも生かすこともできます。

野口　学生の実習満足度を毎年、一覧表にして出してくださる大学もありますよ。私も同行して看護師が行っているケアの意味などを1つひとつ説

明したりしていたので、ものすごく疲れて「これは体力的に無理」と思いましたが、「所長さんがついてきてくれて説明してくれたので、学生の満足度がとても高かった」と言われたことがあって、大変だったけど頑張ってよかったなと思いました。

平野 実習に対するフィードバックが何もないと熱意を持って教えた看護がどのように伝わっているかわからないですよね。だから、簡単なものでもよいので、学生の率直な感想や感動が伝わるものをいただけるとありがたいです。

清水 実習中もそうだと思いますが、学生が何を見て何を学んだのかがステーション側に伝わる工夫を大学側は用意しないといけないですね。

学生を育てるモチベーションは？

清水 続いて、実習で学生を育てるモチベーションについてはいかがですか？

竹森 私たちも先輩たちに育ててもらったので、"お互いさま"という気持ちがあります。学生が同行訪問することを了解していただいた利用者にも「今度、学生が一緒に来ますが、訪問看護って楽しくないと思われたら訪問看護をするナースがいなくなってしまうから、よろしくお願いしますね」って頼んでいます（笑）。

平野 私たちも年をとっていきますので、最新の看護を学んでいる学生が地域に出て、さまざまな視点で看護を創造することが看護の持続可能性につながると思っています。自分たちが教えた学生がいつか訪問看護の現場に戻ってきてもらえたらありがたいし、病院の看護師になったとしても退院支援の際に、地域で病気や障害を抱えつつ折り合いをつけて生活していることをイメージしてもらえたら、地域で暮らす人はより豊かに暮らせるようになるんだ——そのような思いも込めて学生を受け入れています。

実は利用者の中には、実習で来る学生にレクチャーをするのが自分の役割と思っていて、それが生きがいにもなっている方もいるんですよ。学生の存在って大きいですね。

学生に伝えたい！"在宅看護"実習で学んでほしいこと

清水 最後に、よい"在宅看護"実習になるようにステーションで何を学んでほしいか、訪問看護の面白さ、醍醐味についてお1人ずつお話しいただければと思います。

竹森 在宅の面白さを一言で言えば「利用者が自分で決めること」だと思います。生活の仕方について、どのようにお金を使って、誰に何をしてもらうかも含めて利用者の希望を聞いてケアを組み立てないといけない。こちらがいいと思っても、利用者にとってはそうでもないこともあります。「思い通りにならないことが面白さであり、醍醐味だよ」と私は学生に伝えています。

荒木 訪問時に"五感を使って情報を得る"ことの大切さを知ってほしいし、また、利用者について部分的にみるのではなく、その人が生きてこられた過程について全人的な理解が得られるとよいと思っています。

在宅では利用者とかかわる経過が長いので、季節などによっても体調の波などがあるのですが、そのようなことも含めて、本人が努力していることを認めて長く支援していくところをみてもらえるといいな、と思います。

野口 病棟だけの経験だと、「看護師は老若男女にすべてにケアができる」ことがわかりにくいと思うので、それを在宅で感じてほしい。病院に入院している患者には患者役割があって、どの人も同じように見えるかもしれないけれど、在宅に帰ればちゃんと生活者としての社会的な役割があります。「病院と違って、在宅では皆さん生き生きと過ごされているんですね」と、学生は必ず言ってくれるので、そのようなところをみられるのが

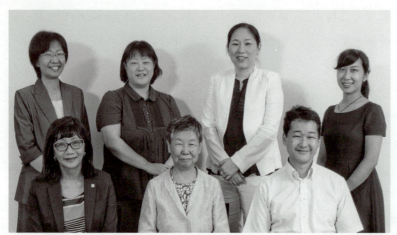

座談会参加の皆さん。後列向かって左から荒木さん、竹森さん、野口さん、平野さん。前列左から佐野さん、川村さん、清水さん

在宅の醍醐味です。

「治療（キュア）ができない人はいるけれど、ケアができない人はいない」と言うじゃないですか。医師は治療（キュア）ができなくなったらそれで終わりですけれど、看護師にはその後、亡くなるまでできることがある。そして、それが在宅ではごく当たり前に行われている。これが「在宅は看護の基本であること」を表しているのだと思います。学生にここはぜひ伝えたいですね。

平野 対象者に思いを馳せて、その背景をさまざまな視点から捉える力を養ってもらえればいいのかな、と思います。単に病気だけのことではなくて、老いることは、生きることはどのようなことなのか……。

例えば、誰も路上生活者になりたいと思う人はいないじゃないですか。でも、路上生活を選択せざるを得なかった背景には何があるのかを考えていただきたいですね。山谷は貧困地域で、メディアではいろいろと言われていますが、自分の目で見て、生活者とかかわって、自分の意見を持って、看護につなげてほしいと思っています。

🍂 アーリーエクスポージャーと実習にかかる費用のこと

清水 それでは、オブザーバーのお2人に座談会を通しての感想や新たな問題提起などをお願いしたいと思います。

川村 座談会をお聞きして感じたのは「アーリーエクスポージャー（早期体験学習）」ということです。"在宅看護"実習は大学では主に3、4年次に行われていますが、「看護がどのように生活と結びついているかを理解させるためには、もっと早い機会、つまり1、2年のうちに実習を行ったほうがよいのではないか」との意見もあります。実習期間を考えると難しい面もありますが、アーリーエクスポージャーの可能性について考えるのもよいかと思いました。

もう1つは、利用者のプライバシーの重要性です。アメリカの訪問看護師に聞くと、自宅への訪問自体がすでにプライバシーの侵害であるとのことなのですね。日本ではさすがにそこまでの考え方はないですが、何か問題になったことはないのかと思いました。

というのは、あるケアマネジャーから聞いた話なのですが、バスの中で実習帰りの学生たちが熱心に話をしていたのだけれど、その話の内容から自分の利用者のことではないかと思ったとのことです。このようなこともあるので、"在宅看護"実習においては、個人情報の守秘について、学生にどのように歯止めをしておくかを考える必要もあると思います。

最近、私が「これはどう教えればいいのだろう」と悩んでいることに、高齢者と学生の「生活している文化・環境の違い」があります。

例えば、最近の学生は、食生活をコンビニやスーパーなどの出来合いのものや外食に頼っている人がとても多いですよね。中には「私、おみそ汁なんかつくったことない」と言う人もいます。この

ような学生に対して、「みそ汁を具だくさんにして野菜もいっぱい入れれば、それだけで栄養がしっかりとれるでしょう。塩分も減らせるでしょう」と指導しても、学生は理解ができません。

一方、高齢者には野菜を買うのがもったいない、と自分でとってきた野草だけを具材にしてみそ汁をつくる人もめずらしくありません。高齢者の食生活は"手づくり"が基本ですから、実習にかかわらず、学生にはまずは自炊することを勧めなければいけないかな、と考えています。

食事を手づくりすることは、高齢者の"当たり前"だった生活を理解することのきっかけになると思います。

佐野 皆さん、実習によって得られる報酬とマンパワーを考えたとき、見合った金額をいただいていますか？「皆さん、よい実習にするために、なるべく労力をかけたいと考えていらっしゃるのだから、もう少し金銭的な対価が得られるといいのに」というのが私の率直な意見です。

実習に付随して、さまざまな業務が発生しますよね？　例えば、オリエンテーションやカンファレンスのほか、実習のスケジュールを組んだり、事例をまとめたり、学生が書いた記録を読んだり。学生を連れて余裕をもって訪問するので本来は4件訪問できるところが3件になったり、残業を余儀なくされることもあるでしょう。また、学生のための駐輪場代や電動自転車の充電代など、そのために出て行くお金もあります。こうしたことはすべて経営にかかわってきますよね。

学生を1人受け入れるだけで、どれだけの金額や時間がかかっているか、一度計算してみてはいかがでしょうか？　その上で、具体的な数字を大学に伝えていいと思います。

後進を育てる熱意も使命感もあり、学生が来ることで深まる学びや成長もあるけれど、1件の訪問でいくらと厳しい経営状況の中で、本来の仕事とは別に教育を行っていることをわかっていただけたらと思いますね。

清水 いただいたご意見の中には、よりよい実習を行うためのキーワードが多数出てきました。"在宅看護"実習は1997年から実施されてきましたが、いまだ標準的な形を確立できていません。ある程度、理想像に近い形を示して、そこから試行錯誤することも必要だと思います。この座談会、そして本書がそのモデルづくりにつながることを期待したいと思います。

最後になりますが、2014年の日本在宅看護学会学術集会のシンポジウムで、私と訪問看護師の乙坂佳代さん、田代亞矢乃さんが発表したときの内容が『日本在宅看護学会誌』（文末文献参照）にまとめられています。本書のテーマにかかわる大変示唆に富むものなので、ぜひ、併せて読んでいただきたいですね。

本日はどうもありがとうございました。

（構成：フリーライター・青木茂美）

【参考文献】
1) 清水準一：首都大学東京における在宅看護学実習の目標と進め方, 日本在宅看護学会誌, 3(2), p.25-29, 2015.
2) 乙坂佳代：在宅看護学実習はどうあるべきか, 日本在宅看護学会誌, 3(2), p.30-32, 2015.
3) 田代亞矢乃：新人訪問看護師の立場から在宅看護学実習を振り返る, 日本在宅看護学会誌, 3(2), p.33-35, 2015.

深い学びを得る"在宅看護"実習がこれからの社会に貢献する

川村 佐和子

第 3 章

["現場の声"を聞いて]

現場との密な連携をめざして
～教育機関の立場から

＊本章では執筆者の方々に事前に、第2章［座談会］の要旨と、論文「看護基礎教育における在宅看護学実習の現状と課題：訪問看護ステーションへのインタビュー調査から／柏木聖代・川村佐和子・原口道子」（日本在宅看護学会誌3巻2号掲載）を"現場の声"として読んでいただいています。

[第3章:"現場の声"を聞いて] 現場との密な連携をめざして〜教育機関の立場から①

千葉大学看護学部

現場との連携を重視した"在宅看護"実習の展開
——"新卒訪問看護師"の育成まで見据えて

能川 琴子 ◇ Nogawa Kotoko ◇
千葉大学大学院看護学研究科訪問看護学領域 助教

● 千葉大学看護学部を卒業後、千葉大学大学院看護学研究科博士前期課程（訪問看護学）を修了。その後、千葉県看護協会ちば訪問看護ステーションに新卒訪問看護師として勤務し、2015年4月より現職。

[共同執筆者] 諏訪 さゆり（同・教授）／辻村 真由子（同・准教授）

　新卒訪問看護師も誕生させるなど"在宅看護学領域"に力を入れている千葉大学看護学部では、各領域別実習前に"訪問看護実習"の実施を位置づけ、学生が"生活をみる視点"を持つことを大切にしています。バランスのとれた在宅看護実習の概要を報告していただきます。

千葉大学看護学部の概要と在宅看護関連科目の教育体制

　千葉大学は、学生数約1万5000人の総合大学であり、国立大学で唯一の看護学部を有しています。2015年に創立40周年を迎えた本学部は、各学年80〜90人程度の学生が在籍しており、留学生・社会人経験を有する学生・看護職としての勤務経験を有する編入生など、さまざまな背景を持つ学生が学んでいます。

　在宅看護関連科目を主に運営するのは、訪問看護学領域の教員3人で、"在宅看護"実習（本学では「訪問看護実習」）では、実習施設の実習指導者の方々、他領域の教員、大学院生（TA：ティーチング・アシスタント）の協力を得ながら指導に当たっています。

　なお、**実習指導者のうち、専門職としての経験年数、指導実績などの条件を満たした方には"臨床講師"の称号が付与**されています。

教育機関の概要

[学生数（看護学部）] 各学年80〜90人
[教員数（在宅担当）] 3人
[在宅看護実習実施学年] 3年6月〜7月
[実習先]
訪問看護ステーション25カ所程度、ほかに地域包括支援センター・診療所・居宅介護支援事業所・グループホーム等
[所在地等]
〒260-8672　千葉市中央区亥鼻1-8-1
TEL：043-222-7171
http://www.n.chiba-u.jp/visiting-nursing/

千葉大学の特徴的な試み①
——実習実施前

▶訪問看護実習の位置づけ

　本学部では3年の4月に本学医学部附属病院で、初めて1人の患者を受け持つ"看護基盤実習"を行います。

　その後、6月の"訪問看護実習"を経て、母性・小児、成人・老人、精神・地域といった"領域別

実習"を行います。

訪問看護実習において、地域で生活する療養者と家族の生活する姿・力に触れ、療養生活に可能性を見いだす力を養うことは、その後に行う領域別実習で患者を生活者として理解することにつながっていると考えます。

なお、領域別実習の後に行われる"統合実習"で「訪問看護統合実習」を選択した学生は、訪問看護ステーションや地域包括支援センターで実習を行います。さらに、実習施設が連携する診療所、居宅介護支援事業所、療養通所介護事業所、グループホームなどの他施設でも実習を行っています。

課題を事前に把握できる「訪問看護実習説明・交流会」

実習開始の2カ月前に当たる5月頃、当該年度の実習施設となる訪問看護ステーションの**実習指導者を招いて「訪問看護実習説明・交流会」を開催**しています。ここでは、当該年度の実習の内容・方法について説明するとともに、実習を改善するための意見交換を行っています。

具体的には、記録の紛失や学生の熱中症、体調不良などの臨地実習中に起こりやすい事故事例を用い、実習指導者と教員が事故の予防や事故後の対応方法について意見を出し合います。

加えて、過去の「訪問看護実習説明・交流会」では、最近の学生は正座をする機会が少なく、慣れない正座によって負傷したり、療養者の持ち物を破損したりする事故が起きていることを実習指導者と教員間で共有しました。これを踏まえ、学生各自が正座できる時間を把握し、足がしびれたときの対応などについて検討する**事前演習課題を提示**しました。それ以降は、正座に関する事故が減少しています。

その他にも実習指導者と教員で共有・検討された事項を踏まえて、実習の方法や注意点を記載した「実習の手引き」を毎年更新し、学生に配布しています。

この会には多くの実習指導者にご参加いただけるので、訪問看護ステーション同士の情報交換や交流の場にもなっています。

学生1人ひとりの目標を事前に送付

その後、学生1人ひとりの「居住地域」「自転車に乗ることができるかどうか」「アレルギーや乗り物酔いの有無」などを考慮しながら、学生を実習施設へ配置します。

臨地実習の前には、**学生自身の実習目標や関心のある疾患、分野を記した自己紹介シートを実習施設に送付**しています。学生の学習意欲を刺激する実習プログラムをめざし、実習指導者には、可能な範囲で学生の関心を考慮して、同行する療養者を選定いただいています。

ロールプレイとグループワークで事前演習

学内での事前演習では、訪問看護場面において特に必要とされる知識・技術・態度を復習することを目的としています。ここでは、e-ラーニングシステムを活用して医療保険事例および介護保険事例を用いた既習知識(関連制度や訪問看護師の役割について)の確認や前述した正座に関する演習課題を提示しています。

さらに、**介護保険事例については、TAや編入生が演じる模擬療養者・家族を対象とした情報収集のロールプレイ演習を行い、得られたさまざまな情報を基に看護過程を展開するグループワークを実施**します。

学生は演習を行う中で、模擬療養者と家族が会話を交わす様子から、両者の関係性をアセスメントするといった、紙面上の事例では意識しづらい点に気づくことができます。このようにロールプレイ演習で得た情報も踏まえ、看護過程を展開しています。

この事前演習で用いる事例については、前述の「訪問看護実習説明・交流会」において、現行の

保険制度や現場の状況に即した内容であるか、臨地実習前に学習すべき内容は盛り込まれているかという観点で実習指導者と教員が検討し、改善を重ねています。併せて、アネロイド血圧計等を使用した学生同士のバイタルサインズの測定演習を行っています。

また、**事前演習中に実習先への移動経路や手段、緊急連絡先を教員が把握**します。さらに、**災害時の連絡方法や対応を実習の手引きに具体的に明記**し、臨地実習前に行う実習オリエンテーションで学生と共に十分に確認しています。併せて、地震や大雨などの災害時だけでなく、学生の体調不良や起こり得る事故についても注意喚起しています。事前演習時に体調不良が見られる学生には個別で対応するとともに、体調管理に不安のある学生については、臨地実習の前日に教員に実習参加の可否を相談できるよう、**休日も含めて教員が対応できる体制**を整えています。

千葉大学の特徴的な試み②
―― 臨地実習中と実習後

▼ 訪問看護ステーションでの臨地実習

約80人の学生が2クールに分かれ、千葉県内および東京都内に位置する25カ所程度の訪問看護ステーションで1〜4人ずつ実習します。

訪問看護実習では、さまざまな療養者と家族のもとへ訪問看護師と同行訪問しながら、生活の場である居宅で行われる療養の特徴を理解し、療養者と家族をアセスメントした上で、看護計画の根拠を導いています。

また、同行した訪問看護師の指導の下、学生がケアに参加したり、療養者や家族と積極的にコミュニケーションをはかったりしながら、在宅療養生活の実情や思いに触れるといった「学生自身がさまざまなことを見て、聞いて、気づき、感じる実習」をめざしています。

実習の記録に関しては、1日の流れすべてを記録するのではなく、印象深い場面や事例に絞り、**学生がその場面を深く考察できるように記録様式を工夫**しています。記録の負担を軽減し、学生が十分な休息や睡眠をとり、生活を整えられるように意図しています。

▼ 日単位、週単位で学生を支える

臨地実習中は1日の実習終了時に、**毎日、学生から教員にメールや電話で連絡**をするように伝えており、教員が学生の抱える困難や不安を把握する機会になっています。

さらに**実習の中間日または最終日**には、各実習施設にて、実習指導者と教員（またはTA）の同席の下、学生各自が自らの実習を振り返り、**実習進行状況と目標の達成度を確認するカンファレンス**を設けています。

カンファレンスでは、病院で見た吸引や人工呼吸器管理などの医療処置が居宅でも行えることへの驚きや、自宅にある物品の使用やコスト管理など、居宅ならではの工夫について発言する学生が多くいます。

学生が病院と居宅における看護の違いに着目するだけに留まらず、両者の共通点や、**居宅における看護の強みを病院の看護でも活かすためにはどのような工夫が必要かについても考察できるように助言**しています。

▼ 実習の振り返りを促す事後演習と
　実習後のフォロー体制

臨地実習終了後、学生が実習の学びを統合し、自身の考えを具体的・創造的に深め、望ましい看護専門職の在り方を追究する姿勢を持つことをねらいとして、学内にて事後演習を行います。

ここでは、**異なった訪問看護ステーションで実習した学生でグループを編成し、各々の実習地域・施設の概要や実習における学びを共有する**グ

ループワークを行います。

また、事後演習の際には、臨地実習中に体調不良を起こした学生や療養者の急変、看取りなどの場面に遭遇した学生に対して、教員による個別対応を行っています。教員は、体調管理の方法や学生が十分に整理できなかった場面の内容、学生の感情を共に振り返り、訪問看護実習での学びを今後の実習に活かしていけるようにフォローしています。

その後、グループワークを踏まえながら、在宅療養者の多様なニーズに応えるために訪問看護に求められる姿勢・考え方・技術を各自が整理し、**訪問看護サービスが地域の資源として機能を十分に発揮するための課題を考察するレポートを学生に課しています。**

"現場の声"から感じた "在宅看護"実習における課題

重要な実習指導者と教員の連携

"在宅看護"実習に関する論文や本書の座談会では、"現場の声"が示されています。そこから感じるのは**「実習指導者と教員が密に連絡をとりあえるよう、これまで以上に努力していきたい」**ということです。

臨地実習の実施前には、実習指導者が実習の関連資料(学生に配布する実習の手引き・レポート用紙など)を当領域のホームページからいつでも閲覧・確認できるようにしています。

さらに、本学部の実習記録は、実習指導者からのコメント欄を設けており、教員は記録上でも実習指導者と学生のやりとりを確認することができます。実習記録から、実習指導者の現場に即した指導内容・方法、学生の反応を知ることができ、教員も学びを得られます。併せて、「教員の指導内容や方法を知りたい」という実習指導者からの要望に応え、学生への教員のコメントを実習指導者と共有しています。このように**実習指導者と教員が互いの指導の実際を理解することで、一貫した指導体制の下、学内および臨地での実習を行える**と考えます。

また、実習指導者からは、学生の記録を確認することで「自施設の強みや改善点を再認識できた」「学生指導を踏まえ、新人教育やスタッフの教育力の育成にも活用できる」などの意見をいただいていることから、実習は訪問看護ステーションにとって、自施設の評価や人材育成に活かせるといった側面もあるといえます。

一方で、実習指導者から「学生への指導方法に迷ったとき、教員に相談してもよいのか、いつ連絡したらよいのかと戸惑う」という意見をいただいたことがあります。教員も同様に、訪問看護ステーションの多忙な状況に連絡するタイミングを考慮することがあります。双方の1日の流れや連絡のとりやすい手段を確認した上で、実習指導者とタイミングよく情報交換し、学生の実習目標の達成に向けた効果的な連携を行っていきたいと考えます。

学生の主体的な学習姿勢を引き出す実習とは

"現場の声"で示されるだけでなく、本学が依頼している実習施設からも「もっと積極的に実習してほしい」「療養者や家族との会話、ケアに自然に参加してほしい」という意見を受け、**「臨地実習経験が少ない学生の緊張を和らげ、のびのびと主体的に学習できるよう支援すること」が今後の課題**であると感じています。

また、事前演習において、療養者と家族への情報収集やバイタルサインズの測定場面のロールプレイ演習を実施しているとはいえ、臨地実習が看護基盤実習の直後であるため、生活の場における療養者や家族とのコミュニケーション方法やケア

に参加する際の立ち位置など、具体的な場面がイメージできず、同行訪問時に戸惑いを感じる学生もいます。

学生が訪問看護場面における自身の行動を具体的にイメージできることは、**主体的な学習をより一層促進させるため、前述のロールプレイ演習をさらに工夫**していきたいと感じています。

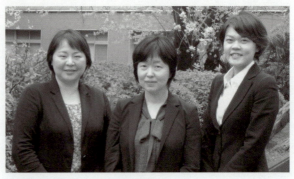

千葉大学看護学部キャンパス中庭にて。
左から辻村さん、諏訪さん、能川さん

"在宅看護"実習の今後の展望
――新卒訪問看護師への期待

最後に、地域包括ケアを支える"在宅看護"実習の役割について述べたいと思います。

地域包括ケアシステムを支える人材の確保は重要な課題であり、地域で活躍する訪問看護師数の増加に伴い、**新卒訪問看護師の存在が注目**されてきています。訪問看護実習で、在宅療養者と家族に真摯に向き合う訪問看護師の方々の人柄や訪問看護ステーションの雰囲気に触れることは、学生の進路選択に大きく影響を与えています。

本学部では、訪問看護実習を終えた直後に3年次生を対象とした進路ガイダンスが実施されます。ガイダンスの中では、病院看護師や県、市区町村の保健師として活躍する卒業生、ストレートでの大学院進学者に加え、**新卒訪問看護師として就職した卒業生に、学生が自由に進路について相談する時間**が設けられています。

進路の1つとして、新卒訪問看護師に関心を寄せる学生は着実に増えており、実際に新卒訪問看護師として勤務する学生も誕生しています。これからの"在宅看護"実習は、このような新卒訪問看護師を生み出す契機となる役割も大いに担っていると考えます。

*

今後も現場で活躍する訪問看護ステーションの皆さまと連携しながら、次世代の在宅ケアを担う学生が「訪問看護って楽しい！」「訪問看護師になりたい！」と思える"在宅看護"実習を追究し続けたいと思います。

[第3章：“現場の声”を聞いて] 現場との密な連携をめざして〜教育機関の立場から②

横浜市立大学医学部看護学科

“現場の声”であらためて思う “在宅看護”実習の3つの留意点

柏木 聖代 ◇ Kashiwagi Masayo ◇
横浜市立大学医学部看護学科老年看護学領域
（ケアマネジメント看護学） 教授

● 藤田保健衛生大学卒業後、同大学病院に勤務。広島大学大学院医学系研究科に進学して訪問看護に出会う。帝京大学医学部衛生学公衆衛生学教室助手、社団法人日本看護協会政策企画室、筑波大学大学院人間総合科学研究科講師等を経て、現在に至る。

　本書の企画者で編者でもある筆者の柏木さんは、自身、訪問看護とのかかわりも強く、よりよい“在宅看護”実習のために何が必要かを常に考えています。本稿では、第2章“座談会”や自身が調査研究した日本在宅看護学会の論文で示された“現場の声”で、あらためて思いを強くした3点について述べていただきます。

横浜市立大学医学部看護学科の概要

　横浜市は、日本最大の政令指定都市であり、横浜市立大学は、その横浜市が設置する医学部を有する公立の総合大学です。2005年から現在の看護学科となり、多くの卒業生が横浜市はもとより全国で活躍しています。2010年には大学院医学研究科看護学専攻が開設され、専門看護師の養成も行われています。

　本学科のカリキュラムは、「共通教養科目」と「専門支持科目」ならびに「専門科目」により構成されており、「在宅看護学」は、専門科目の「健康生活応用看護学Ⅱ」に位置づけられています。

　学生は2年の前期に「在宅看護学概論」、後期に「地域看護学実習Ⅰ」を、3年の前期に「在宅看護方法論Ⅰ」、後期に「在宅看護方法論Ⅱ」を履修し、4年の前期に「在宅看護学実習」を履修します。1学年の定員は100人です。

　「病院完結型」の医療から「地域完結型」の医療への改革に対応すべく、**2015年度から在宅看護学関連の講義・演習をオール看護学科の体制で行う**ようになりました。在宅看護学を専門とする教員のほか、老年看護学領域・小児看護学領域・精神看護学領域等の教員が授業を担当し、在宅看護の視点から各専門分野の看護を学べるように工夫しています。

　また、最新の在宅看護を広く学ぶことを意識し、病院の退院調整部門の看護師や退院支援に携わる

教育機関の概要

［学生数］　　　　　　　各学年100人
［教員数（在宅担当）］　4人
［在宅看護実習実施学年］　4年前期
［実習先］
訪問看護ステーション 約20カ所
［所在地等］
〒236-0004　神奈川県横浜市金沢区福浦3-9
TEL：045-787-2511（代表）
http://www.yokohama-cu.ac.jp/nur/nc/

専門看護師、法人の代表で訪問看護事業所の経営運営にかかわっている看護管理者など、第一線で活躍している看護師による講義を授業の中に組み込む工夫をしています。

2年後期で"地域"に触れて 4年前期で"在宅"の実習

看護基礎教育カリキュラムにおける在宅看護論の臨地実習の単位数は2単位ありますが、本学では1単位分は2年後期に横浜市内の「地域ケアプラザ」において、もう1単位分は4年前期（他領域の臨地実習終了後）に訪問看護ステーションで実習を行っています。

▼早い段階で"地域"に出る
　（2年後期：地域ケアプラザでの実習）

「地域ケアプラザ」は、身近な福祉サービスや保健サービスなどを一体的に提供する施設として横浜市が各地域に設置している施設であり、ボランティア・地域交流活動、地域包括支援センター、居宅介護支援、通所介護等の機能を持ち、介護保険のサービスと介護保険外のサービスが一体的に提供されています。

本学では、基礎看護学の科目の履修を終えた2年後期に4日間、「地域ケアプラザ」において、主に地域包括支援センターや地域交流活動を中心とした見学実習を行っています。

保健師の家庭訪問にも同行させていただいており、学生は地域で生活をする人々の理解や地域包括ケアシステムの中で活躍する看護職の役割について学んでいます。

▼幅広い訪問看護活動を学ぶ
　（4年前期：訪問看護ステーションでの実習）

4年前期に行う在宅看護学実習は、横浜市内の約20カ所の訪問看護ステーションで4日間実施しています。

実習を行うに当たっての事前学習として、
・自らの実習目標
・実習を行う訪問看護ステーションが所在する地域および訪問地域の概要
・実習施設に関連する事項

についてレポートにまとめる課題を出しています。実習施設が所在する地域の特徴を事前に把握することにより、地域包括ケアシステムの中での訪問看護の役割を意識しながら実習に臨めるようにしています。

実習では、地域の中での幅広い訪問看護師の活動・役割について理解するため、できるだけ1日訪問看護師と行動を共にしてもらい、在宅療養者への同行訪問だけでなく、訪問以外の活動にも可能な範囲で学生も同席させていただく実習形態をとっています。**より多様な在宅療養者と接する機会を増やすために同行訪問の件数を制限せず、小児の訪問や緊急訪問や看取りの場などにも可能であれば同行できるよう、実習時間もその日の状況に合わせて柔軟にしています。**

同行訪問を行った事例のうち1事例については看護過程を展開し、在宅療養者の看護ニーズの見方やそのニーズに応じた介入方法について考えることができるようにしています。

加えて、**1日の実習を通じ、訪問看護師のさまざまな活動を実際に観察し、考察したことを記録にまとめるようにしています。**こうしたプロセスを通じ、訪問看護師の活動やその役割・機能についての理解を深めていくことができればと思っています。

学生が実習期間中に経験する訪問看護師の活動は一部であり、地域や事業所によってそれぞれ特徴があるため、学内で各施設での学びを全体で共有し、地域の中での幅広い訪問看護師の活動・役割を理解できるようにしています。

4日間という少ない日数ですが、在宅看護学実

習を通じ、訪問看護の魅力だけでなく、訪問看護師の幅広い役割を理解し、訪問看護が将来、キャリアの選択肢の1つとして考えられるよう、支援していきたいと思っています。

"現場の声"であらためて気づいたこと

生活の中に看護を取り入れる

本書の"座談会"で「同行訪問の際、糖尿病で統合失調症の独居の利用者をボランティアが外食に連れ出した場面に遭遇した学生が"なぜ、もっと食事指導をしっかりしないのですか？"と訪問看護師に尋ねた」エピソードを読んで、「**生活の中に看護を取り入れていること**」を学生がより具体的にイメージできるよう臨地実習前の授業等で事例をもとに学生に丁寧に伝えておくべきとあらためて実感しました。

看護基礎教育での臨地実習の多くは病院で行われています。本学では、在宅看護学実習の直前まで急性期病院で他領域の実習を行っていることもあり、学生にとっての看護の対象は、入院をして"決まった時間に出される食事を摂る"という生活をしている患者で、「健康状態の維持・回復のために、そうした入院生活に近づけるように在宅療養者の日常生活を変えていく」という思考が身についてしまっているように感じます。

そのため、実習中に行う1事例の看護過程の展開では、必ず療養者や家族が望む生活像を把握するようにしています。実習施設にも事前に、利用者本人もしくは家族がどのような生活を望んでいるのかについて、学生が直接利用者本人もしくは家族、難しい場合は担当の看護師にうかがいたい旨のお願いをし、必ず把握するようにしています。そうすることにより、「生活の中に看護を取り入れていること」「経過の長いかかわりの中で看護を展開している」ことに学生は気づいていきます。

短い期間での実習で学生がこうした気づきを得るためには、臨地実習に入る前から事例展開等を通じ、この"在宅看護の理念"等をしっかり学生に伝えるとともに、実習施設との事前調整が必要であると考えています。そうすることにより、学生は「在宅療養者や家族が自らの力で生活を組み立てていくためには訪問看護師としてどう支援していけばよいのか」を考えられるようになるのではないかと思います。

低学年でまず訪問看護（在宅）実習を行う

私の前任校では、在宅看護論が統合科目に位置づけられる前の旧カリキュラムにおいて、アーリーエクスポージャー（early exposure）の位置づけで訪問看護の実習を行っていたことがあります。**基礎看護学関連科目の履修後ではなく、基礎看護技術や看護過程の展開方法等を学びながら、週1回4週間（計4日間）、訪問看護の実習を行っ**ていました。見学中心の実習でしたが、訪問看護師に同行するのです。

今、あらためて振り返ってみると、学生はこの4日間の実習を通じ、訪問看護の対象者を医療モデルではなく、生活モデルの視点でみる力を自然に身につけていたように思います。

現在、看護基礎教育における臨地実習の主な実習施設は急性期病院であり、入院中の患者の病気は重症かつ複雑で、かつ医療も高度化しています。こうした状況の中、低学年の学生が1人の患者を受け持ち、医療・生活の両方の視点を同時に身につけていくことは非常にハードルが高いのではないかと思います。そのため、**1、2年などの早い段階で訪問看護の実習を行い、生活モデルの視点を学んでおくことは、在宅看護だけでなく、入院患者の看護過程を展開していく上でも重要である**と考えます。

訪問看護の実習ではありませんが、本学で2年

表 訪問看護師の思考過程を可視化する記録様式：学生の記録から（一部改変）

訪問看護の観察と利用者の反応 （看護実践内容・会話・視点等）	学生の分析 （なぜ、それを行ったのか？） （その根拠）	訪問看護師に確認した内容 （なぜ、それを行ったのか？） （その根拠）
[看護行為] 臀部の皮膚状態の観察、軟膏塗布、ヘルパーにも軟膏塗布の依頼 〈利用者〉 「痛くはないですよ。赤くなっていたんですね」	高齢で、座位で過ごすことが多いため、褥瘡や皮膚トラブルのリスクが高く、自分自身で観察しにくい場所であるから、観察をしたところ、発赤があったので軟膏を塗布した。	入浴介助をしているヘルパーから「臀部の皮膚に発赤があるので確認をしてほしい」と依頼があった。発赤はあったが褥瘡ではなかったため、軟膏を塗布した。本人では観察しにくい場所であることや、認知機能が低下していることを考慮し、本人ではなく、ヘルパーに軟膏塗布の依頼をした。
シャワー浴 〈看護師〉 「着替え、これでいいかしら？」 〈利用者〉 「うん」	本人の希望を尋ねることで、本人の主体性の維持につなげている。	午後になると、娘が来て、車いすで外に散歩に出かけることがある。そのときに、着替え直さなくてもよいように、その日の本人の生活や行動に合わせて衣服を選択してもらっている。

後期に行っている「地域ケアプラザ」での実習や3年前期に行っている高齢者施設での実習（老年看護学実習Ⅰ）は、成人看護学や小児看護学など専門分野の臨地実習開始前の低学年で生活モデルの視点を学ぶという点においては、訪問看護の実習と共通する部分があります。この実習が在宅看護・訪問看護を学んでいく上で重要な位置づけの実習であることを"現場の声"を通じ、あらためて感じました。

訪問看護師の思考過程を可視化する記録様式に

在宅の実習施設へのインタビュー調査をまとめた論文[1]でも、現在の"在宅看護"実習は、実習記録の量が多いことが課題に挙げられていました。本学でもこれまでの実習では、看護過程を展開する事例のほか、同行訪問したすべての事例も記録にまとめる方法をとっていました。そのため、実習時間中に記録の作成に多くの時間を費やし、改善すべき課題の1つとして挙がっていました。

実習施設から、「カルテから学生が得た情報と訪問での実践内容がつながらず、なぜ、この利用者に訪問看護が必要なのですかと質問をしてくる学生もいる」「"記録のための実習"になっているのではないか」との声も聞かれていました。

そこで2016年度から、看護過程を展開する事例以外の同行訪問の記録を廃止し、訪問看護師の思考過程を可視化する記録様式に変更しました。具体的には、1日の同行訪問うち、1事例については、

①訪問時の看護師の実践内容や利用者の反応等を観察した内容
②なぜこの実践が行われたのか、その根拠を学生が分析した内容
③なぜその実践を行ったのかの根拠を看護師に確認した内容

を記録にまとめることにしました。訪問看護師がどのような意図で看護実践を行っていたのかを明確にしようとするもの（訪問看護師の思考過程の言語化）です。

表は学生の記録の例です。訪問で実施されていた看護には、他職種との連携が前提にあったり、介護をしている家族のことを考えた支援になっていたりと、同行訪問中の観察で学生が気づかなかった視点を明確にすることができ、学生・教員だけでなく、実習施設からもよい評価をいただいています。

実習先の訪問看護ステーションには、あらかじめ、同行訪問の際に看護師が行った1つひとつの実践について、どのような意図で行っていたのかを学生が質問をさせていただくので、答えていた

だきたい旨のお願いを事前にしています。

本学のように4日間の実習では、複数回訪問できる療養者は限られ、実習期間中に学生が在宅療養者や家族と信頼関係を築き、直接、情報収集を行うことには限界があります。こうした現状において、同行させていただいたすべての事例の記録を課してしまうと、学生はカルテからの情報収集に多くの時間を割かなければならなくなってしまいます。貴重な4日間の実習が「記録を書くための実習」になってしまうかもしれません。

カルテを見ながら実習記録を作成する時間に多くを費やすのではなく、訪問看護の実践を看護師と共に振り返る等、臨地実習でしか経験できないことを優先することが重要という認識を強くしています。

看護実践場面を通じて学べるような実習方法を、実習施設と共に検討・改善していきたいと考えています。

難しい"実習受入謝金"の増額

座談会でも出ていた「実習受入謝金」についてですが、これはなかなか難しい課題です。

在宅看護学実習を引き受けてくださっている訪問看護ステーションの皆さまには、ご理解をいただき、ご多忙な中、きめ細かいご配慮と丁寧なご指導をいただいており、本当に感謝の気持ちでいっぱいです。

実習施設と普段から密に連携し、訪問看護ステーションの皆さまのご負担等を考慮した、双方にとって効果的な在宅看護学実習に改善していくとともに、横浜市ならびに神奈川県内のさまざまな事業や活動、また教育研修等において貢献することで少しでもお返ししていきたいと思っています。

【引用文献】
1) 柏木聖代,川村佐和子,原口道子:看護基礎教育における在宅看護学実習の現状と課題:訪問看護ステーションへのインタビュー調査から,日本在宅看護学会誌,3(2),p.44-53,2015.

[第3章:"現場"の声を聞いて] 現場との密な連携をめざして～教育機関の立場から③

順天堂大学保健看護学部

医療モデルから生活モデルに焦点を当てた"在宅看護"実習の展開

小川 典子 ◆ Ogawa Noriko ◆
順天堂大学保健看護学部在宅看護領域 先任准教授
順天堂大学大学院医療看護学研究科在宅看護学分野 先任准教授

● 北里大学看護学部卒業。日本赤十字看護大学大学院看護学研究科博士前期課程、博士後期課程修了(看護学博士)。文献を通してナイチンゲールの在宅看護への情熱に出会う。山梨県立大学看護学部助教授を経て、2000年、静岡県沼津市で訪問看護ステーションを立ち上げ、訪問看護師・ケアマネジャーとして10年間勤務。2011年より現職。

　静岡県東部地域の保健医療福祉を担う人材を育てるため、地域医療連携を重視した在宅看護教育を行っている順天堂大学保健看護学部。ここでは、その特徴のある"在宅看護"実習について、多くの学生の言葉とともに報告していただきます。

順天堂大学保健看護学部の概要

　順天堂大学は幕末からの179年の歴史を持ち、国際的な健康総合大学・大学院大学として「人の健康」を総合的に支えています。5学部6附属病院からなり、2010年に開設された本学部は、富士山の麓、静岡県三島市に位置し、伊豆半島を抱える静岡県東部地域に密着したアットホームな学部です。また、伊豆の国市長岡にある順天堂大学医学部附属静岡病院(以下:順天堂静岡病院)は最新の設備を備えた救命救急センターや新生児センターなどもある総合病院で、静岡県東部ドクターヘリ運行基地病院として地域医療の中核を担う拠点病院です。本学部は「保健看護学部」という名称にも見られるように公衆衛生看護領域にも重点を置き、卒業時には学部生全員が看護師国家試験及び保健師国家試験の両受験資格を得ることができます。なお在宅看護領域の教員は3人です。

学生の自主性を尊重した実習

▼ 4年次までの実習スケジュール

　本学部には1学年120人が在籍しています。高い看護実践能力の習得をはかるために、1年次には、5月に順天堂静岡病院の「活動見学実習」に1日、御茶ノ水にある順天堂医院にて「解剖見学実習」に1日、翌年1月には順天堂静岡病院にて1週間の「基礎看護実習Ⅰ」があります。
　2年次には、8～9月に順天堂静岡病院にて2週間の「基礎看護実習Ⅱ」で、生活援助に焦点を

教育機関の概要

[学生数]　各学年120人
[教員数(在宅担当)]　3人
[在宅看護実習実施学年]　3年10月～4年7月
[実習先]
訪問看護ステーション12カ所
医療機関地域医療連携部門12カ所
[所在地等(看護学科)]
〒411-8787　静岡県三島市大宮町3-7-33
TEL:055-991-3111
http://www.juntendo.ac.jp/hsn/　(保健看護学部)

当てた基礎看護実習および高齢者看護の基礎実習を体験します。

3年次の9月には、OSCE（客観的臨床能力試験）があり、これを終了した3年次後期（10月）から4年次前期（6月）と、学年をまたいで「各領域別臨地実習」があります。さらに4年次の7月には学生自らが領域を選択する「看護総合実習」が2週間あります。

学生独自の実習プランが立てられる

領域別臨地実習の中で在宅看護の実習は、3年次10月～4年次7月までの間に全員が2週間ずつ体験します。各施設に2人ずつ学生を配置し、「地域医療連携実習」を1週間、「訪問看護ステーション実習」を1週間体験します。

さらに、在宅看護領域で総合実習を希望した学生のみが4年次の7月に2週間の「看護総合実習」を体験します。内容も本人の希望に合わせて、

- 訪問看護ステーションで2週間じっくりと1人または複数の療養者のケアを重視（難病・小児・ターミナル事例など）する
- 病院の地域医療連携室から退院する患者を追尾する形での訪問看護ステーションでの継続看護にかかわる
- 1人または複数の療養者の生活に焦点を当てた訪問看護および他職種との連携機能を学ぶ（通所介護、訪問介護、短期入所生活介護などとの連携協働）

など、各学生独自の実習プランを、臨地の実習施設と学生自らが参画・調整して「看護総合実習」に臨みます。

実習の前に臨地実習指導者を集めて「説明会」を開催

実習指導者が一堂に会する「説明会」

本学部では、毎年8月中旬に臨地実習の実習指導者を招いて、午前に「臨地実習指導者全体説明会」を、午後に「臨地実習指導者研修会」を行っています。

全体説明会では、本学部カリキュラムにおける臨地実習科目の位置付けのオリエンテーションの後、前年度の「実習全体の総括」「インシデント・アクシデント報告」「看護技術到達度評価や臨地実習における技術経験録の説明」「安全対策マニュアル・感染対策マニュアルの説明」などを行い、続いて各領域別に指導者らとの顔合わせや臨地実習状況や評価についての報告を行います。

在宅療養移行支援を話し合える「研修会」

午後の研修会は、領域別にテーマを決めています。在宅看護領域においては「研修会」という名称で話し合いの場としています。地域医療連携実習の病院退院調整看護師および訪問看護ステーション指導者が集い、それぞれの立場から学生の実習における指導や課題、現状で困っていることなどを話し合い、共有しています。

例えば、各病院の平均在院日数の短縮化や介護報酬・診療報酬の改正に伴う流動的な対策などは、まさに現代日本の今日的テーマである「在宅療養移行支援」の課題といえます。これらは退院調整看護師や訪問看護師、および私たち在宅看護の教員にとっても常に動いている新鮮かつ重要な話題であり、「研修会」の場で積極的に意見を出し合って、新たな実習方法を模索したり検討し合ったり、活発な交流がなされています。

学生たちの意識転換をめざす教育の実現へ

静岡県東部地域の「地域医療連携推進ネットワーク」の経験から感じたこと

静岡県東部地域には、退院調整看護師を配置している急性期病院を中心に地域医療連携に実際に

携わっている18施設23人の退院調整看護師からなる「**地域医療連携推進ネットワーク**」があります。このネットワークは、2010年頃から退院支援システムの確立をめざして活発な活動をしており、私は本学部教員になる以前の10年間、訪問看護師・ケアマネジャーとして、このメンバーたちおよび訪問看護師グループらと地域医療連携実践に携わってきました。

その経験から**教育現場においても**「**現代医療の中心課題である医療機関からの退院支援・退院調整**」「**訪問看護ステーションにおける継続ケアを焦点とした多職種連携**」についての教育が"在宅看護"実習に必要であるとメンバーらと共に痛感していました。

病院中心主義の学生たちの意識転換・パラダイム転換をめざして

"在宅看護"実習の前に病院中心の価値観で育ってきた学生たちにとって「**訪問看護ステーションの看護は病院とはまったく別物で、自分がめざしてきた病院で働く白衣の看護師像とはまったく違う看護**」という認識が知らず知らずのうちにインプットされています。

とりわけ本学部の学生たちは順天堂大学附属病院への就職希望者が多いので、訪問看護ステーションを体験する"在宅看護"実習は「自分とはまったく関係ない他の世界」「在宅看護は大変そうだ。家族による老々介護も大変だ」という印象だけを持ちかねない状況にあります。

それを打ち破って、学生たちが「病院看護から在宅看護へ、医療モデルから生活モデルへ看護は絶え間なく続いていること」「療養者にとっての病院生活がむしろ"非日常"であり、療養者の生活は退院しても"日常"の中で続くということ」などの意識転換、そして「病院中心主義から在宅療養中心主義へ」というパラダイム転換をできることを、私は本学部教育においても実現したいと考えていました。

退院支援・退院調整を導入した体系的な"在宅看護"実習

本学部では、「病院における病棟実習」と「地域における訪問看護ステーション実習」という2つの局面をつなぐ**退院調整看護師による退院支援・退院調整を導入した体系的な"在宅看護"実習**を、2014年3月に卒業した1回生の学生たちから実施しています。

提携している実習施設は24カ所です。がんに特化したがんセンター、慢性期病院、回復期リハビリテーション病院、精神科専門病院、救命救急センターを持つ医学部附属病院など地域医療連携部門を設置する病院で、静岡県東部地域を横断するように分布しています。

なるべく学生自身がよく見知っている地元地域を対象に病院や訪問看護ステーションを選び、実習する学生の配置を決定しています。これは学生が慣れ親しんだ地域において実習をすることで、将来の地域包括ケアシステム構築に寄与できるという視野の下に進めているからです。

学生はAとBのグループに分かれ、2人ずつを1カ所に配置し、それぞれ1週間ずつ実習を行います。それぞれの実習施設について毎週金曜日に情報を共有しており、静岡県東部地域のさまざまな退院支援プログラムおよび訪問看護ステーションを取り巻く多職種連携・協働に関しての学びを深めています。

「地域医療連携実習」における学生の学び

本学部では、現在までに第1回生から第5回生前半までの"在宅看護"実習が終了しています。ここではまず「**地域医療連携実習**」の効果につい

て整理します。

退院後の生活への視点をくみ取る

年々、在院日数が短縮化し、地域医療連携がますます緊密化している今日、5年前には到底、家に帰れないはずと思われていた患者がどんどん在宅療養に移行している現状があります。当時には少なかった「退院前カンファレンス」も、現在ではさまざまな多職種が集って開催されているのを数多く見ることができています。

1週目の「地域医療連携実習」で病棟における退院前カンファレンスに集まった在宅医師や訪問看護師が、そのまま2週目の「訪問看護ステーション実習」の指導者メンバーであるという、まさに文字通りの**「医療モデルから生活モデルへ」**を学生が体験する機会も増えてきています。以前は退院前カンファレンスの参加に消極的だった在宅医師グループも積極的になってきています。また、各医療機関毎にさまざまな在宅療養移行プログラムがあり、社会資源を有効活用し、地域に戻ってからも患者・家族の生活の継続とケアの継続ができるように多職種が連携して支援しています。

これらに触れた学生は「退院は終わりではなく始まり」「病院は退院させることが目的だと思っていたが、そうではなく、家に帰ってから困らないように、患者・家族の望む生活が維持できるように支援することが重要」「自分がこれまで行っていた退院支援ではまったく足りない。退院後に実際に生活できないとダメだとわかった」と、**退院後の生活への視点をしっかりとくみ取ってきているように思います。**

多職種連携の重要性を理解できている

病棟看護師による退院支援も5年前よりかなり充実してきていますが、退院調整看護師の無駄のないラウンドや何気ない声かけのコミュニケーション力から、学生たちは目には見えにくい地域医療連携をしっかりと見てきています。情報や問題を共有し、多職種間で目標をすり合わせ、同じ目標に向かって、それぞれの専門性を生かして役割分担し、専門的視点から多角的に幅広く、1人の患者の在宅でのQOLをどう支援するかを見据える姿勢を体得してきているといえそうです。

それは、意思決定のための支援について「答えの出ない選択を間違いなく行えるように個別性に合った情報提供をしている」「意思決定を促すだけでなく、決定した後に、この選択をしてよかったと患者・家族が思えるように援助している」「退院調整看護師が患者にかかわる機会は限られているので、限られた時間の中でどれだけ情報を得られるかが鍵」などの学生たちからの言葉で実感できます。多職種連携を理解する教育が最大限にフル活用されていることを日々感じています。

「訪問看護ステーション実習」における学生の学び

次に**「訪問看護ステーション実習」**の効果です。学生たちは地域におけるケアマネジャーや在宅医師と連携協働する訪問看護師の活動および家族支援の実際を知ることで、「患者」から「生活者」としての個人を尊重するための誠実さ・謙虚さを学んでいます。そして、在宅で「長い時間をかけて信頼関係を築きながら、ケアを生活の内に溶け込ませていく」必要を実感します。

訪問看護師から得られる在宅看護の視点

学生たちは訪問看護師のじっくりと生活に寄り添う姿勢から「自分の考えていた理想の看護は在宅看護だった」と語り、「在宅で主となるのは治療でなく、生活」「療養者とその家族に合ったケアをしなければニーズには応えられない」「在宅看護ではより個別の機能回復がはかられる」「生活しながらの療養だからこうあるべきというのはない」「生活の妨げにならないようにケアを行っ

ていく」「きれいにすることで居心地が悪くなることもある、それが居住生活なのだとわかった」「本人の医療的ニーズ以外にも家族の幅広いニーズにも対応する」「その家族の歴史にかかわり、人生にかかわっていくという大きな責任が伴う」「家族と共にケアを行うことで、家族のニーズにも応えることができる」「在宅では家族のルールに看護師が合わせる」などの多くの感想を述べています。

「生活の視点」は常に必要であり、訪問看護師は病人の看護ばかりでなく、病人を在宅で介護している家族も支えていること、その生活の場に入っていき、**病院とは別の方法で生活に寄り添い、現実を見据えた切れ目のない医療を続けていく姿勢を、学生は訪問看護師から学んでいます。**

ICTを活用した多職種連携への気づき

さらに、学生は「ノート・電話・FAX・iPhoneやタブレットで情報共有をしている」「チームで同じ方向を見て働きかけていくのがチーム医療」「統一したケアができるように多職種連携を工夫している」など、**ICTを活用した多職種連携の視点もしっかりと捉えてきています。**

本学部の"在宅看護"実習 今後の方向性

ナイチンゲールも予見していたこと

"在宅看護"実習では、医療機関から在宅への切れ目のないケアの提供を支える「地域医療連携」、そしてそこから続く「訪問看護の継続ケア」を学ぶことができ、学生はその体験から「退院がゴールではなく、患者の生活は退院してからも続くという当たり前のことが初めてわかった」「これまでの領域での学習のすべてがつながった」と実感しています。まさに**地域包括ケアシステムの現状と今日的課題を"生きた体験"として習得し、病院から在宅看護へのパラダイム転換ができる絶好の機会が"在宅看護"実習といえましょう。**

日本の地域包括ケアシステムにおける主要な担い手は訪問看護師だと言われています。ナイチンゲールは「病院は文明の中間段階である」と述べ、急性期の必要な時期が過ぎたならば、1日も早く脱病院化・脱施設化が必要であり、その人の家での看護が2000年には始まっているだろうと既に19世紀に予見していました。「在宅看護が看護の最終目標である」と語っているナイチンゲールの言葉がやっと現実のものとなってきています。

コミュニティケアモデルの基盤をめざして

今後、ケアはますます高度化・多様化して、病院と在宅をつなぐ要となる退院調整看護師および訪問看護師には、ますます高度な専門性が要求されることになりそうです。医師から受け継ぐ看護の特定行為も高度化し、訪問看護師の責任もますます重く、重要になってきます。病院のpatientは文字通り我慢する人ですが、「在宅は生活の場であり、延命するところ、生きる力をもらうところである」という考えを、常に前向きに持ち続けていきたいと思います。

本学部は静岡県東部地域唯一の看護大学として地域の医療職者らの期待を背負って誕生した学部です。その背景を忘れずに、今後は本学の卒業生たちとも協力しながら、保健医療福祉の専門職者間における地域医療連携・協働実践をさらに活発化していくこと、2025年問題を見据えた「地域包括ケアシステム」に資するために、本学部が基盤となるコミュニティケアモデルを実現することを今後の目標としていきたいと考えています。

*

最後に、いつも忙しい中、学生たちを温かく見守っていただいている医療機関の退院調整看護師の皆さん、訪問看護師の皆さんに感謝を申し上げます。本当にありがとうございます。

[第3章:"現場の声"を聞いて] 現場との密な連携をめざして～教育機関の立場から④

石川県立看護大学地域・在宅・精神看護学講座

"現場の声"を参考にしてよりよい"在宅看護"実習をめざす

林 一美 ◇ Hayashi Kazumi ◇
石川県立看護大学地域・在宅・精神看護学講座
在宅看護学 教授

● 北里大学大学院看護学研究科修士課程、金沢大学大学院医学系研究科博士後期課程修了(保健学博士)。13年間の病院勤務後、山梨県立看護大学を経て、2009年より現職。

カンファレンスや報告会などにおいて、学生同士の"学びの共有"を重視した"在宅看護"実習を展開している石川県立看護大学。本稿では、本書の座談会や調査報告など"現場の声"から何を感じたかを中心に、実習の現状を振り返っていただくとともに、これからの実習をどのように進めていくかを示していただきます。

石川県立看護大学の"在宅看護"実習

石川県立看護大学は2000年に開学した看護4年制大学です。学生数は1学年80人で、3年次編入生が10人います。在宅看護実習は在宅看護学の教員4人で担当しています。

在宅看護の実習に向けて十分な"事前学習"を

"在宅看護"実習は4年前期(5月～7月)に行っています。学生は、4年前期までに病院実習・施設実習でライフサイクル・健康問題別看護学実習が終了しています。

また、学生のレディネスについては、既習学習として4年前期までに「在宅看護学概論:15時間」「家族看護論:15時間」「在宅看護方法論:60時間」を終えています。なお、在宅看護方法論において、学生は「在宅の場における生活援助技術と対象別看護援助方法」を紙上事例の看護過程を通して学んでいます。

学生は実習事前学習として、教員が作成した実習事前学習ノートによる課題を自己学習しています。その内容は、
・在宅に関連する制度
・実習施設の地域アセスメント
・実習で多く体験する看護技術練習
などです。担当教員は、実習前に、これらについて学生の準備状態を把握した上で、実習指導を行っています。

教育機関の概要

[学生数] 各学年80人+3年次編入生10人
[教員数(在宅担当)] 4人
[在宅看護実習実施学年] 4年前期(5月～7月)
[実習先] 訪問看護ステーション13カ所、ほかに地域包括支援センター・居宅介護支援事業所など
[所在地等]
〒929-1210 石川県かほく市学園台1-1
TEL & FAX:076-281-8372(研究室)
http://www.ishikawa-nu.ac.jp/

"訪問看護"だけでなく、地域ケアシステム・ケアマネジメントも学ぶ

実習単位は2単位で、実習施設は訪問看護ステーションが1週間、そして地域包括支援センターか居宅介護支援事業所等で1週間行います。

1週間の訪問看護ステーション実習では、訪問を数事例経験し、そのうち1事例は継続事例として同一の利用者に2回以上の同行訪問看護を行っています。学生は、この継続事例について看護過程を展開します。

一方、実習目標の一部に、
・対象の生活の場や状況に応じたケアマネジメントを学ぶ
・地域のケアシステムにおける保健・医療・福祉領域の社会資源の理解
・関係機関・職種との連携・協働を学ぶ

があるため、訪問看護ステーション以外の実習施設として、地域包括支援センターと居宅介護支援事業所を設定しています。

"学びの共有"を大切にした実習展開

学生は2～3人の小グループ単位で実習を行います。本学の特徴として、**"学びの共有"を大切にしている**ところが挙げられると思います。実習期間中、臨地では日々のカンファレンス、まとめのカンファレンスを行います。そして、実習最終日には学内でのまとめのカンファレンスや実習班全体の報告会を行います。カンファレンスや報告会において、学生たちそれぞれの学びの共有を丁寧に行っています。

一方、実習を受け入れていただいている施設に対しては、実習終了後に4年生の実習結果についてフィードバックをしています。**学生の評価や体験させていただいた実習内容、学生のレポートのまとめを簡潔で見やすい資料に工夫**してお送りします。このとき、次年度の学生配置も実習先に送付させていただいています。

また、厚生労働省指定の「石川県保健師・看護師・助産師実習指導者講習会（特定分野）」が、2015・2016年に石川県委託事業として本学で開催されました。この**講習会は、県内の老年看護学や在宅看護学の実習でご協力いただく指導者の方たちの"指導力強化"に役立つ**もので、本学教員もかかわらせていただきました。

"現場の声"から実習の現状を振り返る

訪問看護が実習を受け入れるメリット

実習施設の受け入れ体制の整備に当たり、
・実習マニュアルの作成
・日頃からの看護の質の確保
・同行訪問を行う看護師の厳選
・利用者の選定
・学生の送迎
・安全に実習ができる体制の確保

などを訪問看護ステーションの実習指導者（以下：指導者）の方に、実習前・中・後にわたりご配慮いただいています。

教員は指導者の日々の看護業務の忙しさを十分に認識し、その業務の間をぬって実習指導をしていただいていることに対し、頭の下がる思いをしています。そのため、指導に関する負担をできるだけ考慮しているつもりです。

実習指導歴が長年にわたる施設管理者と教員とは信頼関係が構築されており、実習指導開始時・実習中・終了時の機会あるごとに声を掛け合い、連携ははかれていると感じています。

今回、"座談会"や"調査報告"を読ませていただき、実習を受け入れる訪問看護ステーション側のメリットとして
・利用者が学生の来訪を心待ちにしている
・訪問看護師の看護に対するモチベーションが上

がる
- スタッフの成長になる
- 学生の成長を感じる

など、指導者は実習指導に負担感を感じているだけではないという受け止め方を知ることができました。教員側も、このような訪問看護側が実習を受け入れるメリットを、さらに感じていただけるような大学側としての働きかけを積極的に行う必要性を認識しました。

訪問件数と実習記録の関係

　学生の訪問件数については、学校の実習目標や期間、それぞれの学生の能力に応じて、教員と指導者が検討し合って件数を取り決めているのではないでしょうか。本学が実習をお願いしている訪問看護ステーションの管理者の中には、学生に在宅現場の事例を多く体験させたいという思いから多数の訪問件数を計画してくださる方がいます。ただ、多数の訪問においては注意しておきたいことがあると思います。

　実習で学生は今まで経験したことのないさまざまな在宅の環境や対象に触れます。初めて他者の家に入り、**本人と家族から"五感を通して受ける刺激"**は、学生にとって新鮮かつ衝撃ですが、一方で対応に戸惑ったりします。**学生は訪問した事例に関して、五感で受けた情報を記録にまとめ、またカンファレンス等を通して、省察しながら看護の意味付けをしていくことが重要です**。十分に対象理解ができぬまま、多くの事例を経験しても学生は消化不良を起こしてしまうことになります。

　"在宅看護"実習でかかわらせていただき、身をおいた事例から実感した学びを丁寧に振り返り、看護の意味を捉えていくことが大切です。そのためには学生が事例を省察し、意味付けするための時間やゆとりが大切であると考えます。

学生を"看護の本質"に触れさせたい

　「五感をつかって情報を得る」「予測した看護」「見守る看護」「経過の長いかかわりの中の看護」「あえて"手を出さない"看護」「治療はできない人はいるけれど、ケアができない人はいない」など、"現場の声"の中では、訪問看護の現場でしか学べない貴重な内容が語られました。

　まさに現場では、対象者のケアを通して指導者と学生が時間や空間を共有し、そこからしか学べない事実があります。指導者は学生に対し、その場の環境・対象理解や看護の考え方について、学生の捉え方を聞き出していただければと思います。それを踏まえ、同じ事例に対して、**専門家である指導者の捉え方、看護観や看護経験等を学生に語っていただければ大変ありがたいです**。それは学生たちにとって、"看護の本質"に触れる大事な学びになると思います。

　学生たちは、現象から看護の本質が腑に落ちると、実習で見聞きしてきた体験を生き生きと教員に語ります。教員はそれを聞くのが楽しみであり、学生たちの成長が実感できる瞬間です。

"現場の声"から新たに気づいたこと

指導者と教員が学び合える機会の創出

　"現場の声"や、前述の"石川県保健師・看護師・助産師臨床実習指導者講習会（特定分野）"参加の指導者からは、

「実習指導者会が開催されると他ステーションの実習情報が得やすい」

「教員と訪問看護師で勉強会のようなものができるといいと思う」

「教育機関からのフィードバックがほしい」

「実習指導のロールモデルがないので、指導に不安があったが、（講習会受講で）指導のあり方に自信が持てるようになった」

などが挙がりました。

このことから「指導者は教員と学び合える機会を求めている」とわかりました。私たち教員は「学生への実習指導に時間をとられた上、さらに指導者会や勉強会等に参加していただくのは、指導者の負担が大きいのではないか」という思い込みから、指導者への働きかけに躊躇していました。

しかし、今回、**指導者と教員が学生の実習指導事例を通して学び合える機会の創出をはかり、利用者によい看護を提供することで互いがさらに深く学び合える**と再認識しました。

指導者にとっての学生の実習評価

今回、多くの指導者が「評価をつけることが悩ましい」「評価基準が欲しい」「評価が学校により違う」などの実習の評価について、悩んでいることがわかりました。

学生の教育は学校側に責任があり、指導者の皆さんは利用者の援助に責任があります。したがって指導者が学生評価に対して負担感が強く、悩んでいることは大変申し訳なく感じました。どうぞ、教員にその旨をお伝えいただき、改善していけるようにしていただきたいと思います。

しかし、学生と共に現場に同行するのは指導者であり、教員は現場に不在であることが多い"在宅看護"実習特有の事情もあり、どうしても評価の一部はお願いせざるを得ないのが実情かと思います。**学生の実習評価については、私ども教員の評価基準をお示ししながら、指導者と教員とが意見交換しながら評価していくことの重要さを感じ**ました。

現場のニーズがわかっていてもなかなかできないこと

公立の教育機関は低い傾向にある実習費

看護学生の実習費は、他職種のそれと比較すると低価格です。特に、私どもの大学は県立であるため、県立の他機関の実習費と基準を合わせています。すると、どうしても低く設定されてしまいます。他大学の実習費の現状を調査し、大学当局へわかっていただけるように努力はしていますが、まだまだです。

実習施設によい実習を継続していただくためにも、当局に金銭的な申し出をしていくことは、今後も取り組むべきだと再認識しました。

アーリーエクスポージャーにおける在宅看護を知る意義

地域包括ケア時代の到来に当たり、今までの「病院実習を中心とした看護学の実習体制でよいのか」という"現場の声"には大いに同意するところです。1～2年生の早期の段階で、訪問看護を見学・体験することはとても意味のあることだと思います。

しかし現実的には、看護系大学数が増加し、専門学校とも共存しながら実習を進めなければならない状況があります。4年生の実習においてさえ、よい指導をしていただける実習施設の確保は難しく、実習施設には複数校が重なり、実習時期の調整や配置人数に教員は苦慮しています。そのため、アーリーエクスポージャーにおける在宅看護を知るための看護学実習を配置していくには、実習内容の吟味や実習施設の確保などの課題が検討される必要があると考えます。

"現場の声"を参考にして今後どう実習を進めていくか

教員と指導者の指導目標や評価視点の共有化

教員と指導者は、学生の実習指導に当たり、指導目標や利用者の看護のポイント等を共有しておくことが重要です。

教員は、指導者が指導上必要な学生のレディネスや情報の提供を行い、さらに学生評価の際も評

価を依頼するのみでなく、教員の学生の捉え方や評価を提示し、指導者が評価しやすくしておくことが大切だと考えます。また、指導者からもタイムリーに学生指導上の気づきを教員側へお伝えいただきたいと思います。

そのためには、**教員も現場を訪問した際には指導者へ声をかける働きかけをし、適時に適切な指導の方向性を共有していくことを推進したい**と思います。

教育機関と訪問看護ステーションの"教育の連携強化"が第一歩

在宅看護の実践家である指導者は、この先の地域包括ケア時代を見越した社会的ニーズの中で、実習指導を大切に考えていただいていることを"現場の声"や"石川県保健師・看護師・助産師臨床実習指導者講習会（特定分野）参加の指導者の意見"によって確信いたしました。

そして、「指導者と教員とが、実習指導を通して共に学び合える場や機会の創出が必要である」と感じました。

実習を通して「将来は訪問看護で働きたい」と希望する学生は毎年少なからずいます。近年の新卒訪問看護師の育成プログラムが、地域の訪問看護ステーションで実現化し、定着してくることに大きな期待を寄せています。

関係機関が新卒訪問看護師育成のために連携をはかり、訪問看護師を希望する学生たちの夢をつなげていくためにも、日頃からの教育機関と訪問看護ステーションの"教育の連携強化"が第一歩と考えています。

[第3章:"現場の声"を聞いて] 現場との密な連携をめざして〜教育機関の立場から⑤

高知県立大学看護学部

実習指導者と教員の深いつながりが "在宅看護" 実習を進化させる

森下 安子 ◆ Morishita Yasuko ◆
高知県立大学看護学部 教授

● 高知女子大学卒業後、順天堂大学附属病院にて2年半勤める。その後、高知市に入職し、15年間地域保健活動に従事。1999年高知女子大学看護学部講師、2004年同助教授、2008年同教授、2011年高知県立大学看護学部教授、現在に至る。2016年高知県立大学大学院看護学研究科にて博士号取得。

看護教育において実績が際立つ高知県立大学においても"在宅看護"実習は、まだ発展途上の段階にあります。しかし、実習指導者と教員が「実習日誌」を使った相互理解などで学生の学びを引き出すなど、三者の密接なつながりが大きな効果が出てきました。現在の"在宅看護"実習について報告していただきます。

高知県立大学看護学部の概要

❤ 歴史のある女子教育から共学へ

高知県立大学は、女子教育では長い歴史のあった高知女子大学(1949年設立認可)を前身として、2011年に高知県公立大学法人が運営する男女共学の大学となり、2015年3月には初の男子卒業生を送り出しました。

看護学部のある池キャンパスは、高知市郊外の自然に囲まれた学業に専念できる環境にあります。「**看護の理念や専門的知識・技術、ヒューマニズムを礎として、将来に向かって拓かれた看護を構築し、健康問題を人々と共に解決し、人々の健康生活の創造に貢献ができる豊かな人間性・創造性を持った人材を養成する**」を理念とし、隣接する高知医療センターとは相互の教育・研究の進展と地域社会の発展に資することを目的として、包括的連携協定を結んでいます。

❤ 4年間の臨床実習スケジュール

看護学部は1学年80人定員です。4年間の臨床実習のスケジュールは以下の通りです。

[1年後期] ふれあい看護実習(シャドー実習、健康障害の経験のある人の理解に関する実習)

[2年前期] 看護基盤実習(看護基礎実習と老人看護実習を統合した実習)

[3年後期] 各領域実習、チーム医療実習

教育機関の概要

[学生数(看護学部)] 各学年80人
[教員数(在宅担当)] 4人
[在宅看護実習実施学年] 4年後期
[実習先]
訪問看護ステーション11カ所
[所在地等]
〒781-8515 高知県高知市池2751-1
TEL:088-847-8700(代表)
http://www.u-kochi.ac.jp/~kango/

〔4年前期〕総合看護実習、看護管理実習
〔4年後期〕在宅看護実習、看護実践能力開発実習

"在宅看護"実習の実際とめざすべき目的・目標

訪問看護ステーションで6日間

"在宅看護"実習は、大学がある高知市を含め、4市町村、11カ所の訪問看護ステーション（以下：ステーション）を実習施設として、1カ所につき学生2人とし、2週間（8日間）を1クールとして、4クールに分けて展開しています。

毎週月・火・木曜日がステーションでの実習、金曜日が学内実習日となっています。

実習を担当する教員は、全て在宅看護学領域の教員で、教授1人、准教授1人、助教2人の計4人であり、教授は統括フリーの役割を担い、准教授、助教が各3～4カ所のステーション（学生6～8人）を受け持ち、指導に当たっています。

"在宅看護"実習の目的・目標は以下の通りです。この目的・目標は、看護学部臨床実習委員会にて、看護系大学によるコアカリキュラムに基づいて他の実習とも調整し、最終決定しています。

実習の目的と5つの目標

【目的】

"在宅看護"実習では、在宅で生活する在宅療養者とその家族を対象とし、健康問題を持ちながらもその人らしく、その家族らしく日常生活を過ごすことができるよう、学習した理論を活用しながらケアマネジメントを行い、サービスやケアを調整する能力を養う。

【目標】

目標①　さまざまな健康問題を持つ在宅療養者と家族に、これまで習得してきた知識・技能・態度・行為を統合し、在宅療養者と家族を個人・家族・地域社会の視座で総合的に理解し、看護援助方法を考案し、実施・評価する。

目標②　在宅療養者のケアマネジメントの実施およびサービスとケアの調整ができる。

目標③　さまざまな他職種と協力して働くことの重要性を理解し、活動できる。

目標④　看護の質を保証するための訪問看護ステーションの運営・経営管理について考察することができる。

目標⑤　多職種で形成する在宅ケアチームの中で、看護者として必要な倫理的義務や責任について考えることができる。

大学とステーションがより深く連携できる実習とは

実習の目標は「看護過程の展開」

実習の前に、学生が受け持つ在宅療養者・家族1事例の選定をステーション指導者にお願いします。本学では、受け持ち事例のケアマネジメント（居住地域の社会資源のアセスメント含む）、看護過程の展開を課題にしています。

受け持ち事例の選定に際しては、

①可能な限り多くのサービスを利用し、多職種がかかわっている事例
②2回以上訪問ができ、看護過程の評価が一部分でもできる事例

をお願いしています。

①の選定理由は、在宅療養生活を支援する各サービスの役割、各職種の専門性に基づいた役割やサービス調整、ケア調整の実際を学ぶと共に、他組織・多職種がどのようにして連携・協働し、チーム形成を行っているかを理解するためです。

ケアマネジメントや看護過程の展開の指導は、主として教員がその役割を担っています。教員が主に担当する理由は、ステーションに負担がかか

りすぎることも理由の1つですが、ステーションでは可能な限り、さまざまな場面に同行させてもらい、生活の多様性・個別性を尊重したケアを間近に見て・感じてもらう体験を積むことが重要と考えたからです。

教員がこまめにステーションをラウンド

また、在宅看護の教育においては、実習の目的・目標達成に向け、**学生が利用者や家族を包括的に"生活者"として捉え、提供している看護ケアの意味や訪問看護の役割、専門性を考える時間が必要である**とも考えています。

具体的には、ケアマネジメントや看護過程の展開に当たり、教員が作成した情報収集用紙とセルフケア理論に基づいたアセスメント用紙で、1週目の訪問がない時間帯に情報収集・整理を行い、1週目最後の学内日に、居宅サービス計画書や看護計画の立案に向けて個別指導を行っています。教員は、金曜日には学生が居宅サービス計画書や看護計画の立案ができるよう、**月～木はステーションに出向き、学生が訪問がなくステーションにいる時間帯を把握し、情報収集・整理できるよう指導**に当たっています。ステーションによっては、学生がほぼ1日中、訪問で外に出ている場合もあり、そのときはステーションのラウンド時に、情報収集用紙に不足している情報等についてコメントを記載しておくようにしています。

限られた中での訪問回数や実習時間の中で学生が立案した看護計画については、最終カンファレンスなどで発表し、実習指導の訪問看護師等に助言をいただきます。学生が捉えきれていない本人・家族状況や提供している看護ケアの意味についてアドバイスをいただくなど、具体的な指導を受けた上で修正するようにしています。

学生の実習の行動計画における連携

ステーションの実習では、

・受け持ち事例に2回訪問をすること

・可能な限り多様な事例に同行訪問させていただきたいこと

・実現できるならば受け持ち事例にかかわっているケアマネジャーとの同行訪問や介護職へのインタビューなど他のサービスにかかわらせていただきたいこと

・サービス担当者会議など多様な連携場面に同行もさせていただきたいこと

をお願いしています。

これらの大学側の希望を調整しながら、ステーションは6日間の学生の行動計画を立ててくれます。学生の行動計画は実習指導者に委ね、教員は相談時に対応するようにしています。

なお、**学生には実習オリエンテーション時に、「実習時間は原則8：30－17：00だが、状況に応じ、時間外もあること」について同意を得るようにしています。**

学生の実習日誌を通して教員・指導者が協働する実習指導

ステーションでの複数回の実習カンファレンス開催は、訪問等で時間確保がなかなか困難であることから、ステーション実習の最終日に1時間程度時間をいただき、学生が立案した訪問看護計画と目標に沿って得られた学びについて発表し、指導者からコメント等をもらっています。

実習中、教員は1日に2回はステーションにラウンドしています。しかし、指導者と教員との情報交換はなかなか困難であるため、「実習日誌」を使って双方が相互にコメントをすることにしました。それにより学生の学びをより深めることができているように思います。

教員は、ステーションのラウンド時に実習日誌を見て、その日のうちにコメントを書き、学生にフィードバックします。学生は訪問看護に同行させていただき、可能なケアを一緒に提供させていただいていますが、訪問看護師の意図や判断につ

いては、その場面のみから理解することは限界があります。

訪問看護師が意図や判断を学生に伝えてくれるなど、自らの看護を言語化していただく機会があると、学生の実習日誌からは大きな学びがあったことがわかります。しかし、全ての訪問看護師が語ってくれるとは限りません。そのため、**ぜひ学んでほしい「生活をアセスメントする視点」「次回の訪問看護や今後を見通したアセスメント・判断」などは、教員が意図して実習日誌の中にコメント**しています。

また学生には、目標に沿ってどのような学びが得られたのか、その学びにつながった場面・状況はどうだったのかなどを実習日誌に記載するよう指導しています。その状況等が理論や概念でどう説明できるのかを結び付け、看護ケアにつなげることができるよう、教員は意図してコメントするようにしています。

"在宅看護"実習が訪問看護師のエンパワメントにもつながる

実習指導者の中からは、学生の実習日誌や教員のコメントを見て、「自らの看護ケアの意味を振り返ることができる」という感想いただくこともあります。**実習日誌やカンファレンスを通し、訪問看護師が実践の振り返りや意味づけができ、エンパワメントの機会になるように、教員が意識してかかわる必要性**を感じています。

このように、学生の実習日誌は、訪問看護師と教員がお互いに伝えたいことを共有したり、理論や概念の理解を深めたりすることができる機会となっています。

これらの交流を通じて、**より深い関係性が構築され、実習期間中に他事例の相談を受けるなど、「教員・指導者（訪問看護師）・学生が共に成長し、学ぶことのできる実習」**が可能となっていると考えています。

整理された臨地実習での課題

「看護基礎教育における在宅看護学実習の現状と課題」や［座談会］など、"現場の声"の中には、「早い段階からの在宅実習の導入」や「地域包括ケアを基盤とした臨地実習への転換」についてご意見もありました。

本学では、在宅看護の必修科目の講義は3年からスタートしています。なかなか訪問看護のイメージがつきにくく、講義の内容と現象が結びつかないで理解が深まらないことは事実です。そのため、**ステーションの協力を得て、訪問看護の1日、実際の訪問看護の場面を写真に撮らせていただき、医療機関とのケアの違いについて説明**する時間を設けるようにしています。

また、4年前期に在宅看護援助論の授業があり、モデル事例のケアマネジメントや看護過程の展開についてグループワークを行い、実習と連動できるようにしています。2015年度からは在宅での看護実践能力を培うことを目的に、立案した計画の一部についてロールプレイを取り入れました。教員が"家族役"となってロールプレイを展開する中で、学生の利用者宅への入り方、訪問かばんの置き方、家族とのコミュニケーションなど、実践能力の課題も明らかとなり、授業改善の必要性も明確になりました。

最後の実習が"在宅看護"実習であることの意義

♥ 卒業前に"看護の本質"に立ち戻れる

このように"在宅看護"実習にはさまざまな課題がありますが、私たちは4年最後の実習、つまり**医療機関中心の実習後に"在宅看護"実習を行う意味もあるのではないか**とも考えています。

本学では実習の最終日に学内で最終カンファレンスを行っています。最終カンファレンスでは、学生によって体験が異なることから、まず実習に行ったステーションが異なるように学生をグループに分け、出会った事例への看護ケア等について情報交換を行います。そして、実習目標に沿って得られた在宅看護・訪問看護の特性や役割等の学びをまとめ、発表しています。

そこでは、「生活を援助することの看護の役割」「個別性を重視した看護ケアとは何か」「医療機関においても在宅移行を支援するために必要な生活の視点」「医療機関と訪問看護ステーションの連携」「シームレスケアの重要性」など、看護の本質や地域包括ケアにおける看護の役割についての学びが発表されます。

卒業後の方向性や就職先が決定し、統合科目として最後の在宅実習だからこそ、看護の本質に立ち戻ることができます。医療機関でも在宅看護の視点が必要であり、今後果たすべき看護の役割を再認識して学生は看護観を形成することができます。このことに在宅看護学領域の教員は大きな意義も感じています。

▼ "早期からの在宅実習" 実現に向けて

本学は大学院に在宅看護専門看護師の教育課程があります。実習終了後、4年生には、卒業後に医療機関で"在宅看護の視点"を忘れずに看護を行い、訪問看護の経験がなくとも、本学大学院で在宅看護を深く学ぶことを勧めています。

しかし、患者・利用者を"生活者"と捉える視点や地域包括ケアを基盤とした実習の展開は早くから行う必要があることも事実です。

本学では、臨床実習委員会でコアカリキュラムに基づき、各実習で何を押さえていくかを検討・評価をしています。今後は臨床実習委員会に問題提起を行い、早期からの在宅での臨床実習の可能性について検討していければと思います。

課題である在宅領域への転職・就職を進めるために

本学の課題の1つとして、在宅看護領域への就職について、卒業時に「将来は訪問看護に」と話していた学生に対して継続してかかわりを持つことができておらず、在宅看護領域への転職が進んでいないことが挙げられます。

本学では、選択科目ではありますが、1年から3年まで通して、在宅看護・訪問看護について学ぶ授業が開講され、多い科目は30人ほどの受講生がいます。まずは、**臨地実習以外でも在宅看護の専門性について伝えることをさらに強化**できればと考えています。

また2015年度より、高知県から寄附をいただき、学内に「高知県中山間等訪問看護師育成講座」を立ち上げました。高知県は在宅療養を支える訪問看護師の人材が少なく、特に中山間地域においては訪問看護サービスを受けたくても受けられない県民がいることが地域医療の大きな課題となっています。このような状況を解決するべく、「看護学部・社会福祉学部・健康栄養学部の人材・施設等を総動員し、地域包括ケアシステムの核となりうる訪問看護師を育成する」という目的の下、講座を設置しました。現在、新任や新人の訪問看護師の育成に取り組んでいます。

この講座の専任教員は、授業・演習・実習にもかかわってくれることから、**高知県訪問看護ステーション連絡協議会等とも連携し、進路の方向性を本格的に検討する3年時から、在宅看護への進路選択に向けて、さらなるアプローチができるよう、また卒業生へのアプローチについても強化**していきたいと思っています。

Column よりよい"在宅看護"実習につながる取り組み❶

在宅看護教育研究会

「在宅看護教育研究会」の取り組みと在宅看護・訪問看護の"学び"

本田 彰子 ◇ Honda Akiko ◇　東京医科歯科大学大学院保健衛生学研究科
　　　　　　　　　　　　　　　在宅ケア看護学 教授

　"在宅看護"実習において、担当教員自身に訪問看護ステーション等、在宅現場での臨床経験があるかないかで、教育の内容が変わってくる——これは多くの教員や実習指導者も感じていることです。そして、まだ在宅看護論が教育に導入される前から"現場発想の大切さ"に着目して研究を続けている教員の集まりが「在宅看護教育研究会」です。

　"在宅を知った教員"たちだからこそ掲げる「訪問看護師に生き生きと仕事を続けてもらう」という目標のために頑張っている研究会の活動を紹介していただきます。

「在宅看護教育研究会」の始まり

◎訪問看護の"現場発想"を原点に

　在宅看護学の教育は、高齢者看護や地域看護を専門とする教育研究分野が担当していることが多く、独立して在宅看護学の分野を持つ大学は少ないものでした。訪問看護等の在宅看護の実践経験を持ち、大学や大学院で求められる教育研究の経験を持っている者が育成されていなかったことも、その原因と考えられます。

　その後、在宅看護が看護基礎教育のカリキュラムに含まれ、また統合分野として位置づけられるようになって久しく、現在は、それぞれ大学の教育カリキュラムの中で重要性が認められ、教員配置が充実してきています。

　このように在宅看護学が教育の中で認められるようになる前の時期、今から十数年前に、**訪問看護の現場発想から、在宅看護・訪問看護の課題に注目したのが、私たち「在宅看護教育研究会」の活動の発**端でした。

◎予算不足の"プロジェクト研究"

　私が以前所属していた千葉大学看護学部附属看護実践研究センターは、看護職の現任教育を中心とした教育研究の部門として、管理者講習会・指導者研修・学外の研究者とのプロジェクト等に取り組んでいました。2000年当時、私は継続看護研究部の教員で、訪問看護師の現任教育に携わっていました。そして、「現場での学習」に関する研究プロジェクトを立ち上げ、広く参加者を募りました。すると、全国から参加者が集まりました。

　しかし、本プロジェクトは、研究にかかる経費として研究会を1回開くための交通費しかなく、調査研究にかかわる情報収集・調査や分析、成果公開発表については、参加者それぞれに頼らざるを得ないというものでした。岩手・富山・滋賀・福岡など遠方からの参加者は、千葉大学でのプロジェクト研究会や学術集会等に合わせて開催地で開く研究会のためにかなりの自己負担がありました。

助成金を得て展開した「訪問看護師教育の調査研究」

◎"訪問看護師の個別学習支援プログラム"をつくる必要性に気づく

　プロジェクトの参加者は、訪問看護の実践経験があり、大学で在宅看護の教育研究を担当する教員がほとんどでした。皆、「訪問看護師に、生き生きとして仕事を続けてほしい」という現場中心の熱い思いを持って臨んでいたので、このプロジェクトの趣旨に賛同してくれていました。そして、それなりの成

果をあげたいと、皆、思っていました。

　そこで一般の研究助成に応募し、調査研究の資金獲得をはかりました。高齢化問題をグローバルな視点から捉え、助成・人材育成・国際交流等の事業を行っている公益財団法人ユニベール財団の研究助成事業に「豊かな高齢者社会の探求」のテーマで応募したところ採用され、「高齢者在宅療養支援スタッフの実践教育方法に関する研究」を進めることができました。

　この研究では、「看護事業所では訪問看護に関するどのような学習ニーズがあるのか」「学習がどのように進められているのか」「なぜ学習ができないのか」などの現状を把握する基礎的資料を得ることができました。

　そこから、私たちは訪問看護師の「実践を通しての学び」「経験からの学び」、そして「実践の場での学習支援」に焦点を当てるようになり、"訪問看護師の個別学習支援プログラム"をつくる必要があると考えるに至りました。

◎研究会メンバーも定着し、より深い学びへ

　この時期には出入りがあったプロジェクトの研究メンバーも定着し、研究会開催も充実してきました。現在のメンバーとそれぞれが深めているテーマを示したのが表です。

　十数年の間に、メンバーは所属が変わったり、それぞれの教育機関での役職が変わったり、また、在宅看護以外の領域における教育の責任も加わったりしましたが、"訪問看護に対する思い"は変わっていません。これからも訪問看護の発展・在宅看護教育の充実を願って学術的な交流を続けていきます。

管理者・第三者で支える「個別学習プログラム」を開発

◎経験からの学び・大人の学びを基軸に

　訪問看護ステーションは他の看護領域と職場環境が大きく異なり、外部研修に参加することが難しい現状にあります。前述の研究における調査結果でもそのことは注目されました。具体的には、
「人員が不足して研修に参加させる余裕がない」
「非常勤訪問看護師の研修費用は自費となる」
「非常勤は時給制が多く、訪問に行かずに研修に出ると収入が減る」

表：在宅看護教育研究会のメンバー（50音順）

	氏名	所属	深めているテーマ
1	赤沼 智子	千葉大学大学院看護学研究科	訪問看護の現況を俯瞰し指摘する
2	荒木 晴美	中京学院大学看護学部	訪問看護の現場目線を大切にする
3	上野 まり	湘南医療大学保健医療学部	訪問看護の未来を見通し激論する
4	王 麗華	国際医療福祉大学保健医療学部	国際感覚をもって訪問看護を語る
5	菊池 和子	岩手県立大学看護学部	がん看護の観点から在宅を論じる
6	栗本 一美	新見公立大学看護学部	看護支援を1つひとつ検証する
7	正野 逸子	産業医科大学産業保健学部	研究者1人ひとりを叱咤激励する
8	炭谷 靖子	富山福祉短期大学看護学科	在宅を看護の基礎と考え教授する
9	土平 俊子	田原市立田原福祉専門学校	実践に基づく学術的な看護を語る
10	平山 香代子	亀田医療大学看護学部	豊富な実践経験に基づき看護する
11	本田 彰子	東京医科歯科大学大学院保健衛生学研究科	在宅看護教育研究会の継続・充実

「訪問看護師養成講習会は期間が長く、仕事に穴をあけられない」
という理由で、訪問看護師の学習機会は狭められているのが現状でした。

　私たちは、外に出ることができないなら、「経験からの学び」や「実践からの学び」を主軸にした学習を考えてはどうかということになり、訪問看護師のOJT（On the Job Training）に研究会活動の方向性を定めました。

　そして、生涯学習・成人学習といった大人の学び方や、一般企業等での人材育成の方法についても皆で情報を集めながら検討を重ね、成人学習やOJTの理論を専門とする教育学の先生にもご協力いただきました。看護教育の中だけでなく、「人が学ぶということはどういうことなのか」「どのようにして人は学んでいくのか」という"基本的な学び"について、私たち自身も学びを深めてまいりました。

◎"第三者"を交えた個別学習の体制

　このような検討の結果、人員が少なく、職場で指導的役割を果たす者もいないかもしれないという訪問看護ステーションの特徴を考慮し、
「まず多くの訪問看護の実践に当たろう。そして管理者や第三者を交えた形で学習支援をするOJTによる学習プログラムをつくろう」
ということになりました。

　ステーションは組織として小さく、また管理者とスタッフという関係性の中で教育や指導がなされるため、閉鎖された環境での圧迫感が個々の看護職としての学習にも影響することを危惧し、実習などで関係のある第三者的立場の教員のかかわりを取り込むことを提案しました。

当初は第三者として"他事業所の管理者"ということも考えました。しかし、それぞれのステーションは独立した組織として成り立っており、他事業所はある意味、競争相手です。

この病院の中の病棟とは異なった立ち位置にそれぞれが置かれていることを考慮し、"利害関係はあまりない"と考えられる教員が第三者となることがよいと考えました。

◎構造的な学習内容を示すOJTシート

学習内容についても「情報収集」「分析」、そして「構築」という流れで進めました。新人・初級・中級・上級・管理者の5つのレベルに分け、そのレベルでの到達目標を設定しました。

メンバーはすべて訪問看護の経験のある教員でしたので、学習プログラムのレベル分けや、そのレベルの訪問看護師像を思い描くことはそう苦労をすることはありませんでした。しかし、何を学ぶことが必要かとなると、その必要な項目をバラバラに挙げるだけでは意味がありません。「訪問看護師として求められる専門的な知識・技術・態度」を構造的に示すために、根幹となる項目とは何かを頭を突き合わせて検討し、見極めました。

そして、訪問看護師に求められる根幹的能力は、

①在宅看護の職業人として基本的に求められる「基本的能力」
②看護職のケアに求められる専門職としての「専門的能力」
③小さな組織を管理して事業所を発展させていくための「組織的能力」

の大きな3つの能力から成り立つものとして、レベル別OJTシートを作成してまいりました。

このOJTシートにつきましては、日本訪問看護財団から発行されている『訪問看護OJTガイドブック』*の中で詳細に説明しています。

私たちは、このシートを活用していただくときに、訪問看護師が実践の中に学習目標を見いだし、そして、管理者と第三者からの学習支援を得てもらうことを大切にしてほしいと願っています。

OJTシートにある構造的に捉えた実践力の項目は、評価判定にも使えるものですが、私たちは訪問看護師の人事考課として使うのではなく、学習を進める前段階で学習が必要かどうかを見極めるものとして使うことを意図して作成いたしました。

概して、このような評価ツールは独り歩きして、使う人の考えでいかようにもなります。それぞれのステーションの状況に応じて、発展的な用い方をしていただくことを希望しています。

"望み"を中心とした看護を展開する在宅看護過程

私たちは『訪問看護OJTガイドブック』を公表することで、現場の訪問看護師の学習支援、つまり現任教育に関しては一段落ついたものとホッとしておりましたが、基礎教育における在宅看護の課題は忘れてはいませんでした。

◎在宅看護特有の「在宅看護過程」がある

多くの教育機関においては、基礎看護学や他の領域別看護学の中で用いられている理論を引き継いだ形で在宅における看護過程を教育していると考えられます。

確かに看護過程は、情報収集・アセスメント・計画立案・実施・評価という流れをとることは、在宅においても変わりはありません。しかし、"何を大切にして、何をめざすのか"については、在宅看護は他の領域と違うのではないかと当研究会のメンバーは考えていました。

これは、メンバーが在宅看護の実践を経験しており、その上で教育に当たっているということが関係していると思われます。そして、看護過程の教育の中で"関連図"をどのように作成し、患者・利用者の全体像をどのように示すのかということに、皆、よい方策を求めていました。メンバーの1人、産業医科大学の正野逸子先生は、在宅看護ならではの目標の持ち方、そしてアセスメントの視点があることを自校の実習記録用紙の紹介を通して、私たちに教えてくださいました。

◎"四つ葉のクローバー"で考える

そして、看護基礎教育における在宅看護過程について、私たちでテキストをつくろうという機運が盛り上がりました。特に「関連図作成についてわかりやすく、実践的で、事例展開も含めたものをめざそう」となりました。

まず、どのようにアセスメントするのかということを討論し、正野先生が提示するアセスメントの4つの視点を引き継ぐことにいたしました。

この4つの視点とは「身体的側面」「心理的側面」

*訪問看護OJTガイドブック　http://www.jvnf.or.jp/katsudo/syuppan/ojt.pdf

図："四ツ葉のクローバー"の形で示すことのできる4つの視点によるアセスメント

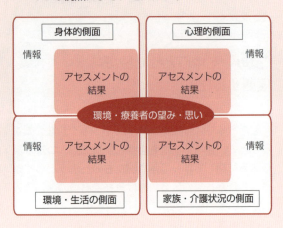

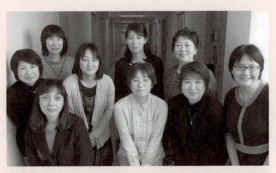

2015年10月18日に開かれた研究会に集まったメンバーの皆さん。前列向かって左から、土平さん、正野さん、上野さん、本田さん、平山さん、王さん。後列左から荒木さん、栗本さん、炭谷さん。赤沼さんと菊池さんは欠席

「環境・生活の側面」「家族・介護状況の側面」です。環境・生活や家族・介護というのは他の分野でも捉えるものではありますが、在宅看護の場合、必要な看護を見いだすためには重要な側面であると考えられます。まさに在宅看護の特徴と言えるでしょう。

それぞれの側面について、情報とアセスメントの結果を提示し1枚に記載すると"四ツ葉のクローバー"のようになります（図）。

この考え方をベースにしたテキストは『関連図で理解する在宅看護過程』（メヂカルフレンド社）として、2014年3月に発行されました。

◎中心にあるのは"療養者の望み・思い"

訪問看護を始めるとき、私たち訪問看護師はまず療養者や家族に対して、どのように暮らしていきたいかということを問い、"望み"を確認します。この段階では、看護上の問題にはまだ至っていませんが、アセスメントの段階では、絶えず"何をめざしているのか"を念頭に置いておくことが大切だと考えます。この根底には療養者が望んでいることを叶えることがあり、医師や看護師が疾病管理の上でベストとする状態が必ずしも療養者にとってはベストではないかもしれないという見方も必要でしょう。

前述したテキストの中では、代表的な疾患や状態にある方への訪問看護事例を通して看護過程や関連図について説明しています。事例にある望みは多様であり、一般的に病院看護では優先して取り扱ってもらえないものもあります。しかし、敢えて在宅看護ではそれに対して真剣に取り組むということで、療養者の傍らで生活や人生をみている訪問看護の役割を理解してもらいたいと考えています。

療養者の望みや思いは、そのままでは病院における"患者と看護チーム"の関係と共有できるものではないので援助にはつながりません。しかし、療養者の望みを叶えるために"4つの視点からとらえる強み"を生かして必要な援助を加えることで、適切な看護目標が明確になってきます。このような考え方で、療養者主体の在宅看護を導き出せるようになると期待しています。

＊

教育者としての立ち位置を生かしながら、
「訪問看護師が生き生きと仕事を続けるにはどうしたらよいのか」
「訪問看護をめざす学生を支援するにはどうしたらよいのか」
という気持ちを常に持ち、その時々に生じているさまざまな課題に、これからも取り組んでいきたいと考えています。

メンバーの多くは10年もしないうちに教員職から離れるでしょう。"訪問看護おばさん"として現場に戻るかもしれませんが、研究会で大切にしている、それぞれの人が望む生活を中心に置いた看護を貫きたいと思っています。

第 **4** 章

［報 告］

さまざまな
"在宅看護"実習の現場

＊教員による報告内コラムは同大学で"在宅看護"実習を終了した学生、続く訪問看護ステーション等は同大学の"在宅看護"実習を受け入れている事業所からの報告です。

[第4章：報告] さまざまな"在宅看護"実習の現場①

獨協医科大学看護学部

"多様な地域差"から
さまざまな経験ができる実習を実践

種市 ひろみ ◇ Taneichi Hiromi ◇
獨協医科大学看護学部在宅看護学 准教授

● 千葉大学看護学部卒業。札幌医科大学大学院保健医療学研究科修士課程修了後、獨協医科大学医学部公衆衛生学にて博士号取得。2000年介護支援専門員として札幌市在宅福祉サービス協会で勤務。その後、札幌市保健師、北海道保健看護大学校において教員としての勤務を経て、2008年より現職。

　栃木県にある獨協医科大学は、その周囲にさまざまな"地域性"を持ったフィールドが存在し、それが特徴のある"在宅看護"実習の実現に寄与しているとのことです。
　ここでは、連携している機能強化型訪問看護ステーションからの報告も含めて、実習の概要と苦労している点などを述べていただきます。

獨協医科大学看護学部の"在宅看護"実習

▼「少人数制」が特徴の学習方法

　獨協医科大学看護学部は、2007年4月に栃木県中南部にある下都賀郡壬生町に開設され、2015年で9年目を迎えました。1973年に創設された獨協医科大学医学部に隣接し、また、敷地内には、1000床を超える獨協医科大学病院があり、学生の臨床実習施設となっています。
　獨協医科大学は、「患者及びその家族、医療関係者をはじめ、広く社会一般の人々から信頼される医師を育成する」ことを教育理念としており、看護学部では1学年約90人、4学年（編入生含む）合わせると約400人の学生が日々学んでいます。他に、大学院（論文コース、専門看護師コース）、助産学専攻科の学生もおり、多様な学生が学べる学習環境が整っています。
　本学では、**学習効果を高めるため、1人の教員が教える学生の数を少なくして授業を行う「少人数制教育」** を学習方法として取り入れています。それは実習においても同様です。在宅看護の実習では、教授・准教授・助教の3人の専任教員が指導を担っており、1人の教員が5人から6人の学生を担当し、きめ細かに指導できる体制をとっています。

▼1日2〜3カ所の実習施設に教員が巡回

　本学では、基礎看護学実習を1年次に行い、在

教育機関の概要

[学生数] 各学年90人／編入生含め全学年で約400人
[教員数（在宅担当）] 3人
[在宅看護実習実施学年] 3年後期
[実習先] 訪問看護ステーション10カ所、訪問看護サービスも提供する病院の地域連携部門2カ所
[所在地等]
〒321-0293 栃木県下都賀郡壬生町大字北小林880
TEL：0282-86-1111（代表）
http://www.dokkyomed.ac.jp/dmucn.html　（看護学部）

宅看護を含む各領域の看護学実習を3年次後期に行います。そして、4年次前期に地域保健にかかわる実習を行っています。

看護学実習では学生を5人から6人のグループに分け、グループ単位でローテーションしながら、半年間で8領域を学びます。そのうちの1領域が**"在宅看護"で、実習期間は1クールを2週間とし、6クールに分けて展開**しています。

在宅看護の実習では、前述の学生グループをさらに2人から4人の小グループに分けています。その主な理由としては「実習施設の学生受け入れ可能数」があります。実習や学生自身の目的に合わせ、受け持ち事例を考慮し、日々の訪問先を検討し、学生を指導することを考えると、訪問や連絡調整などの多くの業務を抱える訪問看護師が対応できる学生数は限られます。

また、施設規模の影響もあります。具体的には訪問看護ステーションの看護師数や利用者数、そして施設のスペースの問題もあります。このような理由から、学生は小グループで在宅看護の実習を行っています。

現在、実習施設は、訪問看護ステーション10カ所、病院の地域連携部門（訪問看護サービスも提供）2カ所の合計12カ所。最も遠い施設は大学から約50kmも離れているため、学生と実習施設のマッチングは「学生の施設へのアクセス」なども考慮しています。1クールで6〜7施設を使用し、各施設において学生は2週間実習します。教員は施設を1日に2〜3カ所、毎日巡回し、実習指導を行います。

実習で重視するポイント

▼ 受け持ち療養者の"看護計画"立案を

本学の"在宅看護"実習は「在宅療養をする人々とその家族のQOL向上をめざした援助の実際を学ぶとともに、地域ケアシステムにおける訪問看護の機能と役割、及び、関係者との連携の重要性を理解する」ことを目的としています。

訪問看護ステーションでの実習では、学生は訪問看護師との同行訪問が中心となり、訪問先で援助の実際を学び、そして学生が実施することができる看護援助に取り組んでいます。

また、病院の地域連携部門では、主に退院支援や相談業務などに参加し、多職種連携の実際と看護師の役割を学びます。

本学の実習では、**前述のような実習施設の違いはありますが、全ての学生は1人の療養者を受け持ち、看護計画を立案し、可能な限り援助を実施**しています。この経験が在宅療養する人々とその家族のQOLとは何かを考え、QOL向上をめざした援助を熟思する機会となります。

▼ 学びを共有・統合する「実習報告会」

在宅看護の実習施設にはそれぞれに特徴があり、また、実習期間中の学生の経験はさまざまです。例えば、サービス提供者会議への参加や終末期の看取り支援などを体験できる学生は同じグループ5人のうち1人だけということも起こりえます。そのため、**"学びの共有・統合の場"として、実習最終日には学内で「実習報告会」を行っています**。報告内容は、施設の特徴と実習での体験からの学びであり、グループ内で資料を作成し、他グループの学生に対して発表を行います。

在宅看護は、幅広い健康状態・年齢・家庭状況の療養者とその家族を対象としており、利用できる社会資源には地域性があります。学生は報告会で**他の学生の発表を聞きながら、「在宅では1人として"同じ人"はいない」と実感**するとともに、その多様性を理解することができます。1人の学生が在宅看護の臨地実習で体験できることは限られていますが、この実習報告会等で他者の学びの共有と自分の学びとの統合をはかることによって、

在宅における看護を深く理解することができると考えています。

学生の理解を促す2つの特徴的な試み

本学の在宅看護実習の特徴として、以下の2点を挙げたいと思います。

❦ "地域差"の大きさから得られること

第1に「地域の特性を理解できる」点です。栃木県は人口約197万4000人、高齢化率25.9％（2016年10月）、在宅医療に関する体制は発展途上であり、特に10万人当たりの訪問看護ステーション数は、全国平均7.0に対し、4.0と全国で最も少ない県となっています*。

さらに、県内に訪問看護ステーションが偏在していることから、ステーションの少ない地域と多い地域といった"地域差"が他県と比較して大きいと思われます。当然のことながら、訪問看護以外の訪問介護や訪問診療などのサービス提供体制も地域による違いがあり、それが在宅療養を実現できるかどうかに大きく影響しています。

このような県の特性の中で、学生は多くの施設で実習します。それによって、それぞれの**地域性を反映した訪問看護ステーションを含む地域医療の課題を知る**ことができます。

さらに、地域連携部門での実習には、山間部地域で週1回のみ診療を行う診療所での実習が含まれています。その地域は、高齢化率50％を超える集落であり、最初、学生は"住みにくさ"ばかりに目がいきます。しかし、血圧測定や診療の補助をしながら来院した方々と話すうちに、その集落に住む人の多くが住み慣れた地域からの移転は望んでいないことに気づきます。

QOLは、健康・経済状態・社会的環境など、多くの要因によって影響を受けますが、結局のところ、「その人がどれだけ人間らしい生活や自分らしい生活を送り、人生に幸福を見いだしているか」ということです。ここでの実習体験は、その**地域に根差したQOL向上への支援のあり方を考えるよい機会**となっています。

❦ 退院支援の場に積極的にかかわり、"連携"や"生活"の重要性を理解する

第2に「退院支援や相談業務を通して、療養者を支える多職種の存在を知り、その連携がどのようにはかられているのかを理解できる」点です。学生は、病棟内の実習で"連携"の一部を体験しています。例えば、退院指導を行う退院支援看護師や介護支援専門員が病棟に来る場面に、学生自身が参加することもあります。

しかし学生は、それらを"ダイナミックな連携"として捉えることが難しいようです。退院後の療養者の生活を具体的に想像できないのは、学生の社会的経験不足が大きな要因ですが、「退院がゴールだ」と考える学生がいるように、「退院後の生活を考える必要性」を感じていないことも要因だと考えます。

そこで、本学では、**実習施設に退院支援の場への学生の参加を依頼**しています。その中でも、地域連携部門では、特に難病やがんといった専門性の高い退院支援場面に参加する機会を得ています。療養者やその家族の思いを尊重し、必要な支援を導き出す過程において、療養者および家族の「どう暮らしたいのか」「どう生きたいのか」を、真剣に、そして共に考える看護師の姿勢に、学生は感銘を受けます。

そして、病院で同じような病衣を着て、同じような空間で療養する"患者"から、それぞれ違う生活背景・価値観・家族と過ごす1人の"生活者"となることを、はっきり認識できるようになります。そこから、**療養者を支援するための地域ケアシステムの必要性に気づき**、また、**看護および他職種の専門性と、ダイナミックな連携の重要性を**

---

*公益社団法人日本看護協会，公益財団法人日本訪問看護財団，一般社団法人全国訪問看護事業協会：訪問看護アクションプラン2025～2025年を目指した訪問看護～　http://www.jvnf.or.jp/top/plan2025.pdf

理解する機会となっています。

実習で最も苦労する"生活者"への理解

　ある学生が「先生、療養者さんに足浴をしたいのですが」と言ってきました。理由を尋ねると、「その方の足が垢だらけだったからです」と答えました。歩くことができる療養者の方です。私は「なぜ、そのような足の状態になったのか考えたの？ご本人はどう思っているの？」と尋ねると、学生はハッとした顔をしました。

　生活は継続するものであり、その人の生き方そのものです。目の前の事象だけに気をとられ、「何か実践的な援助することが看護だ」と思う学生もいます。特に病院での実習中は、疾患や治療を理解するために必死に教科書などで調べ、看護計画を立案し、看護援助を行っています。その必死さは痛々しいほどです。そして、**いつの間にか、生活者である患者・療養者、家族の姿が見えなくなってしまう場合もあります**。

　一方、"在宅看護"実習になったとたん、疾患・症状・治療のことがそっちのけになってしまう場合もあり、**「対象者を包括的に捉えることができる」**ように、**学生への支援が必要**となります。

　そこで、教員は学生に、訪問したときにどのようなことを感じ、あるいは理解し行動したのかを尋ねます。「どんなふうに？」「なぜ？」と質問を連発します。

　多くの学生は、思い込みがあったり、知識不足、情報不足があったりと、対象者の全体像を把握するに足りる答えを持ち合わせていません。特に、在宅看護の実習では、病棟での実習とは違い、対象者に接する時間は限られます。多くの情報を得ることは大変難しく、さまざまな記録類および訪問看護師から情報を得ることになります。このとき、何より大切なのは「学生自身が情報の必要性を理解し、それを他者に説明し、適切な方法で取得できること」と考えます。

　記録用紙を埋めるための情報ではなく、対象者を包括的に捉えるために必要な情報に気づき、主体的にその情報を得ることが在宅看護においては重要です。実は、このような「学生が"生活者である患者・療養者"を理解できるように支援すること」が最も苦労する点だと感じています。しかし、同時に在宅看護における最も重要な点とも考えています。

学生自身が"体感"できる"在宅看護"実習の素晴らしさ

療養者と看護師の"会話"を通して……

　学生自身の実習に対する評価をみると、**在宅看護は毎年高い評価を受けています**。その理由の1つは「学生が、看護師の生き生きとした姿や、看護に対する真摯な姿勢を肌で感じるからだ」と考えます。"在宅看護"実習では、さまざまな場面で看護師は真剣に看護を語り、時にユーモアを交えて看護の楽しさを伝えています（と学生が言っていました）。

　例えば、「全人的ケア」を教科書で学んだだけでは、学生はその意味をよく理解できていません。しかし、終末期の療養者のお宅に訪問し、**ケアの場面で交わされる看護師と療養者・家族との会話や援助を通して、学生の「全人的ケアについての知識」は初めて現実とつながります**。療養者の抱える痛みが身体的痛みだけではないことを実感し、それと同時に看護師の役割を理解します。

　このように、在宅看護の実習では、1人ひとりの患者・療養者と真摯に向き合う看護師の姿を学生自身が体感できることが、何より素晴らしいところだと思います。

看護職の役割拡大を実感する在宅での実習

本学では在宅での実習の前にも、講義や演習等で情報や映像を通して、在宅看護の実際を伝える努力をしています。しかし、学生は「在宅看護をイメージすることは難しい」と言います。確かに、病棟での看護は、新聞やテレビなどのメディアや、一部の学生では自身の体験から明確にイメージすることができます。しかし、家族や親戚が在宅療養している、あるいは訪問看護サービスを利用している場合は除き、訪問看護をはじめとする在宅看護は、学生にとっては曖昧なイメージでしかありません。その大きな理由に、核家族化が進行する中、自宅での療養者、特に高齢者が身近にいないことが挙げられるでしょう。当然、在宅での看取りなどほぼ体験していません。そういった学生の生活経験の少なさは、"在宅看護"実習の1つの障壁になると考えます。

その半面、日々の"在宅看護"実習での体験は学生にとって新たな発見の連続です。学生は生き生きと実習での経験を話してくれます。ともすれば"患う人"、つまり患者として捉えがちな対象者を「療養しながら"生活する人"である」と学生は再認識しています。"在宅看護"実習は、在宅医療における看護職の役割の広がりを知る経験となっていると感じています。

[実習施設からの声]

学生と訪問看護師が"喜び"を共有

訪問看護ステーションたんぽぽ・石橋　統括所長

鮎澤 みどり　Ayusawa Midori

日本医科大学丸子看護専門学校卒業。自治医科大学大学院看護学研究科修了（老年看護学修士）。病院で救命救急センターやICUを経験後、医療法人社団友志会訪問看護ステーションたんぽぽに入職。1998年より所長、2014年より現職。

当ステーションは、2014年4月から機能強化型訪問看護管理療養費1の届け出を行い、**機能強化型訪問看護ステーション**として活動しています。そのため、**中重度者・医療依存度の高い利用者・ターミナルの利用者が多いステーション**です。

悪性新生物の利用者が一番多く、そのような方々がその人らしく住み慣れた家で最期まで（ご希望があれば）在宅療養生活が送れるように利用者・家族に寄り添い、スタッフと一丸となって支援しています。

設置母体は医療法人で、病院・介護老人保健施設・居宅介護支援事業所・認知症対応型共同生活介護施設・小規模多機能型居宅介護施設・在宅療養支援診療所・訪問介護事業所等、さまざまな医療と介護の社会資源を備えた複合型施設の中にあるステーションです。多職種・多事業所と連携・協働し、サービスを提供しています。

実習を受ける理由とスケジュール

多忙な中、在宅看護の実習を引き受けるのは、**在宅看護論を学ぶ学生への一翼を担い、貢献する**という思いと自分たちも学生から学ぶことができると考えているからです。また、在宅看護の実習を通して訪問看護に興味を持ち、将来、訪問看護師として活躍してくれる人材が、学生の中から誕生する可能性もあるという望みもあります。

実習の概要ですが、まず訪問看護師としての経験3年以上で看護協会主催の臨床指導者講習会の研修を受けているスタッフ、または臨床指導者講習会の研修を受けていなくとも役割をきちんと果たせる人材と認めたスタッフを"実習指導者"とし、臨床指導者講習会の研修を受けていないスタッフは、大学などで開催している指導者研修会（2日間）を受講するようにしています。

原則として、実習初日は、朝のカンファレンスの中で1人ひとりに自己紹介をしてもらい、当ステーションについて（訪問看護のサービスの流れ・概要、PC上の情報収集の注意点、施設設置の説明等）のオリエンテーションをします。学生は受け持ち利用者の情報

収集をして初日も予定があれば同行訪問をします。その際に訪問看護師からも利用者の状態や療養生活の状況、家族の介護状況等について説明を受けます。そして**学生は訪問看護師の援助内容を見学するだけではなく、できるだけ参加型の実習として、利用者や家族の承諾を得て、バイタルサインの測定やフィジカルアセスメントの一部（肺音や腹部の聴診等）を実践し**、訪問看護師は傍らで見守ります。

　2日目からは朝のカンファレンスに参加し、受け持ちの利用者以外の同行訪問も実施します。空いている時間には守秘義務厳守にてカルテやPCからの情報を閲覧し、情報収集や記録に取り組みます。学生からの質問には随時対応しています。

　受け持ち利用者への実習中の要望についてもできるだけ対応できるよう配慮をします。例えば、学生が「受け持ち利用者への教育的なかかわりのために手づくりでパンフレットや教材などを作成し、利用者・家族が有効活用できるように説明したい」と申し出があった場合には、同行訪問時に訪問看護師の援助以外に学生が教育的な説明ができる機会や時間を設定しています。

　受け持ち利用者・家族、さらに訪問看護師も学生の新鮮なアイデアや熱心な実習態度に感動や喜びを感じることも多く、実習を終了しても利用者・家族が有効に継続活用していることを援助時に訪問看護師が確認することもあります。

　他にも、「受け持ち利用者が訪問看護以外の介護保険サービス（訪問リハビリや通所リハビリ）を受けている場面を見学に行きたい」と学生が希望した場合、同法人の介護保険サービスに限り、各サービスの担当者と連絡をとり、見学に行ける機会も設けています。受け持ち利用者の利用時の状況や他職種との連携の実態や継続看護にも触れ、学びがより深められているようです。

　実習最終日には、ステーションにて学生が司会進行を務め、カンファレンスを開きます。出席者は学生の他に教育機関の担当教員、当ステーションからは実習指導者・副所長・私のいずれかが参加します。カンファレンスでは主に実習目標に沿って受け持ち利用者とステーションでの学びについて学生1人ひとりが発表し、その内容について最初に学生同士で質疑応答をしています。その後に教育機関の担当教員やステーションの実習指導者が質問します。

　カンファレンスでは学生が非常に緊張するので、その緊張をリラックスできるような言葉がけを行い、できるだけ自分の言葉で実習の学びについて発表ができるようにしています。

　また、例えば「訪問看護師は利用者本人や家族からとても信頼されていて信頼関係を築くことが大切だと理解できました」「在宅療養生活ではさまざまなサービスを利用し、多職種との連携がとても大切だと考えました」などの抽象的な発表の場合、その学生に「**同行訪問のどの場面で、そのようなことを感じたのか具体的に教えてください**」と必ず質問します。そうすると学生は自分の学びを通して、"信頼関係"については「訪問看護師が訪問した時間に家族は気分転換に買い物に出かける。これは気分転換だけではなく、訪問看護師に自分の家族を任せても安心であるという信頼関係を築いているからだと思う」「利用者・家族が訪問看護師の訪問をいつも楽しみに待っていると話されていた」など、"多職種との連携"については「自宅にノートがあってヘルパーや訪問診療の医師や訪問看護師がそれぞれに訪問時の状況などについて書いて情報共有をしていた」「褥瘡の処置などが在宅でも通所

訪問看護ステーションたんぽぽの概要

- [スタッフ数] 看護師19人（常勤14人／非常勤5人）、理学療法士8人・作業療法士3人・事務職員2人（各職種常勤）
- [実習指導者数] 4人
- [利用者数] 512人、総訪問回数22,783回（2013年）
- [協力教育機関数] 大学2、看護専門学校3
- [併設施設] 居宅介護支援事業所（ケアマネジャー3人）
- [所在地等]
〒329-0101　栃木県下都賀郡野木町友沼5119-12
TEL：0280-57-1888／FAX：0280-57-3819
http://www.nogihosp.or.jp/tanpopo/

リハビリ時でもきちんと行われていた」など、具体的に述べてくれます。その意見交換の中で学生全員と学びを共有し、訪問看護師の役割や多職種連携、継続看護、病院の看護と訪問看護の違いについて説明を加えています。

● 利用者の選定について

　基礎教育の学生が同行訪問する利用者は、主に実習指導者と副所長が選定し、私は確認のみです。学生が比較的、本人や家族とのコミュニケーションがとりやすいと思われる方や、学生の目標達成になるべく合わせて選定するように心がけますが、学生の理解力やコミュニケーション能力、学習内容にうまく合わないことがあり、その後、選定に困ってしまうこともあるようです。

● 実習で苦労する3つの要素

　1つ目は「スケジュール管理」です。当ステーションは、主に午前中に2件の訪問が終了すると、事務所に戻って昼食をとり、午後の訪問2件に出かけるのが基本的なパターンです。利用者・家族のすべてが実習の受け入れに承諾してくれてはいないので、例えば午前の訪問予定に実習できない利用者がいると、学生は午前中に1件の訪問しかできないし、訪問看護師は訪問の途中で学生を事務所まで送らなければなりません。すべての利用者への実習が可能ならよいのですが、現実にはなかなか難しい状況です。

　2つ目は「スタッフの突然の休み」です。子どもの具合が悪い、自分の体調不良等で突然の休みがあると、あらかじめ立てておいた実習スケジュールをその日の朝に組み替えなければなりません。副所長がその変更を行いますが苦慮しています。学生も次の日に同行する利用者について前日に情報収集している場合、当日の訪問が違う利用者に変わる状況になってしまいます。

　3つ目は「実習校の重なり」です。当ステーションでは2つの大学の看護学部、大学院（CNSコース）、3つの専門学校、2つの大学の医学部からの実習生を受け入れています。そのため、同じ実習期間に実習校が3校重なる場合があります。そうなると、訪問する利用者の選定や訪問看護のスケジュールの組み合わせなどが大変で、学生の受け持ち以外の同行訪問を多数経験させてあげたいと思っても実習期間が限られているので難しい状況があると副所長から報告を受けています。

● 実習を受け入れる効果

　訪問看護師は学生と同行訪問して、また学生の記録を読んで簡単にコメントを書きます。この実習へのかかわりを通じて「訪問看護について教える機会がある」ことが、訪問看護師にとっても学びとなっていると思います。

　また、短期間の実習を通じて訪問看護師の役割や必要性、訪問看護の特徴等を学んだ実習生が目標をある程度達成できたと感じられたときや、「在宅の実習は楽しかった」などの感想をもらったとき、訪問看護師は学生と共に喜ぶことができます。これはとてもよいと思っています。

● 新卒訪問看護師を育ててほしい

　訪問看護師の高齢化や数の不足は今後の超高齢社会を支えていく上で大変深刻な問題です。最近、新卒の看護師を採用して、看護協会や大学と一緒に教育を行っているステーションもありますが、全国でごくわずかです。ドイツには基礎教育の中に「老人看護師」のコースがあると聞きました。その老人看護師コースを終了した学生は主に訪問看護ステーションの勤務に就くそうです。さらに、老人介護士が一定期間養成を受けて国家試験に合格すると「老人看護師」になれるという制度もあり、人材育成をしているようです。

　日本の看護学部などでもそのようなコースを設けていただき、少しでも多く、すぐに訪問看護ステーションで働くことのできる学生の養成や人材の確保ができればよいのにと思っています。

[第4章：報告] さまざまな"在宅看護"実習の現場②

東邦大学看護学部

療養者の思いや望み、行われている看護の意味を考え、「言葉」にする実習をめざす

其田 貴美枝 ◇ Sonota Kimie ◇
東邦大学看護学部在宅看護学研究室 講師

- 昭和大学病院に看護師として勤務。その後、青森県立保健大学健康科学部看護学科に社会人入学。在学中に訪問看護師として従事。2009年同大学大学院博士後期課程修了。博士（健康科学）。青森県立保健大学助手、茨城キリスト教大学助教、2013年東邦大学看護学部に着任。2015年より現職。

［共同執筆者］ 谷本 歩美（同・助教）／森野 正倫重（同・助教）

　東邦大学看護学部の"在宅看護"実習では、教員が訪問をしてきた学生に対して、さまざまな質問を繰り返し投げかけることで、学生の気づきを促しています。また、看護計画まで導くことを目的とせず、看護の実際を詳細に分析して、療養者・家族の思いを理解させています。ここではその独自の方法を報告していただきます。

東邦大学看護学部の"在宅看護"実習の流れ

東邦大学看護学部の概要

　東邦大学看護学部は1926年に帝国女子医学専門学校付属看護婦養成所として始まり、現在までに90年の歴史があります。付属の大学病院が3施設（大森病院・大橋病院・佐倉病院）あり、学生の臨地実習施設となっています。

　本学は「自然・生命・人間」を建学の精神として掲げ、「自然に対する畏怖の念を持ち、生命の尊厳を自覚し、人間の謙虚な心を原点として、かけがえのない自然と人間を守るための豊かな人間性と均衡のとれた知識・技能を育成する」ことを教育の理念としています。

　これに則り、看護学部では「看護学を通じて保健・医療・福祉に貢献するため、深い知識と優れた技能および高い倫理観に基づいた、豊かな人間性をそなえた医療人の育成」を理念とし、看護教育を行っています。

　本学看護学部の学生数は、各学年110人前後で、在宅看護学研究室の専任教員は3人のため、"在宅看護"実習は、数人の非常勤実習助手の協力を得て行います。

　本学では"在宅看護"実習は3年次の秋学期に行われており、学生は3年次の春学期までに「在

教育機関の概要

［学生数］　各学年110人前後
［教員数（在宅担当）］　3人
［在宅看護実習実施学年］　3年後期
［実習先］
訪問看護ステーション27カ所
［所在地等］
〒143-0015　東京都大田区大森西4-16-20
TEL 03-3762-9881（代表）
http://www.toho-u.ac.jp/nurs/（看護学部）

［谷本 歩美］沖縄県立看護大学看護学部を卒業後、千葉大学大学院看護学研究科博士前期課程（老人看護学）を修了。大学病院勤務、茨城キリスト教大学看護学部（助手）などを経て、2016年より現職。

［森野 正倫重］東邦大学看護学部を卒業後、大学病院勤務を経て、東邦大学大学院看護学研究科博士前期課程を修了後、2015年より現職。

表 "在宅看護"実習スケジュール

第1週					第2週				
月	火	水	木	金	月	火	水	木	金
オリエンテーション	臨地実習	臨地実習	臨地実習	カンファレンス	課題学習	臨地実習	臨地実習	カンファレンス	実習（記録のまとめ）

宅看護学概論」「在宅看護方法論」を履修しています。これらの授業の中で、在宅酸素療法等の演習や紙上事例を使った看護過程の展開を学習しています。

教員の巡回移動距離を考えた効率的な臨地での指導

本学看護学部では、3年次の秋学期に領域別実習があります。学年を3グループに分け、グループ毎にローテーションしながら、6つの領域別実習を同時期に進めています。

"在宅看護"実習は、そのうちの10月〜12月の時期に2週間ずつ行われます。2週間の日程のうち、臨地実習の日数は5日間で、1週目と2週目に学内カンファレンスの日程を設けています（表）。1グループの学生数は40人弱で、"在宅看護"実習では1施設に学生を2人ずつ配置し、1クール約18カ所の訪問看護ステーションの協力を得ながら実習を行っています。

学生には、「アレルギーの有無」「実習期間中の住所と最寄り駅」「自転車に乗れるか否か」について事前にアンケート調査を行い、その情報に基づいて配置を検討しています。

実習施設は、東京都大田区・品川区・世田谷区・足立区・墨田区、そして千葉県や神奈川県と広範囲にわたっており、2016年度は、3クール合わせて27カ所の訪問看護ステーションの協力を得ました。

この広範囲におよぶ実習施設を教員が効率よく巡回できるよう、巡回の移動距離や公共交通機関の利便性を考え、教員毎に担当地域を限定しています。これにより教員は、少ない移動距離で担当地域内にある複数の実習施設を巡回することが可能となり、学生が訪問から実習施設に戻ってくる時間に合わせて**タイミングよく来訪し、本人から同行訪問時の様子を聞きながら、現場で見て感じたことを言語化できるよう問いかけ、気づきを促す**ようにかかわっています。

実習施設に積極的に訪問して事前の打ち合わせをする

実習施設との事前打ち合わせは、教員が実習施設に直接伺い、管理者および臨床指導者と面会して行います。

打ち合わせでは、学生の準備状況や実習概要の説明を行い、アレルギーを持つ学生の訪問や1日の訪問件数など調整の必要な内容について相談しています。

この際、実習施設の管理者および臨床指導者を大学に招くのではなく**教員が実習施設に赴くのには、大学から訪問看護ステーションまでの交通経路や訪問看護ステーションが位置する地域の周辺環境などを教員自身が把握する**目的があります。こうした事前準備により、学生の安全な実習の実

現を支援し、患者・利用者が暮らす地域の環境を把握することの大切さを学習していけるよう支援体制を整えています。

「質問」を効果的に活用して学生の学びを深める

療養者と訪問看護師の世間話に隠された意図に気づかせる振り返り

実習施設には、学生が1日2～3件の患者・利用者を訪問できるようお願いしています。訪問件数が多くなることで、同行訪問時に見学した訪問看護師の看護実践場面の理解が不十分なまま、訪問体験だけを積み重ねることは避けたいと考えているからです。

同行訪問の際、学生は療養者の自宅に上がらせていただき、「失礼がないように」と、その場に居ることだけで必死になります。同行訪問から戻って「訪問看護師はバイタルサインを測定して世間話をしていました」と答えることが精いっぱいの学生もいます。

このようなとき、教員は
「訪問看護師と療養者の世間話の中で話題になっていたことは何？」
「なぜ、その話題を持ち出していたと思う？」
「訪問看護師は他に何をしていましたか？」
など、**学生が同行訪問先で見聞きした看護実践場面を振り返り、そこで行われていた看護の意味を捉えられるよう質問を繰り返していきます。**

こうした問いかけにより、学生は
「ただの世間話と思っていた話の内容だけど、前回の訪問から今回の訪問までの生活や体調の変化を訪問看護師が確認していたんだ」
と、**世間話の中に隠された訪問看護師の意図に気づきます。**

このように、実際に訪問して見聞きした看護場面を振り返り、そこで行われていた看護の意味を理解するためには十分な時間を確保することが必要と考えています。

実習記録への質問を重ねながら、学生に訪問看護師の看護実践を追体験させる

日々の実習記録には、まず同行訪問した訪問看護師の看護実践の見学場面から1場面を選択します。そして訪問看護師の言動と、それに対する療養者および家族の反応を詳細に捉えたケアの様子を記載し、その場面から訪問看護師の思考過程を分析しています。

これには、看護実践の見学を通してその方法を把握するだけでなく、そこで行われている**訪問看護師の「五感を活用した情報収集のあり方」**と**「多角的な視点からのアセスメントの過程」を分析し理解することで、訪問看護師の看護実践を追体験する**という意図があります。

実習当初、学生は訪問看護師の看護実践を基本の看護技術と比較し、その善し悪しを分析しがちです。教員が訪問看護師の看護実践を詳細に振り返られるよう、その場面について、
「なぜ、そのような方法で訪問看護師は援助を行っていたと思いますか？」
「そのとき訪問看護師は何を見ながら、何を考えながら療養者と接していましたか？」
と質問を繰り返すことで、**学生は自分なりに捉えた看護の意味を言語化**していきます。

また、同行訪問をした訪問看護師に学生の実習記録を確認してもらい、学生が捉えきれなかった点について補足してもらうことで、学生自身が捉えた看護の意味とのずれを把握できるように配慮しています。

こうした日々の取り組みにより、学生に訪問看護師の看護実践中の思考過程の理解を促し、実際に在宅で看護援助を提供する立場になったときに必要な「五感を活用して情報を収集する」ことや

「思考する力を習得する」ことが可能になると考えています。

看護過程を詳細に分析して在宅ならではの"思い"を知る

▼複数回訪問した事例から看護過程を展開

看護過程の展開は、学生が訪問した事例から1事例を選択して行っています。

正野ら[1]の文献を参考に作成した「情報収集用紙」と「アセスメント用紙」を活用し、4つの側面

①身体的側面
②心理的側面
③環境生活の側面
④家族・介護状況の側面

から対象者の情報を捉えて分析します。これにより得られたラベルを関連図上で、「病態だけ」あるいは「生活だけ」に偏らないように側面毎の相互の関係性を意識しながら統合し、療養者の全体像を捉えていけるよう支援しています。

関連図では、療養者の「在宅療養に対する思いや望み」に着目して、課題を抽出することを重視しています。そのとき、学生は意思疎通ができない療養者の思いや望みが捉えにくいといった困難に直面することがあります。

そうしたときには、「表情がどのようなときに変化していたか」など、ケア中の微細な身体の変化や、「今までどのように暮らしてきたか」など、療養者のこれまでの人生や育まれてきた価値観について、**学生が療養者の療養環境から実際に見たことや感じたことを、学生自身の言葉で表現できるように支援**しています。

▼看護計画の立案よりも看護過程の展開で気づくことのできる療養者の思いを重視する

学生が分析する事例は、実習中に2回程度訪問できる療養者としていますが、事例によっては緊急入院などがあって1回の訪問になってしまうことがあります。また、訪問頻度が少ない療養者の場合、訪問看護師による確実なフィジカルアセスメントを実施するために、学生がケアに参加できないことがあります。

そのため、本学では、2週間という短い実習期間で看護計画を立案・実施・評価することは求めていません。それよりも、**看護過程を展開して把握した療養者・家族の強みや弱み、思いや望みと関連させて、訪問看護師が療養者の状態をどのようにアセスメントして個別の看護を提供しているのか、その看護内容を分析することを重視**しています。

学生は、行われている看護内容を分析する過程で、療養者の反応を詳細に観察し、その変化を捉え、訪問看護師の言動の何が療養者の安堵や安心をもたらしたのか思案することで、療養者の思いや望みに気づいていきます。

"在宅看護"実習での課題と課題解決のための方法

▼教員自らが実習施設で事前研修を行い訪問に同行することの重要性を知る

実習指導を行うに当たって、学生の同行訪問の中での小さな気づきから学びを深められるような意図的な問いかけをしていくことに難しさを感じています。

担当教員には、訪問看護師として実務経験のない者もいるため、実習までに数日間の訪問看護研修を行い、実習指導に備えています。

実習期間以外にも大学教員が実習施設で研修することによって、実践されている看護援助の効果を言語化し、学生への教育に活かす必要性を感じています。

"在宅看護"実習を終えて～学生の声

「"在宅看護"実習で学んだこと」　芋川 有希

"在宅看護"実習では、訪問看護師と療養者のお宅に複数回同行訪問したことで、その時々の様子や状態に合わせたケアを見学することができました。訪問看護師は、療養者ができることを短時間でアセスメントし、本人ができることは本人に行ってもらうことで自立を阻害しないようにかかわっていて、その姿がとても印象的でした。

また、在宅では、療養者が望む生活と安全に暮らすことが相反する場面があり、支援の難しさを感じました。

こうした"在宅看護"実習の経験から、医療者として病気や治療だけに注目するのではなく、対象者が望む生活についても情報を得ていく必要性を学ぶことができました。

「個別性に配慮することの意味を、あらためて学んだ」　岩間 佳奈子

"在宅看護"実習では、生活の場で行われている看護の実際を見ることで、個別性に配慮した看護の重要性をあらためて学ぶことができました。

在宅看護の対象は、乳幼児から高齢者までの全年齢層に及び、対象とする疾患もさまざまでした。そして、ケアの提供の仕方もそれぞれの家庭によって異なり、家族の負担や経済状況などを考慮して、よりよい方法でケアが提供されていました。実習を通して、個別性に配慮したケアこそが"その人"らしく生活することを支える援助となることを感じとることができました。

今後は"在宅看護"実習での学びを生かし、患者やその家族の思いに寄り添い、より個別性に配慮した看護をめざしていきたいと思います。

「自宅で暮らすことの"当たり前さ"に気づいた」　木塚 咲希

"在宅看護"実習を振り返ってみると、療養者の表情がとても生き生きとしていたなと感じます。病棟実習では、どの患者も「早く家に帰りたい」と口にしており、他人と同じ病室で生活をすることに疲れている様子でした。

しかし、"在宅看護"実習で訪問した療養者たちは、誰かに気兼ねすることなく笑顔を見せてくださることが多かったように思います。この経験から、疾患を抱えながらも自宅で生活を送ること、家で暮らすことは当たり前のことなんだ、とあらためて気づかされました。また、訪問看護師が知識や技術を用いて、その人らしく生活できるようにケアの工夫を行う姿を見て、ケア方法を開拓していく訪問看護のあり方を魅力的に感じました。

「創造的な在宅看護に魅力」　峠岡 知花

在宅看護では、限られた時間であっても、療養者1人ひとりの意思を尊重し、療養環境の調整やケアの順序を工夫するなど、個別性に合わせた看護を提供していると感じました。訪問看護師は、療養者や家族の1日の生活の流れや介護力を総合的に捉え、アセスメントし、より生活に沿ったケアを多職種と協働しながら実施していました。

そのような個別性のケアを担う半面で、寝たきりの療養者に対するリハビリテーション、嚥下力に合わせた薬剤の形状変更の提案、社会資源の活用のアドバイスなど、看護が担う役割が広範囲に及ぶことも理解しました。私は、看護の責任の重さを感じるとともに、療養者の望みを叶えようとする創造的な在宅看護にとても魅力を感じました。

大学教員が現場の訪問看護師に同行し、対象を包括的に捉えることを自らも体験し、理解することで、自己の経験を学生の体験と重ね合わせ共感することができます。それによって、学生の気づきを促す支援につなげることが可能となると考えています。

教員と実習施設の看護師のより深い連携関係をさらにつくりあげていく

学生の理解を促すためには同行訪問をしていただく訪問看護師の協力が不可欠であり、多くの協力が得られていることに深く感謝しています。

実習施設の訪問看護師には、講義や演習などの講師として看護基礎教育にも支援いただいています。2016年度は、現役の訪問看護ステーションの管理者である訪問看護師に非常勤実習助手をお願いしたことで、現場の目線で訪問看護師としての専門的基礎能力について助言や補足をいただくことができ、学生の理解を一層深められたように

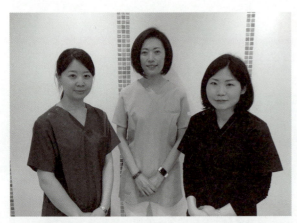

左から森野助教、其田講師、谷本助教

思います。

　これからも、大学教員と実習施設の看護師が日頃から相互交流を保つことによって、共に学生を育てていける環境をつくり上げていきたいと考えています。

多くの学びを得られる"在宅看護"実習

　実習を通して学生は、さまざまな傷病を持ちながらも「自宅で生活していきたい」と願う療養者と出会います。そして、その本人を取り巻く複雑な状況に向き合いながら生活を支えていく訪問看護師をはじめとした多職種連携・多施設連携の実際を学びます。

　このとき、多職種連携の重要性はもちろん、在宅看護に関する科目の講義だけでは理解しきれなかったことを広く学ぶ機会となります。

　学生は、訪問看護師との同行訪問により在宅療養の場で療養者を取り巻くリアルな状況に直面し圧倒され、短時間で展開される訪問看護師の情報収集・アセスメント・看護実践に衝撃を受けます。その力量の違いに圧倒され、自らの知識不足を実感します。

　しかし、そうした中で、**療養者・家族に真摯に向き合い、その生活を支えていく訪問看護師の姿勢や包み込まれるような優しさに感化され、「療養者を中心とした看護とは何か」と、自ら課題に積極的に向き合っていくようになります。**

　訪問看護師が生き生きと働く姿そのものが「看護はやりがいを持てる仕事なのだ」と学生に感じさせ、学習の刺激となり、魅力的な実習になっていると考えています。

【参考文献】

1）正野逸子・本田彰子編：関連図で理解する在宅看護過程，メヂカルフレンド社，2014．

[第4章：報告] さまざまな"在宅看護"実習の現場③

東京工科大学医療保健学部看護学科

比較的ゆとりの持てる臨地実習で看護計画の立案に重点を置く

大木 正隆 ◇ Oki Masataka ◇
東京工科大学医療保健学部看護学科
地域看護学領域在宅看護学 講師
在宅看護専門看護師

● 東京医科歯科大学大学院保健衛生学研究科在宅ケア看護学（博士）修了。順天堂大学医療看護学部地域看護学助教、東京医科歯科大学大学院在宅ケア看護学講師、医療法人社団公朋会だんけ訪問看護ステーション主任等を経て、2014年より現職。

塩満 芳子 ◇ Shiomitsu Yoshiko ◇
鹿児島純心女子大学看護栄養学部看護学科 講師

● 病院勤務後、訪問看護師や高齢者相談の保健師等を経て、東京都健康長寿医療センター在職中に東日本大震災が起こり、保健師として福島県相馬市へ9カ月派遣。東京工科大学医療保健学部看護学科を経て、2016年4月より現職。早稲田大学大学院スポーツ科学研究科修士課程修了。

"在宅看護"実習を担当する教員自身が訪問看護の実践を続けているため、よりきめ細かな指導が実現している東京工科大学。訪問看護ステーションでの実習で学生に看護計画を立案させることを目標の1つにしています。地域包括ケアも見据えて多職種・多施設連携の重要性も教える"在宅看護"実習について報告していただきます。

東京工科大学看護学科の"在宅看護"実習

▼早期から"地域の視点"を持たす

東京工科大学は「実学主義」を掲げ、社会を生き抜く真の力を育めるよう学生教育に力を入れています。本学に看護学科が設置されたのは、2010年とまだ新しい大学ですが、2015年の保健師・看護師国家試験合格率は100%を達成し、少しずつ実績を残してきています。

看護学科の学生数は1学年120人で、在宅看護学担当教員は、私ども2人です。実習期間中はさすがに2人の教員では人手が足りないため、在宅看護の経験のある現場の訪問看護師や大学院生等に実習補助を依頼しています。

本学では、**学生が早い段階から"病院の視点"と同様に"地域の視点"を持てるよう地域に関連した科目**（地域看護学・公衆衛生学・保健医療福祉論等）を1年生で履修することにしています。学生が早期の病院実習から退院後の生活の視点や地域包括ケア等を関連づけて学びを深めることができるようかかわっています。

▼全ての領域終了後に"在宅看護"実習

本学の"在宅看護"実習は4年生の5月〜7月にかけて実施します。これは、2009年度から適用されている新カリキュラムにおいて新設された統合分野に在宅看護論が位置づけられていることを意識しています。在宅看護の対象は、年齢・健

教育機関の概要

[学生数] 各学年120人
[教員数（在宅担当）] 2人（ほかに実習補助者2人）
[在宅看護実習実施学年] 4年前期（5月〜7月）
[実習先] 訪問看護ステーション17カ所
[所在地等]
〒144-8535 東京都大田区西蒲田5-23-22
TEL：03-6424-2111（代）
http://www.teu.ac.jp/gakubu/medical/ns/index.html
（看護学科）

康レベル・疾病を問わず居宅等に暮らす生活者とその家族です。その方々に看護を提供するためには、基礎看護学を基盤とし、成人・老年・小児・母性・精神の各看護学等の知識と技術を必要とすることからも、全ての領域の実習が終了した4年生で"在宅看護"実習を設定しています。

また本学の特徴として、"在宅看護"実習の終了後すぐに統合看護実習が位置づけられています。この統合看護実習は、本学では卒業研究のテーマに直結するもので、学生が希望する分野で実習を実践することになります。ここでも"在宅看護"実習での「生活者とその家族の視点での学び」が、**多領域の統合看護実習・卒業研究に生かされることも多く、その重要性を再認識**しています。

2015年度の"在宅看護"実習は、学生80人に対して教員2人、実習補助者2人で運営しています。実習先となる訪問看護ステーションは、本学が東京都大田区に位置することから、大田区を中心に品川区・杉並区・目黒区、神奈川県川崎市と広範囲に合計17カ所でお世話になっています。

看護計画の立案を重視する

実習期間は合計2週間で、うち初日・中日・最終日を学内日とし、7日間を臨地実習としています。現場での実習期間に比較的ゆとりが持てることもあり、学生の実習目標の1つに「**在宅療養者・家族の療養上の課題をアセスメントし、必要な看護計画を立案できる**」を明記しています。

立案するためには、その他の実習目標である「看護提供の実際について同行訪問を通して理解を深める」「訪問看護ステーションの機能と訪問看護師の役割について理解する」「在宅療養者・家族の生活を支える多職種・多施設連携、社会資源の活用について理解する」などを実習期間中に十分理解する必要があります。

また実習施設側には、できれば同じ療養者宅を複数回同行させていただけるよう依頼しています。それによって学生は直接複数回アセスメントが可能になるほか、療養者・家族の状況によっては、訪問看護師に見守られながら学生が直接ケアすることも多々あります。この点からも、学生は「在宅看護の継続性の視点」や「信頼関係構築の大切さ」を学ぶ機会となっています。

▼「日常生活」をアセスメントする重要さ

看護計画を立案する上で、まず強調していることは「**医療者としてのアセスメントと同時に療養者・家族の日常生活（食事・排泄・清潔・移動など）を含めてアセスメントすること**」です。これは、看護課題として、いくつかの課題が挙がってくるものとは別に、看護課題に挙がってこなかった事項についても、日常生活の現状が自力でできているのか、あるいは**日常生活が現状でどのように支えられているからこそ看護課題まで挙がってこないのかといった視点**です。

例えば日常生活において「食事は誰がつくっているのか（自力か、家族か、ヘルパーか、デイサービスで昼食を食べているのか）」「食事介助が必要な場合は誰が担っているのか」という視点でアセスメントすることで、学生は療養者・家族を支えるために多職種連携・多施設連携が重要であることを学びます。

また学生は疾患や状態によっては今後、顕在化してくる可能性のあるケアについて、例えば食事や栄養のとり方1つとっても自律を支援していく上でいくつかの選択肢があること、さらに療養者・家族の性格や価値観を考慮した選択肢の中から、自己決定支援や倫理的視点の大切さと難しさを学ぶ機会ともなります。そして**療養者・家族の性格や価値観を知るためには、過去の生活の歴史を知る必要があり**、限られた訪問時間の中で、例えば自宅に飾ってあるものなどもアセスメントの

"在宅看護"実習を終えて〜学生の声

「多職種連携の重要さ」夏坂 莉奈

"在宅看護"実習を通し、家で過ごしたいという療養者や家族の思いを軸に、本人らしさやこれまでの人生や生活、好みなど、さまざまなことを考慮した個別性のある看護が在宅で行われていることを学びました。また、医療職や介護職等がそれぞれの専門性を発揮して連携をとることで、療養者のよりよい生活やQOLの向上につながっていることを感じ、多職種連携の重要さを学ぶことができました。

これまでの生活や環境を変えることは容易でなく、居宅という生活の場に入って看護を行うことの難しさも感じましたが、継続的な訪問を通して信頼関係を構築することによって、指導や助言が効果的なものになることも学ぶことができました。

「在宅看護の奥深さを知る」神沼 愛海

地域では、私が想像していた以上に疾患を抱えて生活をしている方が多いことを知りました。訪問看護の対象者は年齢・疾患共にさまざまでニーズも異なるため、医療・保健・福祉と幅広い知識が必要であるということがわかりました。また、訪問看護を提供する場は、同時に療養者の生活の場でもあるため、それぞれの家庭環境に合わせ、ケアの方法が工夫されており、訪問看護の形は対象者の数だけさまざまなパターンがあると学びました。

療養者のライフスタイルを尊重し、生活の中に医療を組み込んでいくため、療養者の生活習慣・価値観・性格など、さまざまな角度から総合的にアセスメントを行うことが重要であると学び、在宅看護の奥深さを感じました。

「その人らしい看護が提供できる」樋口 陽介

在宅では主な介護者は家族であり、身体的・精神的・経済的に負担が大きいため家族の健康も変化しやすく、療養者にも影響を与える要因となるので家族も看護の対象としてケアを提供していく必要があると思いました。また、療養者のお宅には基本的に1人で訪問するため、ケアや家族の不安などの相談に対して訪問の時間内に全て1人で行う必要があり、幅広い疾患の知識、基本的な看護技術だけでなく、対象者に合わせて臨機応変に対応する応用力が求められると感じました。在宅看護は療養者との距離が近く、長期にかかわることができます。今回の実習を通して療養者の日常生活の一部として、その人らしい看護を提供し生活を支えることができるという魅力があることがわかりました。

手がかりになることを学生は学んでいます。

細やかな「看護計画立案」を指導

看護計画を立てる上で、次に強調していることは「**学生が立案した看護計画を学生同士で確認し、他の学生でも別の学生が立案した看護計画を実施できるくらい、細やかに具体策を含めて表現すること**」です。例えば洗髪1つとっても、訪問時に本人の状態をアセスメントするだけでなく、物品はどこにある何を使うのか、どの手順で行うのかなど、具体的な記載を指導します。その点からも学生は、療養者・家族の個別性や物品の工夫、さらには訪問看護師間の情報共有の大切さや看護の質の保証等を学生同士で学ぶ機会になっています。

学生同士が交流する「学内日」

学内日の過ごし方についても少しお話しします。まず1つのグループ内で異なる訪問看護ステーションで実習した学生が顔を合わせるよう複数のグループ分けをします。

中日は、**各訪問看護ステーションの概要や看護計画の進捗状況を共有・学び合う機会としています**。また最終日は、療養者・家族を支える訪問看護師の役割について他の実習目標と関連づけて考える、実習中の具体的事例を織り交ぜながら学びを深める機会としています。さらに3年生の領域別実習で担当した事例を振り返る機会をつくることで、**病院から在宅への移行期を意識した学びができるようかかわっています**。

多職種連携や終末期の"学び"を深める

学生によっては、実習中に退院前訪問や退院前カンファレンス、サービス担当者会議、グループホーム等の施設への同行、さらには理学療法士・作業療法士等との同行訪問ができた例も見受けら

れ、その点からも**在宅看護における多職種連携・多施設連携の重要性を学ぶ機会**となっています。この学びは新カリキュラムにおける在宅看護論の改正の要点にもつながるところです。

　もう1つの改正の要点として、高齢者やがん患者の終末期に関する内容を深めることが挙げられます。これについて座学から現場での学びを深めるためには、同行訪問に限らず、ステーションの内のカルテから情報を収集することも学びを得る機会となっています。

"在宅看護"実習における さまざまな課題と展望

▼実習までの"ブランク"や地域事情が課題

　限られた期間で学びの多い実習となるよう、カリキュラムにおける講義・演習の内容は毎年見直しています。そのときに特に**課題となっているのは「在宅看護に関する科目の履修時期」**です。

　本学の在宅看護に関連する科目は主に3年生の前期に開講しています。"在宅看護"実習は4年生前期ですので、約1年のブランクが発生します。このブランクを克服するために、本学の"在宅看護"実習開始前に、学生には実習に向けて基本的な制度やケア、多職種連携等に関する"事前課題"を設けています。2015年度を終了してみての感想としては、来年度はもう少し厳しい事前課題（試験等）も必要かと感じています。

　また、本学は都内にあることから、実習先の訪問看護ステーションのほぼ全てが電動自転車での移動となります。自転車に乗ったことがない学生も見受けられるため、実習先に徒歩圏内で行ける療養者・家族の訪問をお願いする場合もあります。さらに実習期間中にレインコートを使うことも多く、**学内演習では玄関先での扱い方など、マナーや態度面についての配慮についても指導している**ところです。

▼実習施設の広がりと"学び"共有の場を設定

　本学の"在宅看護"実習は、新カリキュラムの内容等を意識し、今後は訪問看護ステーションでの実習だけでなく、地域包括支援センターでの実習も取り入れていく予定です。**多様な施設での実習を通して、地域包括ケアシステムとして支援体制全体を捉えられる内容を含めることが、学生が看護職の役割をより深く理解するために重要**と考えています。

　また今後は、実習中にお世話になった訪問看護師を大学に招き、可能な範囲で実習最終日の発表会に参加していただくこと、全ての領域の実習施設が集まる会議に参加していただくことも検討しています。それにより、**学生の学びを現場にフィードバックすることや学生のレディネスを全体で把握する場**になることも考えられ、よりよい実習運営につながることが期待されます。

学生の"学び"がいっぱいの "在宅看護"実習

▼地域包括ケアの重要性に気づく

　私どもは「在宅看護こそ看護の原点」という認識の下、教育に専念しています。療養生活に無理なく医療が溶け込めるよう生活と医療の折り合いをつけながら、人生のパートナーとして療養者と共に歩む訪問看護師は、地域包括ケアシステムにおいても重要な役割を担っていることを学生は実習を通して学びます。

　地域包括ケアで重要になってくるものの1つが多職種・多施設連携です。学生は**実習から、病院と地域それぞれの点と点が線で結ばれ、さらにチームで療養者・家族を支援する視点から、線が面になることに気づき、地域包括ケアの具体的なあり方を学ぶ機会**となります。

[教員のつぶやき]　　　　　　　　　（大木正隆）

　人材を育てる教員の仕事は、私の趣味である園芸と重なるところが多くあります。学生が大切な"種"であれば教員は"土壌"です。土壌が整っていなければ、園芸では発芽に影響しますが、教育も同じです。1人でも多くの学生から早期に"看護師としての芽"が出るように、教員は常に種に応えられる土壌である必要があります。
　めまぐるしく医療が変化する現代においては、大学の教員であっても訪問看護の実践や現場での定期的な会議への出席などは必要なことではないかと思います。
　私も細々ながら、訪問看護の実践を継続しています。やはり"生きた言葉"で学生に事例を通した授業をすることで、学生の姿勢や目の輝きが違ってくることを実感している日々です。学生が個性を伸ばし、色とりどりの花を咲かすことができるよう、今日も学生を見守っています。

　例えば、がん末期の事例では、できるだけ自宅で療養を継続したいと願う療養者・家族の希望をかなえるため、ご本人の気分転換、家族のレスパイトを含め、自宅で療養しながらデイサービスやショートステイを活用したり、時には一般病棟や緩和ケア病棟を利用したり、療養の場を行き来する場合もあります（ホスピストライアングル）。訪問看護師は、疾患・状態の予測を含め、医療面・介護面、両方の視点をバランスよく持ち合わせている職種ですから、このようなときにも多職種・多施設連携に関して十分な役割を発揮することを学生が学ぶ機会となります。

訪問看護をめざす学生が増えている

　多くの学生が、「在宅看護の実習は楽しい」と口々に表現します。これは看護師としてのやりがいや療養者・家族の満足感を訪問して直接感じることができるからではないかと思います。
　例えば、療養者・家族の満足感にはコミュニケーションにおいて「説明力」が重要になります。医療の素人であることの多い療養者や家族では、ただ看護師が皮膚を触っているだけにしか見えない行為もあるかもしれません。しかし実際は熱感の有無や浮腫の程度など行為1つひとつに意味があります。「今日はこれからこんなことに注意してケアをします。今日はこんなケアをしました。今日はこの理由で大丈夫です。こうなったらご連絡ください」など、**多くの療養者・家族に真摯に向き合う訪問看護師の姿勢に、学生はやりがいと感動を覚えるのです**。このような理由からも将来のキャリアとして訪問看護を位置づけている学生がとても増えてきていると感じます。

[実習施設からの声]

学生の"気づき"に訪問看護師も学ぶ

河北訪問看護・リハビリステーション阿佐谷
管理者／訪問看護認定看護師・保健師

船浪 紀子 Funanami Noriko

東京医科歯科大学卒業後、病院勤務を経て、2009年社会医療法人河北医療財団河北家庭医療学センター河北訪問看護・リハビリステーション阿佐谷に入職し、2015年4月より管理者。

　当ステーションは人口約54万人の東京都杉並区にあります。特徴は3つあり、1つ目はステーションの属する「家庭医療学センター」（患者・家族の生活を医療・看護・介護・福祉の面から包括的に支えるために、各専門分野の連携と統合を行い、1つの機関として効果的・効率的に機能するために集約させたセンター）の家庭医と毎日顔を合わせながら活動していることです。
　2つ目は地域に密着した急性期病院やリハビリテーション病院、介護老人保健施設などを同じ財団に持つステーションであること。3つ目は地域の中でも大規模なステーションであることだと思います。
　この3つの特徴から、**がん・慢性疾患・難病・**

> **河北訪問看護・リハビリステーション阿佐ヶ谷の概要**
>
> [スタッフ数] 保健師・看護師10人（常勤9人／非常勤1人）、理学療法士6人・作業療法士2人・事務職員4人
> [実習指導者数] 3人
> [利用者数] 207人、総訪問回数1814回（2015年8月）
> [協力教育機関数] 大学4、看護専門学校1
> [所在地等]
> 〒166-0001 東京都杉並区阿佐谷北1-3-10
> TEL：03-3339-8236／FAX：03-3339-2153
> http://kawakita.or.jp/zaitaku/page215.html

小児など幅広く療養者を受け入れ、医師と連携して24時間365日相談対応を行っています。特に急性期病院から退院してこられる、まだ体調が不安定になりやすい方へのケアを得意としています。

学生に合わせた実習を考える

当財団には43年前から看護専門学校があり、長年、"在宅看護"実習を受け入れてきた実績がありました。地域に密着して医療を提供する医療財団として、将来の看護を担う人材育成に貢献することも大切な役割と考えているため、実習を受け入れています。

次に具体的な実習の流れです。当ステーションでは実習指導者は保健師・看護師2人とセラピスト1人で構成しています。現在の指導者は看護主任、ベテラン看護師、訪問5年目の理学療法士です。実習の初日は15分早く集合し、オリエンテーションを行っています。その際に、各学生が在宅看護実習でどんなことを学びたいと考えているのかを、1人ひとり教えてもらっています。

"在宅看護"実習が初めて実習の学生もいれば、他分野の実習を済ませて実習に臨む学生もいます。**学生の経験などのレディネスや学びを深めたいと考えている内容に合わせて訪問先を選んでいます**。例えば、成人看護学実習でがん治療中の方を担当した学生に「同じ病気を抱えた方の生活について学びたい」のような明確な目標があれば、がんと付き合いながら生活している療養者のお宅に同行訪問します。まだ在宅で療養する療養者さんのイメージが持てない学生には、長期間、在宅療養をしている方のお宅や、退院したばかりの方のお宅へ一緒に行くなど、さまざまな療養者に訪問できるようにします。

学生の自主性を尊重し、きちんと各自が実習の目標を達成して、在宅看護の難しさも面白さも感じてもらえるようにしていますが、学びが偏らないように、さまざまな状態の療養者に同行訪問できるようにも配慮しています。

セラピストとの同行も積極的に行う

実習の間、学生がどんな気づきを得ているのか、目標達成のためにさらにどんな指導が必要かを、実習指導者は学生の毎日の記録から確認しています。考えをまとめて話すことも大切な学習の1つですが、それが得意な学生ばかりではありません。実習が終わってヘトヘトな中、一生懸命書いてくる記録には、意外な学生が深い気づきを得ていることもあり、**指導者は何とか時間をつくって記録に目を通しています**。

また、当ステーションは事業所名の通り、セラピストの割合が多く、訪問リハビリテーションについてのミニレクチャーの時間を設けています。**訪問看護の場面と訪問リハビリの場面を両方とも同行見学することで**、さらに**療養者の在宅での生活を奥行きを持って捉えられる**ので、実習中に1、2件はセラピストに同行する機会をつくる努力をしています。

在宅で生活している療養者は多種多様です。その方々を目の前にして、講義や学内演習での学びを実践に生かせる想像力・アセスメント力を身につけてもらいたいと考え、1日2～4件の同行訪問を実施しています。

時間が合えば、お昼の休憩をスタッフと一緒にとることもあります。そのときは「どうして看護師になりたいと思ったの？」「体調はどう？」「質問はある？」など、コミュニケーションをとって緊張を解くようなかかわりを心がけています。

大変な「訪問先選び」と「待ち合わせ」

　実習で一番苦労するのは「訪問先選び」です。学生が期間内に目標達成できるように配慮しながら、療養者や介護者の心身の状態にも配慮して選択しなければならないので、最も神経を使います。体調が不安定な療養者や関連病院からの急な退院に対応することも多いので、急なスケジュールの変更がかなりあります。この点の配慮ができるよう、実習指導者の情報収集量は大変なものです。そのため、実習指導者はベテランのスタッフから選んでいます。

　また、学生が安全に実習を終えられるように、**できる限り「療養者宅での現地集合・解散を避ける」**ようスタッフで協力し合っており、これも苦労の1つです。ステーションまで学生を迎えにいったり、次の訪問先へ向かうスタッフとの待ち合わせ場所まで学生を送ったりしているのです。慣れない実習の場・街に緊張しながら学生が実習をしていることは、スタッフも遠い昔に経験しているのでわかっています。迷子や交通事故の危険に配慮して、少しでものびのびと学んでもらえる環境となるように気を配っています。

大切な感性を持つ学生は"先生"

　そのような中でも実習を受け入れているのは、療養者が若い学生の訪問を喜び、「頑張ってね」と声をかけてくださることでしょうか。人生の大先輩とこれから未来へはばたく若者の交流は、その場にいる全員が温かな気持ちになる瞬間です。

　実習が終わる前のカンファレンスでは、**学生な**らではの視点の気づきから、私たちが学ぶことがいつもたくさんあります。在宅看護は療養者のお宅にお邪魔し、看護をします。常に「普通の人（医療者ではない人）の感覚を忘れないこと」がとても大切です。

　訪問看護師が「当たり前だ」と思っていることは、普通の人には当たり前ではないこともたくさんあります。**学生は、普通の人と看護師の間にいる「大切にしたい感性を持っている私たちの先生」**でもあると思っています。

最も重要な教員との密な連携

　在宅看護の対象者が十人十色であるように、学生も十人十色です。"在宅看護"実習がよりよい実習であるために、**学生1人ひとりの学びを深めるための環境づくりを一緒にできるよう、教員の方とは密な連携がはかれるとよい**と思います。

　教育機関の定める実習目的・目標の確認だけでなく、教員の方と、顔を合わせての打ち合わせやメールで学生のレディネスや学習の度合いを確認できるとよいと思います。最終カンファレンスまでに実習が最大限有効なものとなるよう教育機関とステーションの情報共有が重要と考えます。

　もう1つ、**前年度の学生の目標達成度や、当ステーションでの実習全体の感想・意見などを教えていただけると、よりよい実習指導について検討する機会になる**と思います。ぜひ、フィードバックをお願いしたいと思います。

[第4章：報告] さまざまな"在宅看護"実習の現場④

共立女子大学看護学部

学びの「言語化」と地域看護の基礎を体験する実践的な実習

西崎 未和 ◇ Nishizaki Miwa ◇
共立女子大学看護学部地域在宅看護学領域 講師

● 聖路加看護大学（現・聖路加国際大学）看護学部卒業。病院勤務を経て、川崎市立井田病院にて訪問看護に従事。川崎市立看護短期大学、東邦大学看護学部を経て2016年より現職。修士（看護学）。

[共同執筆者] 田口 理恵（同・教授）／河原 智江（同・教授）

　"在宅看護"実習で、訪問看護ステーションだけでなく、地域包括支援センターでの地域看護の学びを必修とする特色あるカリキュラムに取り組む共立女子大学。あらゆる健康レベルにある人への看護の支援について、学生たちは深く考える機会を得ています。学びの「言語化」もめざす、その実習の概要を報告していただきます。

共立女子大学看護学部の地域・在宅看護学教育

　共立女子大学看護学部は、2013年に短期大学看護学科から移行し、2017年3月にようやく1期生の卒業を迎えました。

　本学は保健師課程を置かない看護師教育に特化した教育課程ですが、「地域看護学」（講義・演習・実習各1単位）を必修とし、在宅看護学教育と連動して実施しています。これにより
・地域社会の中で対象の生活を捉え、支援する力
・予防的な視点
・地域の健康課題に応じて不足する資源を創り出す力
・住民・多職種多機関と連携をはかる力

の基盤を育成し、「病院から地域へ」の時代の変化に対応できる看護師養成をめざしています。本学の地域・在宅看護学関連カリキュラムは図のとおりです。実習は、訪問看護ステーションで行う「在宅看護論実習Ⅰ」、地域包括支援センターで行う「在宅看護論実習Ⅱ」が各1単位で、これらを連続して一体的に実施しています。

巡回指導で学びの言語化をはかる訪問看護ステーション実習

▼「巡回指導」を重視する

　訪問看護ステーションで行う「在宅看護論実習Ⅰ」では、4日間の臨地実習を行い、学生は1日に2～3件の同行訪問と、実習期間中に1事例の

教育機関の概要

[学生数] 各学年100人
[教員数（地域・在宅看護学担当）] 4人（助手1人含）
[在宅看護実習実施学年] 3年後期～4年前期
[実習先]
訪問看護ステーション12カ所
地域包括支援センター13カ所
[所在地等]
〒101-0051 東京都千代田区神田神保町3-27
http://www.kyoritsu-wu.ac.jp/

図 共立女子大学看護学部　地域・在宅看護学関連カリキュラム（2016年度現在）

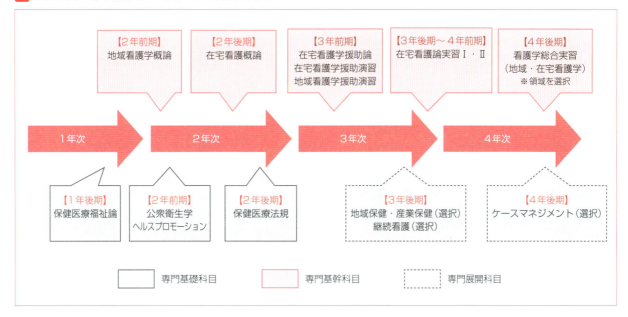

看護過程の展開を行っています。

これらを通して、
・訪問看護師が実践するケアの目的、意義、個別性に応じた支援方法の理解
・多職種多機関連携の理解
・在宅療養者とその家族のアセスメントとケア計画立案
・訪問看護師の役割の理解

をめざしています。

実習は他学年の講義や演習と同時並行で行われていることと、1回の実習で多いときには13〜14人の学生が7〜8施設程度に分かれて実習しているため、教員が毎日実習施設を巡回することは困難ですが、**4日間のうち必ず2回は巡回しての指導を重視**しています。

大切な実習場面の言語化と意味づけ

特に実習初日など、実習開始から日が浅い時期の巡回指導では、学生に見聞きした場面を言語化させることから始まるケースも少なくありません。同行訪問の様子を尋ねると、学生は療養者や家族の生活の実態に触れ、その状態がよくても悪くてもさまざまなインパクトを受けて帰ってきます。

しかし、肝心の「看護」に目が向かないこともあります。そのため、**訪問看護の目的や、看護師が行っていた看護を確認しながら、実習場面の言語化と意味づけを行っています。**

地域看護の基礎を体験的に学ぶ　地域包括支援センター実習

地域包括支援センター実習は必須

本学の"在宅看護"実習の特色の1つといえるのが、地域包括支援センターで実施する「在宅看護論実習Ⅱ」です。

ここでは、既修科目の「地域看護学概論」「地域看護学援助演習」で学習した内容を踏まえ、学生は実習地域の地域看護診断を行い、地域の特性と健康課題との関連や、実際に行われている支援との関連について考えていきます。

さらに、地域包括支援センターで行われているさまざまな事業に参加することを通して、学生はあらゆる健康レベルにある人々に対する支援や、集団・地域を対象とした支援について体験的に学んでいます。

"在宅看護"実習を終えて〜学生の声

「調整役としての看護の役割を知る」　中村 香凛

"在宅看護"実習を通じて、私は、訪問看護師は療養者と家族の支援すべてにおいて調整役を担っているということを学びました。

直接的には、療養者と家族間の距離や介護している家族間の関係を見極めた上で、両者の橋渡しのような役割を行っていました。間接的には、療養者の生活において改善したい部分が発生した際に、どの職種にどのくらいのことを、いつ、どのように相談、もしくはお願いしたらよいか、ということを常に考えていました。

また、在宅においては「よい方向に持っていってあげたい」という思いが訪問看護師側にあっても、多職種連携のタイミングや支援の方法を吟味しなければ、反対に療養者への負担につながってしまうこともあるため、さまざまなものの考え方が必要であることも知りました。そのため、私も普段から訓練して、そのような考え方を身につけていきたいと考えるようになりました。

「指導者から学んだ大切なこと」　土田 詩織

私が"在宅看護"実習を通して印象に残ったことは、指導者の方から
「訪問看護師は家族に近い存在にならなければいけない。けれど、家族になってはいけない」
と教えていただいたことです。

訪問看護では、週に数時間の訪問であっても、実際に生活の場へ行くことで家庭環境や家族関係など多くを知ることができるため、療養者とその家族に寄り添った看護を行うことができます。

一方で、家庭内の問題などについて知り得る機会が多くあるため、療養者を取り囲む環境に対し、必要以上に介入してしまう傾向があるということを知りました。

このことから、専門職である訪問看護師であっても、自己の先入観や断片的な情報からすべてを判断するのではなく、客観的な視点を持つことに加えて、さまざまな面から療養者と家族を捉える必要があると感じました。

地域看護学実習で得られるもの

学生は、個別の対象を支援するためのネットワークの構築や予防的支援、支援を求めない人へのアウトリーチ活動について学んだり、地域住民主体の体操教室等に参加して住民の持つ力や住民との連携について学んでいます。これは**講義や演習だけではイメージしにくい地域の支援活動の実際を体験的に理解する貴重な機会**となっています。

現在、ほとんどの看護系大学で保健師課程が選択制となり、地域看護学実習を経験しない大卒看護師が増えている中で、短期間ですがコミュニティ全体のアセスメントや支援に直接触れる本実習は、今後の地域包括ケアを担う人材を育てる上で重要な意味を持つと考えています。

学生の準備状態を高める「事前学習」指導

学生が臨地でスムーズにかつ主体的に実習できるよう、本学でも実習前の学生の準備状態を高めることに力を入れています。

4つの視点でまとめる「事前学習」

既修事項の復習となりますが、学生には「事前学習」として、

①**在宅療養者に多い疾患とその看護**
②**実習でよく目にする医療的ケアの目的と方法**
③**介護保険をはじめとする関連法規と制度**
④**実習する地域包括支援センターが所在する地域の概要**

について各自でまとめ、提出してもらっています。教員はそれを確認し、内容が不足している場合には再提出してもらい、一定の基礎知識を担保しています。

具体的な「実習目標」の設定

"在宅看護"実習では、同行訪問時にバイタルサイン測定や訪問看護師が行う清潔ケアへの参加など一部のケアを実施させていただくことはあり

ますが、多くの時間は見学が中心となります。このときに、学生自身が「実習場面を通して何を学んでくるか」というポイントを明確にしておかないと、効果的な学習につながりません。

そこで、本学では個々の学生が実習目標を自分の言葉で「言語化」できるよう、初日の学内オリエンテーションで教員が個別に指導しています。学生たちは、初めは実習要項の言葉を書き写したような目標を立てていますが、抽象的な言葉の意味を学生に1つひとつ確認しながら、イメージの具体化をはかります。

さらに、学習目標を達成するための方法についても、「ケア場面の見学を通して」「療養者や家族に話を聞くことを通して」などのように、行動レベルでイメージ化・言語化できるように指導しています。

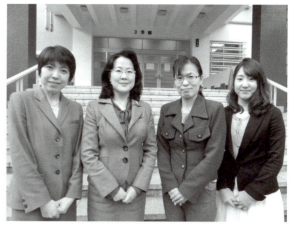

左から西崎講師、田口教授、河原教授、田中千夏助手

特に工夫して教育している点と現場から指摘される課題

最終日の「学内実習報告会」を通して学びを言語化する

実習最終日には、学内で「実習報告会」を行っています。報告会では、
① 訪問看護ステーションで学んだ在宅看護の特質と訪問看護師の役割
② 地域包括支援センターで学んだ地域看護の特質と看護職の役割
③ 上記①②を総括し、地域看護（在宅看護を含む）の特質とは何か
について、6～7人のグループで討議し、資料にまとめ、発表します。

学生たちは臨地で、それぞれ在宅看護実践・地域看護実践に触れ、感銘を受けて学内に戻ってきますが、臨地での体験をグループメンバーとともに整理・統合し、自分たちの言葉で言語化する作業を通して、学びの定着をはかっています。

積極的な質問を通して看護職の行為の意味を確認する

学生たちには、訪問看護でも地域包括支援センターでも、看護職が行っていることを見るだけでなく、かかわりの理由、意図を確認するように初日の学内オリエンテーションで指導しています。そのために、見学を通して疑問に思うこと、違和感を覚えることがあれば、そのままにしないで訪問先から戻ってから、訪問看護師に必ず質問するように話しています。

見学だけでは見えない看護職のケアの意図を確認することで、**看護職が在宅看護の中で大切にしている考え方・価値・信念を知ることにつながる**と考えています。

現場の感想からうかがえる課題

その一方で、実習施設の指導者から、
「学生さんは真面目に一生懸命やっているけれど、おとなしいですね」
「家庭訪問先のお宅で質問が出ないと、やる気がないように思われてしまう」
などのご意見をいただくこともあります。

昨今の学生気質なのか、よく言えば控えめな、悪く言えば受け身な学習姿勢が見受けられることもあり、積極的な学習姿勢をどのように育成して

いくかが課題となっています。

[実習施設からの声]
実習で看護師も達成感を得られる

グッドライフケア訪問看護ステーション千代田
管理者
濱崎 友子 Hamasaki Tomoko

栃木県立衛生福祉大学校保健看護学部看護学科専科卒業後、病院勤務、看護専門学校の教員経験を経て、2009年4月にグッドライフケア東京に入職。グッドライフケア訪問看護ステーションで訪問看護に従事し、2015年1月より現職。

● "その人"らしさと自立支援を考えた看護を

「グッドライフケア訪問看護ステーション千代田」は東京23区のほぼ中央に位置する千代田区にあり、千代田区・港区・文京区を訪問地域として活動しています。

私たちは利用者や家族の"その人"らしさと自立支援を考えた看護をめざしています。利用者や家族が何を望んでいて、どんな生活をしたいのかを主に看護を展開し、時には医師と利用者の間に入って代弁者としての役割も果たします。「その利用者の自立は何か？」を常に考え、「その利用者と家族が最後に"よかった"と言える生活」をめざし、達成感や自己肯定感を持てる看護を提供しています。

● 学生だけでなく訪問看護師も成長できる

訪問看護の利用者の中には、すでに病院で行う治療法がなく、在宅での療養を余儀なくされている方や、入院が嫌でなるべく病院に行きたくない方などがいらっしゃいます。そして、その方たちの中にあるのは、「治療という枠から外れた価値観（生き方や死に方）や生活」です。

そのような利用者たちに「病院看護とは違う看護の方法がある」と考え、そんな看護を実践している看護師がいます。それが訪問看護師です。

私たちは学生に
「看護には利用者の数だけいろいろな看護の方法があること」
をまず理解してもらい、"在宅看護"実習で
「そのような"幅の広い"看護を経験して、看護の楽しさを実感してもらいたい」
と思っています。

一方、訪問看護師自身にもメリットがあります。学生に今、自分の行っている看護を説明していくことで、自分の行っていることが整理できるため、何のために、今、この看護をするのかなどを振り返りながら進めていくことができるのです。

学生に「教える」ためには、それ以上に自分が理解している必要があるということです。つまり、"在宅看護"実習は、学生からたくさんのことを学び、訪問看護師自身も成長していくよい機会と考えています。

● "在宅看護"実習、4日間のスケジュール

〈実習開始前〉

実習開始の前に教員から学生の学びたいことや身体状況・学習状況などの情報をある程度いただいています。その情報をもとに実習開始の前週に同行する利用者を選定します。

利用者の選定は、学生から希望があればその希望に沿って利用者を選びます。その中でもコミュニケーションがとりやすい方、生活と疾患の関連が大きい利用者を選定し、疾患の前にその方の生活に目を向けることが必要であると理解しやすい方を選びます。

実習指導者は、訪問看護の経験と看護の内容だけでなく、学生の思いを理解して指導できる課長を専任としていますが、毎日の同行看護師はスタッフ全員が担当しています。なるべく学生が1人で

行動することがないよう1人の看護師が学生と行動を共にできるようにしています。

〈実習初日〉

オリエンテーションは実習に来る学生全員を集めて事前に行っているため、"在宅看護"実習の4日間の中では行いません。

初日は、午前に利用者の情報の見方を説明し、情報収集を行います。午後からは同行訪問になります。初日の目的は「看護師がどのように訪問しているか見学すること」なので、看護展開をする利用者の訪問ではない場合もあります。

訪問後には、指導者は学生と1時間程度、振り返りの時間を設け、見学してきたことの意味付けを行います。

最後に、実習中に同行訪問する利用者の一覧を提示し、どの利用者で看護展開していくか考えてもらいます。2回以上訪問できる利用者を2人くらい、一覧にリストアップされた複数名から選べるようにしています。

〈実習2〜3日目〉

2日目からは記録用紙に沿って、利用者の情報収集を行っていきます。1日3人程度の同行訪問をして、できるだけ利用者や家族と話をしたり、バイタルサイン測定やフィジカルアセスメントの機会をつくり、実践できるようにしていきます。

また、看護師だけでなくセラピストもいるため、**訪問看護ステーションの中での他職種との役割分担や連携の方法、ケアマネジャーとの連携の方法**なども見学できるようにしています。

さらに、担当者会議があれば一緒に参加してもらったり、医師へ報告している電話の内容を聞いてもらうなど、いろいろな場面を見学できるようにしています。

そして、**毎日カンファレンスを行い、訪問で学んだことの意味付けや看護展開している利用者の看護について話し合います。**

グッドライフケア訪問看護ステーション千代田の概要

[スタッフ数]	看護師10人(常勤4人／非常勤6人)・理学療法士7人・作業療法士3人・事務職員1人
[実習指導者数]	2人
[利用者数]	153人、総訪問回数860回(2017年1月)
[協力教育機関数]	大学3校
[併設施設]	居宅介護支援事業所(介護支援専門員10人)／訪問介護／定期巡回・随時対応型訪問介護看護
[所在地等]	〒102-0072　東京都千代田区飯田橋1-3-2曙杉館1階 TEL：03-6272-3886／FAX：03-6272-6476

〈実習最終日〉

最終日には、学生と教員、実習指導者が参加し、最終カンファレンスの中で4日間で学んだこと、看護展開の発表を行います。

○ "在宅看護"実習の2つの課題

私が"在宅看護"実習の課題と考えているものは2つあります。

1つ目は「利用者の選定」です。同じ利用者に毎週、同行とならないよう利用者の負担感も考えながら選定する必要があります。

しかし、週2回以上の訪問が設定されていて、なおかつ同行を承諾していただける利用者が学生にとっては効果的です。その両方を考えながらの選定が必要になり、選定に時間がかかったり、実習初日までに決定できないこともあります。

2つ目は「記録を読んでコメントする時間の確保」です。実習では看護過程の展開まで行うので、本来ならば記録を確認して早めに助言をできたらと思いますが、毎日の記録のコメントまでがやっとで看護過程の部分まで詳しく見ることができません。実際に、その利用者の看護計画を立てている看護師からの助言を同行時にもらえるものの、その時間は限られています。

○ "在宅看護"実習の3つのメリット

一方、メリットとしては3つあります。

1つ目は「利用者が元気になる」ことです。孫のような年齢の学生が訪問することで、自分の孫の姿を映し、親しみの気持ちが生まれ、それは利用者の生きる力となり、元気になる方も多くいらっしゃいます。

　2つ目は「訪問看護師が自分の看護を振り返る機会が持てる」ことです。学生が同行することでスタッフには緊張感が生まれ、利用者へのマナーや言葉遣い、自分の行っている看護の内容を振り返ることができます。そして、利用者の思いをあらためて意識し、見えにくくなっていたものが新たに見え、スタッフの看護の幅を増やすことにつながっています。

　3つ目は「訪問看護師が自分たちの行っていることへの自信や達成感を得られる」ことです。同行した学生から在宅看護の素晴らしさや奥深さなどの意見を聞くことで、スタッフは自信を持ち、達成感が得られています。

*

　共立女子大学の教員の方は、"在宅看護"実習の開始前には学生の状況の報告に、実習中にも週2回は指導に来てくださいます。そのせいか、教員と指導者の連携もとれており、実習で困ることはあまりありません。

　今後も、私たち現場の訪問看護師にとっても実りのある"在宅看護"実習のお手伝いを、大学教員の方々と連携して取り組みたいと思います。

[第4章：報告] さまざまな"在宅看護"実習の現場⑤

首都大学東京健康福祉学部看護学科

"首都"東京の多彩な事業所で学修を深め合う"在宅看護"実習

清水 準一 ◇ Shimizu Junichi ◇
首都大学東京大学院人間健康科学研究科看護科学域
在宅看護学領域 准教授

● 東京大学文科3類から同大学医学部健康科学・看護学科に進学し、卒業後は同大学医学部附属病院胸部外科病棟での臨床を経て、大学院に戻り、その傍らNPO法人在宅ケア協会にてALS患者等への訪問看護に従事。2005年に東京大学大学院健康科学・看護学専攻（健康社会学分野）博士後期課程を満期退学し、首都大学東京健康福祉学部看護学科准教授となり、現在に至る。

[共同執筆者] 島田 恵（同・准教授）／戸村 ひかり（同・助教）

「訪問看護のみ」「訪問看護と退院支援部門」と2つのタイプの"在宅看護"実習を用意し、広範囲にわたる在宅での実習を焦点を絞って進めている首都大学東京。5つの実習目標と2つの留意点を明らかにして、実習に臨む学生たちを導く、その概要を報告していただきます。

首都大学東京健康福祉学部看護学科の概要

東京都が設置した公立総合大学

首都大学東京は、東京都立保健科学大学など4つの大学を統合し、新たに東京都が設置した公立総合大学です。健康福祉学部は、看護／理学療法／作業療法／放射線の4学科からなり、学生は1年次は八王子市にある南大沢キャンパスで他学部の学生と教養科目を学び、2年次からは下町の荒川キャンパスで専門科目を学修します。

都立病院ほか実習施設の協力を得て、将来の看護界を担うリーダーシップや科学的視点を持った人材の育成に取り組んでおり、選択により保健師や養護教諭1種免許の取得が可能です。

卒後教育としては、大学院（博士前期・後期）や助産学専攻科、認定看護師教育課程なども用意されており、私たち在宅看護学分野でも、最初に承認を得た在宅看護専門看護師養成課程として在宅看護専門看護師（CNS）を輩出してきました。

在宅看護関係のカリキュラム

在宅看護の教員が主となって担当している授業としては、2年次後期の「家族発達看護学（15時間）」を島田恵准教授が担当し、3年次前期には「在宅看護学（15時間）」「在宅看護学演習（30時間）」を全ての教員で担当しています。

これらと他領域での学修内容を受けて、3年次後期の後半に「臨地看護学実践実習（在宅）」という2単位の在宅看護の実習を行っています（94

教育機関の概要

[学生数] 各学年80人
[教員数（在宅看護担当）] 常勤3人、非常勤約5人
[在宅看護実習実施学年] 3年後期（11月後半〜翌2月初）
[実習先]
訪問看護ステーション
急性期病院の退院支援部門
[所在地等]
〒116-8551　東京都荒川区東尾久7-2-10
TEL：03-3819-1211
http://www.hs.tmu.ac.jp/（健康福祉学部）

ページ図）。統合科目という位置付けも考慮し、学生は後期の前半で高齢者看護の実習を必ず経験し、他領域もいくつか経験できるように、後期の後半に在宅看護の実習が配置されています。

"在宅看護"実習の進め方と独自の特徴

▼ 下位項目もある、5つの「実習目標」

本学の"在宅看護"実習では、以下の5つの目標を掲げています。[1]
① 在宅療養者と療養環境の特徴を理解し、行動することができる
② 実習する訪問看護提供施設・退院支援部門について学ぶ
③ 在宅看護の一連のプロセスについて学ぶ
④ 在宅療養者や在宅等に移行する療養者に対する看護過程の展開を学ぶ
⑤ 在宅療養者に必要な社会資源の活用やチーム活動について学ぶ

さらに、それぞれについて4〜5個ずつ下位の到達目標を示し、それらを実習の自己評価表にも反映させることで、本実習での獲得してほしい能力を学生に示しています。

▼ 大切な2つの「留意点」

"在宅看護"実習が始まる段階で、学生には2つの大切な留意点を示しています。両方とも看護学生として基本的なことではありますが、在宅看護の特徴を踏まえてあらためて説明します。

1つめは「主体的な学習態度」です。病棟等の実習では、教員の目が届きやすい範囲に学生がいる状況ですが、私たちの"在宅看護"実習では同時に12カ所以上の実習先で2人ずつ実習をするため、教員は1日に60〜90分程度しか学生と接する時間がありません。

また、2つの実習のタイプがあるので、友人同士で連絡をとっても違う内容の実習をしていることもあります。ですから
・よく見て、よく考えながら同行訪問する
・訪問時間以外の看護師の動きにも着目する
・自ら教員と連絡を取り合う
・実習指導者にも、積極的に自分の要望や質問を伝える
などをしないと、よい成果が得られにくいことをあらかじめ説明しています。

2つめは「真摯な態度」です。訪問看護では、利用者の居室に学生がお邪魔するので、利用者に入室をOKしてもらえる存在であるかどうかが、常に問われていることを伝えています。

実習中の言葉遣いや服装といったマナーについてももちろん大切なのですが、実習指導者や利用者・家族から教わったたくさんのことをいただきっぱなしにするだけではなく、感謝の言葉などなんでもよいので、学生の立場でできる何か1つでもお返ししたいという気持ちで実習に臨んでもらいたいと話しています。

▼ 2通りのタイプがある「実習内容」

前述した「5つの実習目標」を達成するために、2通りの実習のタイプを本学では用意しています。すなわち「訪問看護ステーションで2週間の実習を行うタイプ」と、「1週間を訪問看護ステーション、もう1週間を急性期病院の退院支援部門で実習を行うタイプ」です。学生は、このどちらかで10日間の実習を行います。

このうち、初日は学内でのオリエンテーションのほか、シミュレータを用いて吸引などの技術面の復習や、実習で特に自分が関心を持って学びたいことを「私の実習目標」としてまとめさせています。また、各週に1度は学内での面接指導を行います。ここは学生が見てきたことや、頭の中の情報を整理する時間としていますが、実習の状況に応じて「施設での実習」を追加するなどしてい

"在宅看護"実習を終えて～学生の声

●「社会面のアセスメントが必要」　塚本 正太郎

私の"在宅看護"実習は、学校のほど近くの訪問看護ステーションで行いました。在宅看護の利用者は病院とは違い、地域で既に生活をしている方々なので、病気の症状はもちろんのこと、仕事や地域での活動、家族とのやりとりの中で生まれるさまざまな苦労についてお話をうかがいました。

それまでの病院実習とは一味違う問題の応酬であり、既存の枠組みでは全く対応できませんでした。

例えば、私が受け持った利用者は、軽度認知症を患いながら慢性心不全の治療が必要な90歳代の男性で、「服薬指導」を直接的な目的としながらも「家族による虐待」も疑いながら慎重に関係を構築する必要がある症例でした。

それまでは身体面・心理面のアセスメントがメインだったのですが、在宅の現場では、社会面のアセスメントが対象者の命にかかわるということを実感しました。

ます。そして、最終日は後述する学内での「最終」カンファレンスに充てているので、実習施設での実習は概ね6～7日になります。

〈訪問看護ステーションでの実習〉

訪問看護ステーションでの実習では、学生は訪問看護師との同行訪問を1日3件を目安に行い、その中で、さまざまな観察・コミュニケーション、バイタルサインの計測、清潔ケアの補助などを通じて家族を含めた在宅療養やそこで行われている医療処置等について学んでいます。

また実習を通じて1人の利用者について看護過程の展開を行っており、1週間の実習では情報収集・アセスメントを経て、個別性のある看護計画の立案までを行います。そして、2週間の実習では、さらに自ら訪問中に計画した看護を実施し、評価するところまで行うこととしています。

看護計画を立案するときには24時間365日のケアが必要となる場合も多いので、家族や介護職に行っていただくことも含めて立案するように指導しています。

〈退院支援部門での実習〉

退院支援部門での実習では、学生はまず、その病院の特性に合わせた退院支援のシステムを理解します。そして、1人の退院支援の必要な患者について情報収集を行い、退院に向けた問題点の抽出と看護職のみに留まらない支援の方向性を検討していきます。

1週間の実習ですので、退院間近で退院前カンファレンスが開かれるような時期の患者を担当することが多いのですが、入院時からの治療や療養場所の意思決定の場面などについても、カルテの閲覧や指導者からの助言、他のケースの相談への同席を通じて、より幅広い時系列で必要な支援を理解することにつながっています。

どちらとも看護過程の展開をしていますが、訪問や面談の機会が限られますので事例のカルテ情報だけを見ているような学生は学修が深まらないことが多く、**日々の実習を通じて学んだ在宅看護の視点や知識を総動員してまとめていくことを意識して指導**しています。

▼訪問看護ステーションに限らない、多くの「実習施設」

2016年度は5カ所の退院支援部門と15カ所の訪問看護ステーションにご協力をいただきました。同時に実習を行うのは12カ所程度ですが、すべての期間に協力をいただくことが困難な場合もあり、実習施設の負担も伺いながら進めると、これぐらいの数が必要になります。

施設が多くなれば、事前の連絡調整の機会も増えますが、それぞれの**施設や法人の種類の多さ、**

図 首都大学東京における3年次の在宅看護学関連の学修の全体像

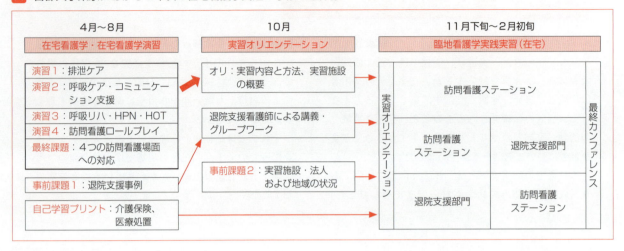

多様さも首都東京で学生が在宅看護を学べる利点と考えています。

同じ退院支援といっても、がんや神経難病の専門病院や急性期治療を中心とした病院では違ってきますし、さまざまな病床数の病院で実習を行うので、入院患者の特性に合わせてシステムも違えば介入の内容や期間も異なります。

訪問看護ステーションの母体も日本訪問看護財団、地域の社会福祉法人や医療法人、医療生協、NPO法人、看護師が設立した営利法人などさまざまです。訪問看護の実習を中心としてはいますが、関連の認知症対応型グループホームへの訪問、看護小規模多機能型居宅介護の見学、障がい児向けの療養通所介護や児童発達支援の事業所見学など、地域の中で必要とされる新しいサービスに看護職がチャレンジしている姿も見ることができます。加えて実習の中で、予防のためのワンコイン健診や、路上生活者・簡易宿泊所の住人へのケアといったさまざまな法人の活動とその役割についても知る機会となっています。

1つにまとまる「最終カンファレンス」

このようにして施設での実習を終えた学生たちは、学内での「最終カンファレンス」として8人程度のグループに分かれ、それぞれの実習施設の紹介や学修内容の発表、そして質疑応答を行いま

す。このカンファレンスにより、学生は前述した**多くの施設での多様な取り組みを共有するとともに、自らの経験と比較することで在宅看護が提供される世界の広さと、その中での自らの実習経験の位置付けを再認識しています。**

さらに自分が1人の対象者について在宅看護過程を展開することを通じて習得できたアセスメントの視点等を、他の学生の経験の語りにより確信を得たり、ちょっとグラつくことで再度確認する機会となっています。この**最終カンファレンスは、学生には「在宅看護の学修の総まとめ」として有意義なものとなっています。**

継続的・主体的な学修の支援

反復的な学習機会の設定

本学では在宅看護学の学修は1年半の間に行いますが、学生はその間に他にもたくさんの授業・実習があります。

そこで図に示したように各授業と実習を関連づけて反復的に学べるように実技演習や具体例に基づいた事前課題の設定をし、**オリエンテーションでの実習先の退院支援看護師経験者による授業、グループワークなどを組み込み、継続・反復的な学習を期待しています。**

計画的な学修を支援する配布資料の整備と教員による指導

本学の在宅看護の実習では学生が主体的に実習を進めていくことが必然となります。教科書[2]や参考資料・課題は継続して使用することで、資料のどこにどのような情報が含まれているのかがわかるようにしています。

また、教員の巡回指導日程や各種留意事項、実習の目標や進め方等の情報も資料として配布し、学生が必要なときにいつでも確認できるようにしているほか、専用の携帯電話番号やメールアドレスを伝えるなど連絡体制を整えています。

実習指導については、常勤教員と非常勤教員が交互に指導にあたるようにし、情報交換を密に行うとともに、非常勤教員には「指導マニュアル」を渡すことで参考にしてもらっています。

"在宅看護"実習の成果と課題

看護職と多職種の連携が必要と気づく

在宅看護の実習を通じての学生が話す率直な学びの端緒は、訪問看護の対象となっている高齢者等のリアルな生活を自分の目で見て、看護の必要性を体感してきたことだと考えています。

親戚や近所との付き合いも減り、同世代以外との交流が少なくなった学生は、ニュースや授業でしか見たことがない老老介護の現状や生活保護受給者の生活を知り、彼らの価値観や意向を尊重しつつ保健・医療・福祉の専門家と非専門家による必要な支援を考えざるを得ない状況に迫られます。

このことは必然的に看護職と多職種の連携が必要であることを気づかせ、**学生は退院前カンファレンスやサービス担当者会議に参加して、そこでの話し合いに必死に食らいついて、それぞれの職種の専門性を知り、「看護の立ち位置」を知ること**につながっています。

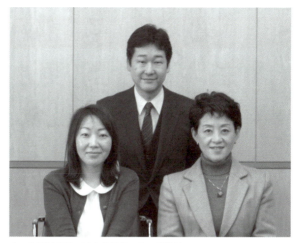

左から戸村助教、清水准教授、島田准教授

躊躇しないように基礎教育から在宅看護への道筋を伝える

こうした学生の学びをもたらすのは、実習指導を担当してくださる看護師の皆さんの「支持的で学修を促す姿勢」によるところが大きいと思います。指導にあたる看護師とのかかわりの中で、学生は単なる知識や技術だけでなく、専門職としての責任の重さやキャリア形成といったあたりにも興味を持つ者もいます。本学でも在宅看護に関心を持つ学生が増えてきた印象があります。

また実習でよく学んだ学生ほど、訪問看護師の皆さんの"熟練さ"、例えば専門職としての毅然としながらも優しさにあふれた姿勢や、卓越したコミュニケーション能力・医療処置の技術・アセスメント能力などに圧倒されるようです。そこからロールモデルとして目標とする学生もいれば、実習終了後に「訪問看護師なんてとてもとても」などの反応が見られることもあります。そのような反応が起こらないように、**今後は基礎教育から在宅看護の現場で働ける道筋についても、わかりやすく学生に示していきたい**と考えています。

【参考文献】
1) 清水準一:首都大学東京における在宅看護学実習の目標と進め方, 日本在宅看護学会誌, 3(2), P.25-29, 2015.
2) 秋山正子ほか:系統看護学講座 在宅看護論 第5版, 医学書院, 2017.

[第4章：報告] さまざまな"在宅看護"実習の現場⑥

新潟医療福祉大学健康科学部看護学科

さまざまな課題を抱える中、学生の"学びの多さ"が支えとなる

杉本 洋 ◇ Sugimoto Hiroshi ◇
新潟医療福祉大学健康科学部看護学科 講師

● 金沢大学卒業後、金沢大学大学院博士前期課程、北陸先端科学技術大学院大学博士課程修了。七尾市健康推進課などを経て、2012年より現職。

稲垣 千文 ◇ Inagaki Chifumi ◇
新潟医療福祉大学健康科学部看護学科 助教

● 北里大学卒業後、新潟大学大学院博士前期課程修了。北里大学東病院、新光会村上記念病院、新潟厚生連村上総合病院を経て、2013年より現職。

　さまざまな施設が地域の中にあるために、バラエティに富んだ"在宅看護"実習を実現できている新潟医療福祉大学。病院での実習と違い、独特の課題も多くある中、"在宅看護"実習担当の教員は学生の"学びの多さ"をはげみに、日々、よりよい実習を進めるために努力しています。その実践を報告していただきます。

新潟医療福祉大学看護学科の"在宅看護"実習

　本学（新潟医療福祉大学）は、11学科を擁する看護・医療・リハビリテーション・栄養・スポーツ・福祉の総合大学です。2001年に開学し、看護学科は2006年に開設され、2015年に開設10周年を迎えました。

実習で深める3つの"理解"

　本学の"在宅看護"実習は4年生の前期科目（5月～7月）に、2週間の実習期間で行われています。実習では、主に、
①在宅の場における看護の理解
②在宅の場における療養者や家族・療養環境等の理解
③在宅療養を支えるシステムの理解
を深めることをめざしています。

　2015年度は、18の実習施設で81人の学生が履修しました。実習施設は訪問看護ステーションがほとんどですが、一部病院の訪問看護部門や看護小規模多機能型居宅介護事業所でも実習させていただいています。

　学生は2～4人のグループを組み、実習に取り組みます。各施設の受け入れ人数としては2人（1クール）引き受けてくださるところから、12人（4人×3クール）引き受けてくださるところまでありました。なお、実習指導に当たる教員は2015年度は6人でした。

教育機関の概要

[学生数]　81人（4年生）
[教員数（在宅担当）]　6人
[在宅看護実習実施学年]　4年前期（5月～7月）
[実習先]
訪問看護ステーション・病院訪問看護部門・看護小規模多機能型居宅介護事業所など18カ所
[所在地等]
〒950-3198　新潟市北区島見町1398
TEL：025-257-4455（代）
http://www.nuhw.ac.jp/faculty/health/nr/　（看護学科）

訪問をメインとした臨地実習

実習内容としては、受け持ち事例を設定し、看護計画を1例立案するとともに、受け持ち事例以外の利用者への同行訪問などを組み合わせています。2014年度の実施状況としては、受け持ち事例の方への訪問回数が平均2.6回、その他同行訪問等の回数は平均9.2回でした。

実習施設によっては、訪問看護の利用者が通うデイサービスでの実習や、実習指導者がかかわるカンファレンス等にも参加させていただきました。2週間（実質10日間）の実習のうち、臨地実習が占める日数は4～9日程度までと施設によって幅がありましたが、概ね6～8日間程度臨地で実習させていただいている状況です。

実習期間中の教員のかかわりとしては、主として臨地実習の合間での学内実習時の指導に当たったり、訪問に行っていない時間帯等に実習施設に赴き、指導に当たったりしています。

多様な"在宅の場"を実習に取り入れる

今後は「訪問看護に限らない多様な在宅の場やサービス形態」という観点から実習を進めていくのもよいのではないかと考えています。

一言で訪問看護ステーションといえども、その規模や組織形態、対象とする利用者などは多様です。訪問看護の利用者も典型的な自宅で暮らしている方もいれば、入居サービスを利用している方も少なからずいます。また、看護小規模多機能型居宅介護を利用されている方々に対する看護にみられるように、入所サービスと通所サービス、自宅と施設といった**「境界が曖昧な状況における看護」も在宅看護を考える上では必要**になりそうです。また、「**在宅で療養する人々への看護**」といった観点では**病院の外来部門なども重要な役割**を果たしています。

本学も多くの実習施設にてこうした多様な在宅の場やサービス形態における看護を学んでいます。しかし、それらを"在宅看護"実習としていかに体系立てて学べるよう進めていくのか、という点については今後時間をかけて検討していく必要があると考えています。

さまざまなケースを学べる新潟市の地域性

このように本学の"在宅看護"実習では、受け持ち事例を設定して、看護計画を立案し、在宅看護における看護展開を学びつつ、同行訪問等を通して、多様な疾患や生活背景を含め、在宅療養をしていらっしゃる人々の理解を深めるよう促しています。本学で特徴的なこととして、**実習施設の多くが新潟市内に位置していることで、比較的近距離の中でさまざまなサービスに触れることが**挙げられます。新潟市は都市部もあれば農村部もあるので、実習施設でのサービスやその利用者の姿はさまざまです。学生は在宅看護の利用者の多様な姿を学べている印象があります。

"在宅看護"実習における 教育上の課題と対処

学生が"疾患主体の視点"になりやすい

"在宅看護"実習をする上で「教育上の課題」として感じていることがあります。それは「学生の視点が疾患主体になってしまい、利用者の全体像を踏まえた対象理解、看護展開等がしにくい状況が時折感じられる」ことです。せっかく学生は"在宅"という現地を訪問し、いろいろ見たり、聞いたりしているのに、いざ看護計画を立案すると、在宅の事情が反映されていない"疾患別の標準的な看護計画"にとどまってしまう場合が見受けられます。

疾患等の理解を踏まえることは非常に重要ですが、それにとどまらない深みのある洞察がなされなければ、生活や人生観を踏まえて、対象を全人的に理解することはできないでしょう。

この点については方法論の開発が求められているところも多いと思いますので、試行錯誤しつつ教員も学びながら指導方法を検討していく必要があると思います。

❤"訪問看護師がしている"ことをしっかり観察

全人的な理解やかかわりを学ぶことを促す上で、1つ現状で有効に感じる点を述べるとするならば、「実習指導者が"何をしているのか"を素朴に感じとり、記録に残すなど"表現"していくことを促すのが有効ではないか」ということです。

具体的には
「指導者がどのように情報を集めているのか」
「利用者にどのように声かけしているのか」
「どのように処置をしているのか」
「そこにはどのような工夫がなされているのか」
「どのように他職種に連絡しているのか」
などを、単に"家族から介護負担について聞く"だけではなく、いつ、どのような手段で、どのように、何に配慮しながら聞くのか（聞いているのか）を詳しく学生に思い出してもらいます。そして、それらを記録等に表現してもらうことで、対象や看護の理解が深まっているのではないか、と思うことがあります。

これらを、いきなり自分で考えるのは難しい点もあると思われるので、まずは**訪問看護師がどのようにしているのかを細かく見るように促していくこと**が、学生が対象理解や看護を学ぶ上で有効に思うところです。ただ、この指導方法についてはまだ確立したものはなく、今後、継続して検討していきたいと思っています。

❤「教員は実習に同席しにくい」という課題

一般的に"在宅看護"実習において、教員は学生が実習している訪問看護の場に同席できません。そのため、教員は学生からの情報のみで受け持ち利用者についてさまざまに理解しなければならないので、「アドバイスや指導に苦労することがある」と述べる教員もいます。

また、臨地実習の場に随時教員がいるわけではないので、指導者と学生の関係等も把握しづらい点もあります。"在宅看護"実習では、他実習と比較して、学生を指導する上での情報の不足が見受けられやすいことが考えられます。

しかし、その一方で「1施設当たり学生2人程度の配置のところが多く、学内実習の時間も比較的とれることが多いため、教員がじっくりと少数の学生に対してかかわれる」という利点も"在宅看護"実習では感じるところです。

"在宅看護"実習における運営上の課題と対処

❤安定した実習が進められる施設確保の難しさ

実習の運営上の課題については、実習施設が病院等に比較して小規模であり、指導体制の変化（指導者の退職など）による影響を受けやすいことがまず挙げられます。それは結果的に実習施設の確保の困難さにつながってきます。

今、実習施設の多くが、人手が十分でない中、実習を受け入れてくださっている状況です。そして、複数の養成校からの実習を受け入れてくださっている施設では、その調整に指導者が苦労されていることが感じられます。ただ、無理して引き受けていただいたことで臨地実習の日数が確保できなくなってしまうケースも想定されています。いかにしてある程度の臨地での実習機会を確保しながら実習を引き受けていただける施設を確保していくかは毎年悩むところです。

❤難しい、担当教員の時間のやりくり

教員の時間のやりくりも課題といえます。"在宅看護"実習では、1つの実習施設で受け入れていただける学生の人数が、その特性上少ないことから、同じ期間で複数の実習施設を1人の教員が

"在宅看護"実習を終えて〜学生の声

「いずれは訪問看護師に」大河原 早姫

私は"在宅看護"実習で訪問看護師の仕事に魅力を感じました。同行訪問をさせていただく中で、訪問看護師の方々はどの家庭を訪れても、その家庭の場に自然に溶け込み、明るく穏やかな雰囲気をつくっていました。在宅は病棟とは違い、24時間、療養者をみる方は専門知識がほとんどない家族だったり、老老介護である場合が多いことから、さまざまな不安や悩みを抱えている方が少なくありませんでした。しかし、訪問看護師が訪れることで、療養者も家族もホッと安心したような表情になり、明るい笑顔が絶えなかったのがとても印象に残っています。

私もいずれは訪問看護師として活躍し、地域で療養する方々や介護をする家族が安心して生活できるよう貢献していきたいと思います。

「訪問看護の魅力を知った」板鼻 弓華

実習で、訪問看護師の方と一緒に療養者や家族とかかわらせていただき、病院とは違う在宅ならではの温かさを感じとることができました。訪問看護計画を立案する上で、療養者と家族が安心して在宅で過ごせるようにするためには、療養者の身体的なアセスメントだけでなく、介護者である家族や生活環境も大切な対象であることを実感しました。

訪問看護師は、疾患の幅広い知識と限られた訪問時間でケアや処置を行う技術も持ち合わせている必要があり、その部分に難しさを感じました。しかし、療養者の笑顔を見ると、在宅での療養を支援することへのやりがいも感じ、訪問看護師の魅力を知る実習となりました。

「大切な入院中のかかわり」日野 智恵莉

"在宅看護"実習では、老老介護や医療の複雑性の実際をみていくことで、長いスパンをかけて療養者とその家族の在宅での経過を見守り、適切な時期に必要な資源の情報提供を行う大切さを学ぶことができました。

今回の実習では、過去の他領域の実習に比べて最も療養者とその家族の生活背景に触れさせていただく経験が多く、生活背景を知っていく過程で、病院で提供している医療・看護と同等のケアを在宅に持っていく限界を感じました。

在宅においても療養者や家族が実施できるようなケアの工夫を考えていくことや介護する家族の負担を軽減できるように情報提供をしっかり行うことは在宅(訪問)看護師だけが担う役割ではなく、外来や入院中にかかわっていた医療スタッフ全員で考えていく必要があると思います。

実習であらためて患者や家族が置かれている環境について考えることができました。学生のうちに得ることができたこの学びを基に、患者と家族主体の看護を考え続けていきたいと思います。

担当することになります。同じ実習期間に3〜4カ所の施設が重複すると、教員も学内業務を抱える中、訪問指導・学内実習・カンファレンスなど"時間のやりくり"が求められます。これは"在宅看護"実習ならではの課題で、**他実習と比較して担当する学生数では測れない苦労がある**と感じます。

さまざまな実習施設間での"共有"

本学ではさまざまな特徴ある実習施設で実習をさせていただいています。そして、どこの実習施設であっても"在宅看護"実習については深く学べていると感じています。しかし、よりよい実習をめざすためにも、できれば**実習内容の共有ができれば理想的**だと思っています。

ただ、他実習や科目等の日程の関係上、別日程にて行うことも難しく、2週間の"在宅看護"実習期間内に行うとすれば、学生の負担も重くなり、貴重な臨地実習の機会が失われる可能性が高くなるというジレンマがあり、悩むところです。

"在宅看護"経験歴を持つ教員の少なさ

本学は地域・在宅看護学というくくりの教員体制で"在宅看護"実習を行っています。"在宅看護"実習を担当する教員には、行政分野での業務経験が豊富な者、病院勤務歴が長い者、国際的な特徴ある活動を行ってきた経験を有する者など、さまざまな背景を持つ教員がいます。こうした教員の特性から、**さまざまな視点を持って在宅看護学の教育に当たることができ、学生も幅広い視点で深く学んでいる**と思います。

しかし、それでも在宅看護を提供する事業所として現状では主流である**訪問看護ステーション**での勤務経験が豊富な教員や、在宅看護を専門とした実践・教育・研究歴が豊富な教員の数は決して多くはありません。その経験を持つ方がもっと大学に来ていただけると、実際に即した深みのある教育ができるのではないかと考えます。

多くの"学び"が得られるのが"在宅看護"実習のよさ

"生活"のイメージ、"予測"の大切さを知る

"在宅看護"実習では、看護全般にとって重要なことを学べているように感じています。その1つとして、"退院後の生活"がイメージできるようになる点が挙げられます。これは、自宅において個人・生活者として過ごしている利用者と接することで家族背景の重要性を理解し、その人らしく過ごせている状況がリアルに学べるからだと実感します。

また、訪問予定のない期間中の出来事を予測している訪問看護師のかかわりをみて、看護において**"予測することの重要性"**を学生たちが学べていると感じます。

このように「患者が"生活者"として過ごすこと」や「予測すること」など"在宅看護"実習で学ぶことは、看護全般にとって重要なことだと思っています。

介護保険を正しく理解し、"家族"の存在についての理解が深まる

さらに、「在宅療養を支えるシステムの理解」という点では、介護保険制度を含むサービス提供体制や多職種連携についての理解を深めることができていると感じられます。本学では"在宅看護"実習の前に行われる老年看護学や公衆衛生看護学講義の実習などにおいて介護保険制度などには触れられていますが、"在宅看護"実習で介護保険制度の実際に触れ、医療保険との関係も目の当たりにする中で、既習科目や事前学習などで理解しにくかったところの理解を、学生はより深めていることがうかがえます。

病院とステーションとの連携や継続看護の提供体制についても、既習の学習を振り返りながら理解を深めていくことができるのが"在宅看護"実習なのだなと思います。

また臨地実習においては、在宅看護の難しさや現実を学ぶことができる点も素晴らしい点だと思います。その1つに"家族"のかかわりがあります。必ずしも家族が協力的であるわけではない現実を知り、そういう中から「いかにして支援を展開していくのか」を考えたり、**本人と家族の希望をすり合わせたり、折り合いをつけた判断をしたり**といったことを、"在宅看護"実習を通して学生が学んでいることがわかります。

"在宅看護"実習で学生は確実に成長する

学生たちは"在宅看護"実習を通して、実習指導者や在宅療養者の方々からさまざまなことを学んでいると思います。学生は最初緊張していることが多いのですが、指導者・利用者とのかかわりの中で徐々に意欲的に取り組んでいくようになっていきます。指導者は訪問への移動中の車中などで在宅看護についてはもちろん、時に学生の就職や出身地などをネタにいろいろと話してくださり、大変よい雰囲気の中で実習が行われていることを感じます。

在宅という場に出向くことで**利用者の人生観に触れたり感じたりという点**も学べていると思います。また学び続ける**訪問看護師の姿**を見て得るものも多いのではないかと感じます。

例えば、実習施設や状況にもよりますが、小児・終末期・精神などの訪問への対応や、介護保険等の在宅看護提供にかかわる制度の改正などへの対応という状況に遭遇することがあります。このとき学生は「在宅看護にはさまざまな知識や技術が必要である」ことを学ぶと共に、訪問看護師が絶えず学びながら、試行錯誤しながら関係者との連携を日々実践していることを感じとっているように思います。

このように"在宅看護"実習では訪問看護師の姿を見ることで、看護の創造的なところや、その魅力、学び続ける姿勢など重要なことを学ばせてもらっているとあらためて感じています。

［実習施設からの声］

精神科訪問看護の魅力を伝えたい

医療法人水明会佐潟訪問看護ステーションつばさ
主任

中村 明美 Nakamura Akemi

大学病院、総合病院で8年、保健所・訪問看護ステーションで6年勤務後、2005年佐潟荘入職。社会復帰病棟で退院支援を行う中、地域ならではの精神科医療に関心が強まり、2009年精神科訪問看護専従看護師に。2016年より現職。

医療法人水明会佐潟荘 看護部長

鈴木 晃 Suzuki Akira

長野県の民間精神科病院と佐潟荘で22年勤務。佐潟荘では、病棟勤務の他、福祉施設、訪問看護を経験する。2012年より看護部長。

● 精神科に特化した訪問看護ステーション

当院は、水鳥の生息地を保護するためのラムサール条約に登録された湿地「佐潟」の畔にあり、国定公園内に位置する景観の美しい自然豊かな地域にあります。

精神科単科の病院で240の病床があり、1日平均120人ほどの外来患者が訪れています。主な特徴としては、思春期・青年期外来と中高年の物忘れ・心身外来を行っており、幅広い年齢層、さまざまな疾患を持つ方が訪れています。また、付帯施設としてデイケアセンター、地域活動支援センターがあり、近隣にはグループホームで2棟30人の方が地域で生活されています。

これまで訪問看護は2001年より病院の外来部門で行っていましたが、2016年7月から精神科に特化した訪問看護ステーションとして、地域に向けて、より広くサービスを提供できるようになりました。

患者層も10代の発達障害の方や、ひきこもりの問題を抱えている方、長期入院から地域移行して単身生活をされている方がおり、さまざまな状況の方への訪問看護を行っています。

● アウトリーチの要としての訪問看護

時代の流れでもありますが、当院でも急性期治療の強化と退院支援、地域生活の定着支援をいかにしていくかが課題となっています。本書での報告は、病棟実習だけでなく、精神科単科病院における外来治療や福祉事業での取り組みを知っていただくにはよい機会だと考えました。

特に、アウトリーチ活動の要として訪問看護は力を入れている部門であり、精神科においては、直接的なかかわりだけでなく、退院調整、介護福祉等行政や施設等との調整など重要な役割を担っています。

また、**精神科訪問看護の実際の場面は、ほとんど外部の人の目に触れることはありませんが、学生実習は唯一深く現場を見て知っていただくよい機会でもあります。**

学生の皆さんに精神科看護の魅力を知っていただくことだけでなく、共に学び成長する機会と捉え、実習は大切にしています。

● 精神科訪問看護実習の実際 ［1日目］

ここでの実習は、訪問看護の専従看護師として

> **佐潟訪問看護ステーションつばさの概要**
>
> [スタッフ数] 看護師12人（専従5人／兼務7人）
> [実習指導者数] 1人
> [利用者数] 137人、月延べ件数537件（2016年12月）
> [協力教育機関] 大学2校
> [併設施設] 精神科病院・精神科デイケア・地域活動支援センター・グループホーム
> [所在地等]
> 〒950-2261 新潟県新潟市西区赤塚5588 佐潟荘内
> TEL：025-239-2680／FAX：025-239-2688
> http://www.sagatasou.com/

業務している訪問看護経験が豊富である主任看護師（中村）がメインに行います。

事前の実習打ち合わせの段階で、週1日が学内演習、月曜日〜木曜日の4日／週を実習日とすることを決定し、続いて2週間行います。

実習初日の午前は、当法人と訪問看護ステーションの概要説明と具体的な実習オリエンテーションを行います。実習担当より、精神科訪問看護、精神障がい者の現状と動向、地域で暮らす精神障がい者の生活支援サービス、訪問看護記録、情報収集の仕方等について説明します。その後、受け持ちケース決定のため、各ケースの説明をします。

午後は、学生が受け持ちたいと考えるケースの情報収集をし、翌日2日目までに学生の希望するケースを決めてきてもらいます。

● 精神科訪問看護実習の実際［2日目以降］

2日目以降は、8時30分から受け持ちたいケースを決定できるよう話し合います。

9時から、学生は看護師と同行訪問に出かけ、それぞれの看護師の訪問に合わせて動くことになります。場合によっては、1日2〜4件の訪問になります。

帰院して15時より、同行訪問の記録まとめをした上で、学生からの質問等に答えます。その後、翌日に同行訪問するケースの情報提供を実習担当より行い、実習は16時終了です。3日目、4日目の同行訪問も同様に行います。

1週目に教員が来られる日が2日あるので、その日時を伝えておいてもらい、実習担当者と話し合えるよう時間設定し、学生の様子や受け持ちケース決定なども伝えています。

● 精神科訪問看護実習の実際［2週目と終了後］

2週目の初日に学生が作成した受け持ちケースの計画表を基に指導助言等を行います。2週目の同行訪問からは、学生が主体的に利用者に気になって聞いてみたいことや話しかけができるよう見守ります。

実習担当は、2週目にも教員が来られる日に同席できるよう予定を立て、学生の様子や指導内容を報告します。

2週目の初めにデイケアや地域活動支援センターと連絡をとり、調整して見学を行います。また、実習最終日のカンファレンスに備え、学生の質問に答えます。

最終日のカンファレンスは1時間確保し、その日の訪問看護師全員が出席し、学生の発表に対し、訪問看護師から学生の実習内容への意見や感想、自分自身の指導はどうであったかを発表します。教員からの意見も聴取し、それらの意見を学生がまとめてカンファレンスを終えます。そして実習が終了します。

学生のレポートは訪問看護師全員が見ることにしています。実習終了後、訪問チームでのカンファレンスを行い、各スタッフの指導内容等を発表します。それによって、次回の実習に役立てられるよう話し合います。

● 訪問する利用者の選定

訪問看護実習でご協力いただく利用者は、疾患別、治療状況、1人暮らし、家族との同居、社会資源利用、サービス状況、現在の訪問看護の役割な

どを踏まえて、事前に学生より出されている実習自己課題（受け持ちたい事例や学びたいこと）用紙をもとに、なるべく学生の希望に沿った方にお願いをします。さらに、利用者以外にも家族支援が必要なケース、サービス利用の多いケースのかかわりなども見られるよう紹介しています。

ただし、訪問看護が始まってまもないケースや生活が安定していないケースは"受け持ち困難"としてはずしています。

精神科訪問看護の実習での課題

元々、学生実習が入ることで、看護師側には"気負い"があります。初めて精神科の在宅看護に触れる学生の前で訪問看護を見せようとする中で、どうしても「しっかり教えなければ！」「間違ったことは教えられない！」という気負いから緊張が生じてしまうのです。

このような状況ではいつも通りの訪問看護を行おうとしても、結果として利用者にとって負担が生じる可能性があります。そうならないために、利用者宅へ向かう車中で学生とたわいない会話をするなどして空気を和らげることで、看護師自身が緊張しすぎることなく、利用者にとって負担とならない訪問看護実習になるよう努めています。

また、看護師の力量により、同行訪問の組み合わせを考えなければいけないことがあります。その組み合わせにより同行看護師は誰がベストなのかを考えて同行訪問を組み立てるのも難しいことがあります。

現在、訪問看護ステーションに従事する看護師は12人ですが、兼務スタッフが7人と半数以上を占めているため、勤務表作成の段階から計画的に組み合わせを考えたスタッフ構成、人数になるよう注意しています。

一方、訪問看護師も利用者との相性で"合う、合わない"があります。あまり"合わない"利用者の場合、学生実習が来るといってすぐに心を許してくれるわけではありません。精神障がいの特徴を踏まえ、利用者に安心感をもたらす姿勢が、実習には必要となります。

なお、**地域生活支援を取り組む上でスタッフが意識して目標・実践してほしいと考えているため、当院では「リカバリー」「エンパワメント」「ストレングス」の3本柱を意識し、訪問看護の実践を行っています。学生には、そのことをしっかり伝えるようにしています。**

実習を受け入れることで得られること

実習を受け入れることで、自分たちが今まで見落としていたことなども新鮮な目で考える機会となります。そして、学生の指導に当たることで、私たちの知識・技術がさらに磨かれるという相乗作用が働いて教育効果があります。

2013年には、改正精神保健福祉法が成立し、精神障がい者の地域移行が促進されています。当院でも長期入院患者の地域移行や地域定着支援を行う中で、訪問看護師がどのような役割を担い、力を発揮できているのか、実習はそれを見てもらえるよい機会であると思っています。

また、精神科訪問看護は精神障がい者を地域で支えるためになくてはならないサービスの1つであり、とてもやりがいのある仕事であることも学生に伝えています。

＊

実習期間中に教員と綿密に意見交換できる機会があると助かります。そのような機会に双方の要望を出し合い、教育機関での指導レベルや内容についても知ることができれば、より質の高い実習になると思います。

今後も、教育機関と良好なコミュニケーションと連携をはかり、円滑な実習運営をしていきたいと考えています。

[第4章：報告] さまざまな"在宅看護"実習の現場⑦

山梨県立大学看護学部

地域の看護を大切にしてきた環境でさらに深い"在宅看護"実習をめざす

佐藤 悦子 ◇ Sato Etsuko ◇
山梨県立大学看護学部地域看護学 教授

● 山梨県立高等看護学院保健学科卒業後、山梨県保健師、山梨県立高等看護学院、山梨県立看護短期大学を経て、1998年山梨県立看護大学看護学部（2006年山梨県立大学看護学部に組織変更）講師。その後、助教授を経て、2007年に教授、同大学院看護学研究科兼務。医科学博士。

　山梨県は古くから"地域"を重視し、さまざまな場の看護職が連携を大切にしてきた伝統のある"看護"を育んできました。その伝統は"在宅看護"実習においても確実に受け継がれ、現場と教育の密接な連携で、学生の満足度の高い実習が実現できています。さらに深い実習をめざす山梨県立大学看護学部からの報告です。

歴史のある県立大学の看護学科

　私の所属する山梨県立大学は、東京都の隣にある山梨県のほぼ中央に位置し、中央線の特急に乗れば新宿より約90分で来られる場所にあります。周囲をぐるりと山に囲まれ、ブドウと桃、ワインなどが特産物に挙げられる、緑豊かな自然に囲まれた地域です。

　県の人口は約84万人、ここに看護系大学は2校、国立大学法人山梨大学医学部看護学科と県立である本学、そして2016年度に私立大学が1校加わりました。本学は1998年4月に看護系大学としてスタートしておりますが、その前身は看護短期大学、さらに歴史を遡ると1953年より看護専門学校として看護高等教育に一貫して取り組んできた歴史ある大学です。

　大学の理念は「グローカルな智の拠点となる大学」「未来の実践的担い手を育てる大学」「地域に開かれ地域と向き合う大学」で、看護学部の定員は1学年100人です。看護師国家試験受験資格と選択で保健師・助産師国家試験受験資格・養護教諭一種免許状をとることができます。

"看護"の強い連携を実現する3つの特徴

　本学の特徴としては大きく3点挙げられると思

教育機関の概要

[学生数（看護学部）] 100人（1学年）
[教員数（在宅担当）] 教員4人、実習助手2人
[在宅看護実習実施学年] 3年後期～4年前期
[実習先]
訪問看護ステーション9カ所
[所在地等]
〒400-0062　山梨県甲府市池田1-6-1
TEL：055-253-7780
http://www.yamanashi-ken.ac.jp/department/nursing
（看護学部）

います。

まず1点目は「**行政・看護協会・看護実践現場・教育の場である本学が濃密な連携をはかり、さまざまな取り組みを行う体制があり、看護教育においても同様**」ということです。

特に在宅看護においては、山梨県は全国に先駆けて訪問看護制度をスタートした県でもあります。より質の高い訪問看護の提供や訪問看護師の確保等、絶えず協働して取り組んできた風土があります。学部教育もその一端にあるといった一体感を県全体の看護職が持っている点は、看護基礎教育を行う上で非常に大きな強みになっています。

2点目は「**学部生が、学び続ける看護専門職にさまざまなところで刺激を受けられる環境にある**」ことです。

本学大学院看護学研究科は、「がん看護」「精神看護」「感染看護」「慢性看護」「クリティカルケア看護」、そして「在宅看護」という6分野の専門看護師教育課程を持っています。図書館等で遅くまで学び、ディスカッションしている大学院生の姿は、それだけで大きな刺激です。本学部卒業生である訪問看護師や臨地実習指導者も本学の大学院で学んでおり、学びを実習指導に還元してくれています。

また、本学に併設している「看護実践開発研究センター」には、「緩和ケア」「認知症」の2つの認定看護師教育課程があり、大学院と合わせ、自然と自己の将来像を描くことができる——そんな環境になっています。

3点目は「**学生と教員の距離が非常に近い**」ことです。これは卒業してもなお、さまざまな折に触れ、卒業生が教員の研究室を訪れてくれる姿からも推察できます。

その理由は、本学がとっているチューター制（4年間同じ教員と学生がグループとなって、指導・相談体制をつくる）や実習指導に教育の重みを置いている点にあると考えます。特に臨地実習での教員のかかわりは「看護を語る」場面を意図的に日常的につくっており、卒業後は同じ看護をめざす専門職としてのつながりに、その重心が移動していくように感じています。

看護計画の立案・実践・評価を 2週間の実習で突き詰める

在宅看護論実習は2単位（2週間）で3年後期～4年前期で行われます。実習目的は「さまざまなライフステージにある在宅療養者とその家族の生活および健康ニーズを理解し、在宅療養者・家族への看護実践をするための知識・技術・態度を学習する。また、在宅ケアシステムの一環としての訪問看護にかかわる看護職の機能と役割について学ぶ」としています。

まずは、**在宅療養者・家族の実態を学生の五感を使ってしっかりと観てくることを大切にしながら、実習を組み立てています**。そして、「訪問看護」の実習ではなく「在宅看護」の実習にこだわりを持っています。

ほとんどの学生は、病院等の看護師や保健師として就職します。そのため学部において「在宅看護を学ぶ意味、そこをしっかりと見据えて教育していきたい」と臨地の実習指導者とも確認しています。「**生活を見据えた看護が提供できる看護職、チームの一員として期待される看護職、時代の流れを敏感にキャッチできる看護職——こんな看護職を育てたい**」という"めざす学生の姿"を、臨地実習指導者と教員でいかに共有できるか、そこが重要だと考えています。

1人の受け持ち療養者に数回以上訪問する

2週間の実習展開は、受け持ち療養者を1人決めて看護過程を展開します。**2週間で4～5回、多い学生では6～7回、受け持ち療養者の訪問**

表 在宅看護論実習スケジュール（例）

1週目	月	火	水	木	金
午前	学内・臨地オリエンテーション	受け持ちデイサービス見学	受け持ち訪問	受け持ち外訪問	受け持ち訪問
午後	受け持ち訪問	受け持ち外訪問（2件）	医師連絡見学病態関連図	受け持ち外訪問全体関連図	中間カンファレンス事例検討
2週目	月	火	水	木	金
午前	受け持ち訪問	受け持ち外訪問	受け持ち訪問	ケア会議見学	学内まとめ
午後	受け持ち外訪問（2件）	在宅ケアシステムのカンファレンス	訪問入浴見学	最終カンファレンス	個別面接レポート提出

＊日々のカンファレンスは毎日実習終了後に行う。テーマは学生が決める。

を体験できるように実習スケジュールを立てます（表）。看護計画の立案・実践・評価修正まで、2週間あれば一部ではありますが十分展開できます。

その間に、受け持ち療養者がデイサービス・訪問入浴を受けていれば見学させていただき、医師・保健師・ケアマネジャー等との連携場面なども可能な限り見学させていただきます。

実習1週目の早い時点で、病態および全体の関連図をプレゼンテーションします。1週目の終わりに中間カンファレンスとして事例検討を全員行います。「**療養者・家族の思いを大切にセルフケアに焦点が当てられた看護計画になっているか**」がディスカッションの中心になります。

2週目のはじめに、受け持ち療養者の在宅ケアシステムをプレゼンテーションし、かかわっているチームや使っている制度・サービスを互いに学び合います。最終カンファレンスでは、かかわりの評価を行い、そこで学んだものについて互いに語り合う時間をとっています。

実習指導者と綿密に話し合うスケジュール

受け持ち療養者の訪問を中心に、他の療養者の訪問も随時スケジュールに組み込み、2015年度前期の実績では平均訪問件数は12.3件でした。受け持ち療養者に5回訪問したとすると、受け持ち以外の療養者にも7～8件訪問したことになります。年齢も7割は65歳以上の高齢者ですが、可能な限り小児・成人の訪問も体験できるように実習施設には配慮していただいています。

実習スケジュールは、臨地実習指導者が組んでくれます。そのため**大学が何を学ばせたいか、臨地は何を学んでもらいたいのか、という話し合いは丁寧**に行っています。受け持ち療養者を決めるときには、「こんな療養者がいるがどうか」と教員に投げかけてくれるので、教員は学生の状況を踏まえて互いに意見を出し合い、決定していくといったプロセスを踏んでいます。

現場と教員が共に学生を育てる満足度の高い実習

優れた実習指導者は「臨床講師」に

1グループ3～5人で県内9カ所の訪問看護ステーションと実習契約を結んでいます。"在宅看護"実習を担当する教員は4人いますが、大学院等の兼務のため、それを補うために実習助手2人を配置しています。単位認定をする教員は授業や会議等を持ちながら、実習助手と組んで2ステーションを担当する体制で実習指導を行っています。

本学では、2010年度より実習指導体制をさらに充実するために、優れた実習指導者に対して「臨床講師」の称号を付与する制度をとっています。各訪問看護ステーションにそれぞれ1～2人の

臨床講師がおり、その方々はほぼ実習指導者と重なっています。

年1回、看護学部全体で行う「実習指導者ワークショップ」では、臨床講師と教員間で学生指導に関するさまざまな研修や意見交換を行います。年度末には実習施設の代表者と学部教授による実習体制構築に向けた話し合いもあります。

学部全体としての意見交換や"在宅看護"実習として個々のステーションと担当教員が綿密に話し合う場を大切に持ちながら、共に学生を育てる気運づくりをしていく——これが本学の特徴的な取り組みだと考えます。

この実習指導体制は、山梨県の"看護"の長い歴史の中で積み上げられてきたものでもありますが、本学部教員が意図的にさらに発展させていく努力もしているところです。

95％以上の学生が満足の評価

このような環境の中で行われる本学の**実習の満足度は、2015年度前期は「非常にある」83.3％、「ある」11.9％で合わせて95.2％**です。残りの「どちらともいえない」4.8％の理由は「療養者との関係形成が難しかった」というものでした。例年ほぼ同様な満足度となっています。

満足度の高い理由としてアンケートの中から学生の声を拾うと

「ケアだけでなく、療養者や家族とゆっくりコミュニケーションがとれ、より"その人らしさ"を尊重した看護を考えることができた」

「多様な療養者宅に訪問でき、在宅で生活する人のさまざまな思いを知ることができた」

「指導者がとても的確なアドバイスをくれ、相談や質問にしっかりと向き合って一緒に考えていただいたので看護について深く学ぶことができた」

「看護への熱い思いを感じ、実習指導者や先生の下、でのびのびと実習ができた」

等々、**細やかな指導体制の下で、学生が多くを実践しながら考え、学んでいる様子がわかります。**

本当に楽しい"在宅看護"実習

今、私はあらためて「在宅看護はすごい！」「在宅看護はおもしろい！」と、心底感じています。社会の流れは在宅へと向かっており、2025年問題が取り上げられ、在宅看護への期待もますます大きくなっています。学生の受け持ち療養者等へのかかわりを通しながら、**学生や実習指導者・教員間で「今、看護専門職に求められているものは何か」を意見交換**しています。

「認知症の1人暮らしの高齢者は、糖尿病を持ちながらも自宅で気ままに生活することを何よりも望んでいる。可能な限りこの望みを実現させたい。そのためには、チームを組んでかかわり、看護は食べること、排泄することなど、生活全体と身体を観ながら、血糖測定をし、インスリン注射をして糖尿病のコントロールを可能な限り行う役割がある。自宅にいるときの穏やかな笑い顔をずっと見ていたい」と受け持ち療養者に対する思いを熱く語る学生。

では、そのために何ができるのか？「限界を自分たちでつくらない」という実習指導者の助言の下、学生たちは精いっぱい"看護"を考えています。もちろん教員も可能な限り同伴訪問をして、状況を共有します。実習時間が終わっても受け持ち療養者の担当看護師と明日かかわる作戦を立てている姿は、頼もしく、チームの一員として迎え入れていただいている実感を、学生も教員も感じます。

学生の新鮮な感動が"刺激"になる

「飲酒が何よりも楽しみな、がん末期の高齢者が訪問入浴の後に訪問看護師が状態を確認した上で、ほんの少しだけビールを飲む。そのときの嬉しそうな顔を見て、在宅のよさはここだと思った。

"在宅看護"実習を終えて～学生の声

「新卒訪問看護師をめざす」芦澤 楓

"在宅看護"実習で特に印象に残っているエピソードは療養者にマッサージをしたことです。意思疎通が難しい難病の療養者に安心感をもたらす"触れるケア"を考えました。しかし「療養者へ押しつけの看護にならないか」と自信がありませんでした。先生や訪問看護師から「大切なのは、療養者さんのために悩んだその過程。必要ならばやってみること」と背中を押してもらい、勇気を出してケアに取り組みました。療養者は大変喜んでくださり、このことから「悩むこと」も大切な過程だと思いました。療養者の暮らしを尊重した看護とは何かを考え、共に生活をつくっていく訪問看護に大きな魅力を感じ、今、私は新卒の訪問看護師を志しています。

「在宅の"学び"はどこでも同じ」中村 早希

今までの病院実習とは異なり、訪問看護師と一緒に、受け持ち療養者の訪問や他の療養者の自宅に伺うことができ、話をじっくり聞き、ケアを通して学びを深め、広げることができたと思います。と同時にとても楽しかったです。

正直、はじめは訪問看護師と常に一緒で、また療養者と話をすることも、ケアをすることもとても緊張しました。しかし、徐々に慣れてきて会話が楽しいと感じるようになりました。

訪問看護を受けている療養者は、疾患も年齢層も多様です。だから看護師には療養者や家族の思いを理解しようとする気持ちが重要で、理解者としての役割が大きいこと、そして療養者や家族が抱えているものは大きく、看護師や他職種が加わり、一緒に支え合うことが大切であると学びました。そのことは在宅だけでなく、どこでも同様で、この学びを今後に生かしていきたいと思います。

見ている奥さんや息子さんたちも幸せそうだった」と語る学生。

その人らしく生きる姿、家族の姿を見て学生は、これができるのは「訪問看護師への信頼」がなくてはならないことを学びます。看護職として信頼されるためには、心身を観る目と予測する力が重要であり、療養者がビールを飲めたのは、この訪問看護師による「少しの飲酒でも状態は変わらない」というアセスメントに裏付けられていることに気づきます。「看護ってすごい」という学生の新鮮な感動が、実習指導者や教員への刺激にもなっています。

＊

「在宅看護は確かに複雑で難しい。しかし、できるところから少しずつ取り組んでいくことで、**状況が変わっていく**──実習において、そこの意味づけをしていくのが教員の役割だ」と、私は考えています。そのためには、学生や実習指導者と絶えずコミュニケーションをしっかりとることが重要です。

実習はとにかく楽しい、教員も心底楽しみながら"在宅看護"実習でエネルギーをいただき、それを授業や研究に向けています。

2014年度には本学から2人の新卒訪問看護師が誕生しました。2016年度も1人入職しました。

［実習施設からの声］

大学と強い連携で取り組む実習

甲州市訪問看護ステーション 所長
在宅看護専門看護師

松本 令子 Matsumoto Reiko

1982年都立豊島看護専門学校卒業。公立昭和病院、山梨大学医学部附属病院を経て、1999年甲州市訪問看護ステーションに勤務、現職に至る。2015年山梨県立大学大学院看護学研究科修了。2016年在宅看護専門看護師取得。

● 予防の視点も生かした訪問看護

「甲州市訪問看護ステーション」は、ブドウや桃など果樹栽培が盛んな地域である山梨県甲州市の

直営ステーションです。看護師は、常勤2人、非常勤8人、利用者数は80人で、居宅介護支援事業所を併設しています。

山梨県は、国に先駆けて看護協会と協力して訪問看護事業が推進されてきた経過があり、甲州市においても単独予算を上乗せし、保健師と一緒に訪問看護事業に取り組んできました。

このため訪問看護師には予防の視点、生活を観る力が自然に身につき、細やかな看護を小児から高齢者まで幅広く提供しています。また、市直営という特色を生かし、地域包括支援センターや健康増進課・福祉課などの職員と連携し、生活を見据えた中で訪問を行っています。

歴史ある大学との連携と、その効果

"在宅看護"実習は、山梨県立大学の前身である山梨県立看護大学短期大学部のころから受け入れており、大学の先生方とは長いお付き合いをさせていただいております。

これからの日本の医療にとって在宅を担う看護師を育成することの重要性を認識し、学生に訪問看護のおもしろさとやりがいをわかってもらい、1人でも多くの訪問看護師が増えることを願い、実習の受け入れをしています。

また、実習を通して大学とつながっていることで、大学で行う研修会の情報をタイムリーに得ることができます。これは「認定看護師・専門看護師をめざして学びたい」という訪問看護師も出てきた当ステーションにとっては大きなメリットになっています。

「受け持ち利用者」だけでなく幅広く訪問

実習は、1グループが3〜4人の構成で、実習期間は2週間、年に2〜4グループが来ます。毎年2月に、大学教員と実習の振り返りや新年度の打ち合わせをし、実習開始1週間前には受け持ちの利用者とスケジュールを決定します。

受け持ちの利用者は、できるだけ学生の受け入れに理解を示してくれる方、コミュニケーションがとりやすい方、できれば家族がいる方など学生がかかわりやすい方を意識して決めています。しかし、条件に見合った利用者がいなかったり、条件がよくても利用者からお断りをされたり、入院してしまったりと、選定に行き詰まることもあり、毎回同じ方に頼む場合も少なくありません。

受け持ち利用者への訪問看護は最低週に2回、また訪問看護以外の訪問介護や通所サービス、担当者会議や地域の保健師との連携の場面にも訪問する機会も組み込み、在宅看護を広く深く学べるように心がけています。受け持ち以外の利用者への単発の訪問も1日に約2ケースを選定し、訪問には学生1〜2人を担当の訪問看護師が連れていきます。

また、学生全員が自分以外の学生の受け持ちに訪問ができるようにスジュールを組み、大学教員も学生が受け持つ利用者に同行訪問しています。これには学生も緊張するのではないかと心配しましたが、「先生がいると安心する」「心強かった」と好評なのには驚きました。かえって看護師のほうが緊張しています。

「楽しく、財産になるような実習」をめざして

このようにほぼ全員が受け持ちの利用者に会っているので、カンファレンスでは教員を交えて具体的で内容の深い検討が実現できていると考えます。教員は、訪問以外は可能な限り学生と時間を共にし、学生の相談に対応してくれています。この体制は私たち実習を受け入れる側も安心できますし、タイムリーに相談できることで学生との信頼関係を築くことができているのではないかと感じています。

訪問に出発する前に担当のスタッフと学生で利

甲州市訪問看護ステーションの概要
[スタッフ数] 看護師10人（常勤2人／非常勤8人）
[実習指導者数] 2人
[利用者数] 80人、総訪問回数301回（2015年9月）
[協力教育機関] 大学1校
[併設施設] 居宅介護支援事業所
[所在地等] 〒404-8501 山梨県甲州市塩山上於曽977-5 （塩山保健福祉センター内）

用者の情報を共有し、学生が実施したいケアを伝えてもらいます。訪問に行く車中では、学生といろいろな話（実習以外の話も）で盛り上がることもしばしば。訪問から帰ってきた後も車中でひとしきり話をしている様子も見受けられます。

実習を受け入れる側としてのモットーは「楽しく実習してもらうこと」「1つでもいいから学生の財産になるような実習をしてもらうこと」です。

訪問以外のスケジュールは、初日のオリエンテーション（訪問看護ステーションの概要）、毎日（朝夕）のカンファレンス、1週目の最終日に行う中間カンファレンス、2週目に行う連携についてのカンファレンス、さらに最終日に行う最終カンファレンスがあります。これらのカンファレンスには、実習担当者（常勤2人）が対応をしています。

スケジュール作成は"パズル"のよう

2週間という限られた時間の中でできるだけ多くの現場を見てほしい、実のある実践を展開してほしいと考えており、スケジュールを組むのですが、実はこの作業が実習を受ける中で最も苦労しているところで、いつも頭を悩ませます。

スケジュールはパズルを組み合わせるような感じで、実習が開始になってから追われるように埋めていくという状況もあり、戦争のような毎日が続きます。時には利用者や担当スタッフへの連絡事項を忘れてしまい、迷惑をかけてしまうこともあります。

学生を通して"自分の看護"を振り返る

ただ、実習は苦労ばかりではありません。実習を受けてよかったと思うことのほうが多いと感じています。

初日の学生はとても緊張していて表情はかたく、発言も少なくて「大丈夫かな」と思うこともあります。しかし、実習が始まると表情が生き生きとしてくるのが手にとるようにわかります。

「これでいいのか」「その人らしさって何？」と悩みながら一生懸命に取り組む姿を見て、私たちは看護についてもう一度原点に戻り、自己のかかわりの振り返りができると感じています。学生がかかわったことで入浴ができたとか、手を洗う清潔行動がとれるようになったとか、学生効果を目の当たりにした看護師たちは「学生さんって、すごい」「私たちも頑張らないと」と刺激を受けています。

学生が受け持ったある利用者は「病気は嫌だけど、病気になったからあなたに出会えた。神様に感謝している」とおっしゃってくれました。学生が実習を通してその方を理解し、尊重し、その方のことを一生懸命考えたからこそ、このような言葉をいただけたのだと思い、私もその場にいられたことを感謝しています。実習は、実は私たち看護師にも大きな影響と学びを提供してくれているのだと感じています。

現状の実習の体制に要望はあまりないのですが、看護師たちはもっと学生とかかわりたい、学生の成長した姿をもっと身近に感じたいと思っているようです。カンファレンスは、今のところ実習指導者が担当していますが、今後は他の看護師も参加できるような体制をとっていくことも考えていけたらと思っています。

[第4章：報告] さまざまな"在宅看護"実習の現場⑧

園田学園女子大学人間健康学部人間看護学科

事前の準備を十分にすることで成果を上げる"在宅看護"実習

新井 香奈子 ◇ Arai Kanako ◇
園田学園女子大学人間健康学部人間看護学科 教授

● 千葉大学大学院看護学研究科博士後期課程修了。大学病院、訪問看護ステーションなどで臨床経験後、兵庫県立大学を経て、2014年より現職。

　カリキュラムの関係で"在宅看護"実習が臨地実習の最初になってしまうときに、大切になってくるのが"事前準備"です。園田学園女子大学では臨地実習の前の準備を3回のオリエンテーションと2回の事前学習課題によって入念に行い、学生をフォローしています。

　本学は、1938年に地域社会の女子教育に貢献することを目的に開学しました。以来、70余年にわたり、「他者と支え合う人間の育成」を理念として幅広く社会で活躍し自立する女性の育成をめざし、数多くの卒業生を社会に送り出してきました。"在宅看護"実習は3人（教授1人、助教2人）の専任教員で担っています。

"在宅看護"実習の準備と実際

　"在宅看護"実習は、学生（2015年度の履修学生数93人）を9グループに分け、他領域の実習とのローテーションの中で3年後期に実施しています。2015年度の実習施設は、病院地域連携部門6カ所と訪問看護ステーション8カ所です。実習スケジュールは表1（112ページ）を参照してください。

実習前のオリエンテーション

1）第1回オリエンテーション

　学生の実習に対する心構えを早期に培うことを目的とし、臨地実習開始3カ月前に行います。実習目的・目標を示した後、今後のオリエンテーションスケジュール、実習に必要な服装や物品（ケアパンツ、レインコートなど）の説明を行います。また、このときに第1回の事前学習課題（表2、113ページ）を提示します。

2）第2回オリエンテーション

　"在宅看護"実習の学生配置（実習時期・実習場所）を提示し、臨地実習施設ごとに集合写真（地域連携部門のナース服や訪問看護ステーションの

教育機関の概要

[学生数] 93人（2015年度履修学生数）
[教員数（在宅担当）] 3人
[在宅看護実習実施学年] 3年後期
[実習先] 訪問看護ステーション8カ所、病院地域連携部門6カ所
[所在地等]
〒661-8520　兵庫県尼崎市南塚口町7-29-1
TEL：06-6429-1201
http://www.sonoda-u.ac.jp/kango/
（人間看護学科）

表1 2015年度"在宅看護論"実習（2単位・2週間）のスケジュール

6/26	7/23	8/4	8/7	9/1・2・8の うち1日	9/11	9/29～2/18の期間のうち、2週間										
オリ	課題	オリ	オリ	臨地	課題	学内	臨地			学内	臨地				学内	
第1回オリエンテーション	第1回課題提出	第2回オリエンテーション	第3回オリエンテーション	訪問看護ステーション施設別事前オリエンテーション	第2回課題提出	学内（地域連携）	臨地実習（地域連携①）	臨地実習（地域連携②）	臨地実習（地域連携③）	学内（地域連携まとめ）・（訪問看護）	臨地実習（訪問看護①）	臨地実習（訪問看護②）	臨地実習（訪問看護③）	臨地実習（訪問看護④）	学内（訪問看護まとめ）

白のポロシャツとケアパンツ）の撮影、緊急連絡網の作成を行います。この集合写真は「同行訪問の学生がわかりやすい」と訪問看護ステーションで好評を得ています。このときに第2回の事前学習課題（表2）を提示します。

3）第3回オリエンテーション

各訪問看護ステーション別に実施される臨地実習での事前オリエンテーションの準備と運営方法（司会・進行、次第）の検討、訪問看護ステーション施設別のオリエンテーションでお話しいただきたい内容（訪問看護事業所の概要／訪問看護記録様式の紹介と閲覧方法／昼食の場所／自転車置き場／同行訪問の利用者・訪問看護師の把握方法など）をグループワークします。

4）訪問看護ステーション施設別 臨地事前オリエンテーション

ここで学生は自己紹介や実習で学びたい事柄を工夫しながら発表します。その後、事前依頼した内容のオリエンテーションを受けます。

2015年度は3日間で8施設の事前オリエンテーション（1施設約3時間）に伺いました。実習開始前に訪問看護事業所に伺うことで、学生は臨地1日目から実習の場に身を置きやすくなります。また、ホワイトボードなどに記載されている訪問看護師ごとの訪問スケジュールの理解が容易となり、同行訪問担当看護師とのコンタクトがスムーズになるなどの効果があります。

訪問看護ステーション側からも「同じオリエンテーションを何度も行う必要がない」「事前に学生の様子や同行訪問希望がわかって同行訪問事例の選定をしやすい」「今年の学生の様子が把握しやすい」と言われています。

本学の実習の特徴として、keywordを提示しての自己学習と、臨地実習現場でかかわることの多い事例を土台に学生が実習のプロセスを事前に体験できるような「事前学習課題」を提示することが挙げられると思います。

♥ 臨地実習の実際「病院地域連携部門」

[学内（初日）]

明日からの臨地実習に向けたオリエンテーション、事前課題事例を基に、

① 退院調整のプロセスと支援の目的、方法（退院調整に退院調整看護師が介入する必要性と支援の目的、退院調整看護師、病棟看護師が行う退院支援方法）

② 在宅移行時の社会資源の活用と他職種連携（退院調整看護師が地域の社会資源を調整する目的、必要性、退院調整カンファレンスの目的と参加する職種の役割）

についてのグループワークを行います。

[臨地実習（3日間）]

① 地域連携部門での看護師および他職種の活動を

表2　事前学習課題

1．地域連携	
第1回	1．keyword の自己学習 ①病院の地域連携部門について（地域医療支援病院、前方連携、後方連携、側方連携など） ②退院調整について（退院支援・調整のプロセス、退院調整看護師の機能と役割について） ③在宅移行時の社会資源の活用と連携について（在宅移行時の社会資源と活用、退院調整カンファレンスの目的、他職種との連携方法について） 2．事例検討 　A氏：脳梗塞後遺症後、サービス利用しながら在宅療養していたが、誤嚥性肺炎により緊急入院した80代女性について、今回の入院までの経緯、入院2日目の詳細な情報を提示。下記の2点について事例検討を行う。 ①A氏の退院支援に退院調整看護師の介入がなぜ必要か考えてみましょう。 ②A氏が退院するまでに、退院調整看護師と病棟看護師はどのような支援をすればいいでしょうか。入院中の具体的な支援方法について考えてみましょう。
第2回	1．事例検討 　B氏：ウオーキング中の脳梗塞にて緊急入院した70代男性。薬物療法、リハビリにて症状安定し、来週の退院が決定したが、在宅療養に対する妻の不安が大きい事例。現在の詳細な情報を提示し、下記について事例検討を行う。 ①B氏の退院調整カンファレンスを開催することになりました。カンファレンス参加者とそこで調整する内容について考えてみましょう。
2．訪問看護	
第1回	1．keyword の自己学習 ①訪問看護について（訪問看護とは、訪問看護を受けるまでのプロセス、訪問看護の援助と役割、訪問看護ステーションの運営と仕組み） ②介護保険制度について（介護保険とは、介護保険の申請と要介護認定、介護保険制度のサービス利用手続き、介護保険で利用できるサービスの種類とその内容、介護支援専門員についてなど） ③医療保険制度について（わが国の国民皆保険制度、医療保険制度、保険診療の仕組み、医療費の患者負担、公的医療保険の給付内容、高齢者医療制度など）
第2回	1．事例検討 　C氏：脳梗塞後遺症（左片麻痺、嚥下障害、胃瘻、要介護4、寝たきり度C）の80代男性。妻（80代）と2人暮らし。退院までの経過、訪問看護指示書、退院後3日目の訪問看護時のC氏と家族の状況の詳細を提示し、現時点でのC氏の療養上の課題とニーズについて看護展開する。

参与観察し、前方連携・後方連携・側方連携・院内院外連携の実際を知り、地域連携部門の機能と役割について理解する。

②退院調整看護師の退院支援、調整の場面（患者との面談、病棟巡回、院内や地域との調整など）を参与観察し、地域連携部門における退院支援・調整の介入の必要性、支援の目的を理解する。また退院調整看護師が行う他職種との連携方法と内容などから、在宅移行時の社会資源の活用や他職種との協働・連携について学ぶ。

③入院時スクリーニングから始まる退院調整プロセスの各場面を参与観察し、退院調整看護師の機能と役割について理解する。

臨地実習の実際「訪問看護ステーション」

[学内（初日）]

臨地実習に向けたオリエンテーションのほかに、

①事前課題事例の療養上の課題とニーズの明確化

②同行訪問場面（口腔ケア後のガーグルベースンを学生がひっくり返し、布団を汚した）のリスクマネジメント演習（なぜ今回の事故が発生したのか、今回の事故がもたらす影響、看護学生として対応すべき事柄、今後同じような事故が発生しないような防止策）

③訪問時のマナー4場面（同行訪問出発時までの準備と訪問看護師との調整／道を間違え、療養者宅前での訪問看護師との待ち合わせ時間に遅刻しそうだと気がつく／同行訪問に遅刻して到着し、自転車の置き場がわからない／療養者宅に入るとケアは既に開始されていた）

についてのロールプレイを行います。

[臨地実習（4日間）]

臨地実習のうち、1日は特定の訪問看護師の訪

問看護に同行し、訪問看護を利用している数多くの在宅療養者の理解、訪問看護業務の理解に努めます。その他の日程は、1日2～3件の訪問に同行します。同行訪問終了後、事例ごとに実習内容、訪問から感じたこと、学んだこと、考えたことを整理して記載し、さらに看護展開場面を通し、訪問看護の機能・役割について考えます。

[学内（まとめ）]

地域連携部門・訪問看護ステーション共に、臨地実習の学びの情報交換や各自の学びを基にグループワークと発表を行います。

また、全体討議や担当教員との面談を通し、自己の学びの振り返りを行い、実習での学びを実習目標に沿って最終レポートとして記録します。

"在宅看護"実習を実施する中で感じていること

事前の準備を大切にした"在宅看護"実習

当初、"在宅看護"実習は、他領域の実習と地域包括支援センターでの実習を3年で終了した後の4年で実施していました。しかし、保健師課程の選択制導入に伴うカリキュラム変更後、履修年次が3年となったことにより、3年の臨地実習が"在宅看護"から始まる学生の場合、病棟での十分な看護体験（看護過程の展開や退院支援）がないまま、在宅の場での実習、地域連携部門での実習を行うことになりました。開始した当初、学びの深まりがどうなるのかと思案したものです。

現在は、各領域が学生のそれまでの実習での体験や実習課題を把握し、意識してかかわることで、実習全体の学びの統合をはかるよう取り組んでいます。しかし、生活体験がますます少なくなっている中、教員が同席できることの少ない利用者や家族の暮らしの場で"在宅看護"実習をさせていただくには、それなりの準備が必要です。本学では、学生が在宅看護の場を肌で感じ、その可能性や場の広がりに気がつき、楽しんで、そして安全に実習ができるような仕組みとして、事前オリエンテーション、事前学習課題、実習初日の演習を大切にしています。

"在宅看護"の素晴らしさを感じる学生

ここで、2014年に実習を行った学生の「在宅看護実習」を経験してのコメントを紹介します。

「私は病棟実習を経験してからの順で"在宅看護"実習に行きました。同行させていただいた利用者は、退院後のADLの向上、廃用症候群の予防のために訪問看護を利用されており、訪問看護師は毎回、状態を観察判断しながらリハビリを行っていました。私が実習した病院では主にリハビリは理学療法士が行っていたため、看護師自ら実践している機会を目にしたのは初めてでした。看護師自身も"訪問看護に来て、リハビリの知識の必要性を痛感した"と話していました。利用者の生活の実際に目にして、その方に合った必要な支援を行うためには、訪問看護師は幅広い知識とそれを利用者のお宅で判断実践していく能力が求められると感じました」

「"在宅看護"実習は今までの実習の中で最も楽しい実習でした。病院実習の時よりも療養者を地域で生活する1人の人としてイメージしやすかったです。その方の療養環境から大切にしているものや人、趣味などが見ただけでも伝わってきました。また療養者が生活している場所であり、自身のことについても気軽に看護師に話されており、療養者の主観的情報が得やすいと感じました。在宅では対象者の性格や生活史等の情報を把握する機会が多く、より個別性を考えた援助につなげやすいと感じます。実際に訪問看護師は療養者の身体機能やセルフケア能力のみならず、経済面や家族の持つ力をアセスメントしながら、より個別性を考慮した看護計画を立てていました。"在宅看

護"実習を通して、自分自身も対象者を包括的に捉えた個別性のある援助をできるようになりたいと思いました」

＊

実習に行く前にどんなに事前準備をしても伝えきれないことは多々あります。学生は在宅看護の場に赴くことで、地域で生活する療養者と家族をありのままに理解し捉え、訪問看護実践を感じ、訪問看護に必要な能力をも見いだしていました。これが"在宅看護"実習のすばらしさであると感じています。

今後も、学生が興味を持って多くの体験ができるような実習を、現場の協力をいただきながら創り上げていきたいと思っています。

［実習施設からの声］

幅広いケアを体験できる実習を

公益社団法人兵庫県看護協会
尼崎訪問看護ステーション 所長
並河 直子 Nabika Naoko

1979年に看護専門学校卒業後、1979～1990年と1992～1996年病院勤務。1996年から兵庫県看護協会尼崎訪問看護ステーションに入職し、現在に至る。

● 尼崎訪問看護ステーションの概要

本事業所では、訪問看護事業は1993年4月、居宅介護支援事業は2000年4月、訪問介護事業は2012年6月に開設しました。2015年9月1日現在の職員数などは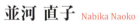の通りです。

利用者の特徴として医療保険と介護保険の割合が2013年度33：67から2014年には46：54となり、**医療保険利用者が急激に**増加しています。また、がんの新規利用者が2011年度～2013年度は平均30％程度だったのが、2014年度は**一気に54％に**

尼崎訪問看護ステーションの概要

［スタッフ数］	看護師23人（16.7）、セラピスト3人（2.7）、介護支援専門員6人（5.6）、訪問介護員8人（4.3）、事務員4人（3.0）　＊（　）内は常勤換算
[実習指導者数]	3人
[利用者数]	255人、総訪問回数1516回（2015年9月）
[協力教育機関数]	大学4校、看護専門学校4校
[併設施設]	居宅介護支援事業所、訪問介護事業所
[所在地等]	〒661-0012　尼崎市南塚口町1-26-28南塚口ビル本館402号 TEL：06-6426-6338 https://www.hna.or.jp/houmon/houmon-st/amagasaki.html

増加しています。

当ステーションでは、ビジョンとして「いつでも、どこでも、だれにでも、最期まで寄り添い、力になります」を掲げ、利用者本人が自分らしく生きることができるよう、「適切な医療と介護の提供」に職員一丸となって努めています。

● 看護協会のステーションならではの幅広いケア

主な業務としては、
① 機能強化型訪問看護ステーション2型として、併設事業所のケアマネジャーやヘルパーとタイムリーに連携して、利用者の変化や要望に対応
② 難病・精神・がん等、さまざまな疾病を持つ、赤ちゃんから高齢者まで人生のあらゆるステージにおいて、経管栄養・在宅酸素療法・人工呼吸器等の医療処置が必要な方への支援
③ 認定看護師（訪問看護・緩和ケア）を中心に、住み慣れた家で最期まで過ごせるように、疼痛管理や症状緩和などにも適切に対処し、心のケアも行いながら、家族とともに看取りを支援
④ 理学療法士・言語聴覚士などセラピスト・スタッフによる寝たきり防止のほか、拘縮予防や機能の維持回復訓練、嚥下訓練等を通じて、QOLの向上やADLの低下予防にも力を入れる
⑤ 認定看護師や看護学生など看護職の実習以外に、介護職員の喀痰吸引等の実施に係る実地研修の

積極的な受け入れが挙げられます。

● 実習全体の責任者は"訪問看護認定看護師"

当ステーションでは、"在宅看護"実習の受け入れは、**兵庫県看護協会という看護の職能団体が運営する訪問看護ステーションとして当然の役割**と考えています。また、学生を受け入れることで、日常の看護の振り返りやディスカッションの場が持てて、相互作用でステーションの看護の質向上につながっています。

実習の概要ですが、**全体の計画や調整を行う責任者は訪問看護認定看護師**が担っています。同行訪問など直接の指導は、具体的な看護内容が指導できる利用者の担当看護師が行います。また、カンファレンスにはできるだけ責任者と担当看護師が出席できるように計画しています。

具体的なスケジュールは、実習開始前に事前オリエンテーションを実施し、実習期間の中間と最後には担当教官も参加してのカンファレンスを行います。日々の実習では、毎朝の朝礼で緊急対応等の報告を聞き、その後、チームカンファレンスに15分間参加した後、1日2件程度の同行訪問を行います。**同行訪問後は、学生同士で学んだことや疑問点を話し合ってもらい、解決できないことがあれば実習責任者や担当看護師と一緒に考える**ようにしています。

同行訪問の対象者は実習前に学生から希望があった事例に沿って選定しています。また、看護過程の展開を希望する教育機関からの実習では、事例を展開しやすいように週2回以上訪問看護が入っているケースを選定しています。

● 学生に身につけてほしい"基本的な態度"

最近、看護学生の訪問が負担となって**同行訪問を承諾してもらえる利用者が減っています**。そのため同行訪問が可能な利用者が偏ってしまい、特定の利用者の負担が大きくなっています。

一方、学生によっては、他人の家へ訪問するときの基本的なマナーの不足、接遇面の問題や利用者・介護者への声かけなどのコミュニケーションが苦手な学生も増えており、**在宅看護の前提となる"基本的な態度"に対する助言・指導が必要**になっています。また、学生は指示を受けて行動することはできますが、主体性に乏しく指示がなければ行動に移せない傾向が強くなっているように感じています。

● 臨地実習の前に"生活"に触れてほしい

当ステーションには、状況に応じた適切な看護を提供している経験豊富なベテラン看護師が多くいますが、日々の業務に追われ、じっくり自分の看護を吟味する余裕がありません。しかし学生と意見交換をしたり、学生の書いた記録を見たりすることで、**自分の看護の振り返りができるよい機会**になっています。

また、学生に在宅看護について説明することで、「あらためて**訪問看護の特長・役割や継続看護について整理でき、仕事の魅力・やりがいについて再認識することができた**」という職員の声も聞きます。

利用者の中にも学生が来ることを心待ちにしている方や、学生が作成したパンフレットを大切に保管し、継続して使用している方もいます。

＊

"在宅看護"実習に来る学生は「訪問看護を利用している人は重症で大変な人である」と病状のみを捉えていることが多いように思います。

利用者は地域で"生活をしている人"であることを学生がイメージできるように、**臨地実習の前に「地域で普通に生活している人々と触れ合えるような場」を経験できるように、教育機関で工夫して**いただければと考えます。

[第4章：報告] さまざまな"在宅看護"実習の現場⑨

鳥取大学医学部保健学科

学生が"深い経験"を得られるようにロールプレイングを活用する

仁科 祐子 ◇ Nishina Yuko ◇
鳥取大学医学部保健学科
地域・精神看護学講座 講師

● 広島大学医学部保健学科看護学専攻卒業後、JA広島総合病院で看護師・保健師として勤務。2003年鳥取大学医学部保健学科（助手）に入職し、地域・精神看護学講座において在宅看護分野の教育・研究に携わり、現在に至る。

鳥取大学医学部保健学科では、学生が"深い経験"をすることを大きなねらいとして"在宅看護"実習に取り組んでいます。そのための3つの手法やロールプレイングによる演習など、具体的な実習方法を報告していただきます。

鳥取大学医学部保健学科の"在宅看護"実習

鳥取大学医学部保健学科の概要

鳥取大学医学部は、医学科・生命科学科・保健学科の3学科で構成され、医学部キャンパスは鳥取県西部の米子市（人口14万9000人、高齢化率26.7%／2015年4月現在）にあります。

保健学科は看護学専攻と検査技術科学専攻からなり、看護学専攻の学生数は1学年当たり80人です。学生は、1年後期と2年前期に基礎看護学実習、3年後期から4年前期にかけて各論実習（在宅看護実習・公衆衛生看護学実習を含む）をローテーションし、各論実習後、「看護の統合と実践」実習を行っています。なお、本学では、保健師・看護師統合カリキュラムを採用し、保健師にかかわる科目は全学生が必修です。

"在宅看護"実習の流れ

"在宅看護"実習の臨地実習場所は訪問看護ステーションです。日数は4日間ですが、連続した4日ではなく、2週間にわたる4日とし、1週目と2週目の間に学内日を設けています（表）。

実習を依頼しているステーションは鳥取県西部にある13事業所で、1クールに2人ずつ受け入れをお願いしています。ちなみに鳥取県西部には約24の訪問看護ステーションがあり、1事業所の訪問看護師数は4～5人が平均的です。なお、"在宅看護"実習を担当する教員は、雑賀倫子講師と筆者の2人です。

在宅看護論の臨地実習は、多様な場で実習することが望ましいとされていますが、本学の臨地実

教育機関の概要

[学生数（看護学専攻）] 80人（1学年）
[教員数（在宅担当）] 2人
[在宅看護実習実施学年] 3年後期～4年前期
[実習先]
訪問看護ステーション13カ所
[所在地等]
〒683-8503　鳥取県米子市西町86
TEL：0859-38-6332（地域・精神看護学講座）
http://www.med.tottori-u.ac.jp/nursing/　（看護学専攻）

表 在宅看護実習スケジュール

第1週					第2週				
月	火	水	木	金	月	火	水	木	金
講義日・自己学習	学内演習①	訪問看護ステーション実習①	訪問看護ステーション実習②	学内カンファレンス	講義日・自己学習	学内演習②	訪問看護ステーション実習③	訪問看護ステーション実習④	学内最終カンファレンス

習場所は訪問看護事業所のみです。**限られた実習時間、学習資源の中で"深い経験"をする（あるいは経験を深める）ことを重視**しています。

3つの要素を重視した実習

訪問看護ステーションの実習では、学生は「同行訪問」「受け持ち利用者の看護過程の展開」「ミニカンファレンス」を行います。

▼「同行訪問」では観察力・コミュニケーション力を意識する

訪問看護ステーション実習では、毎日数件の利用者宅に同行訪問をさせていただきます。学生は、事前情報の少ない初対面の利用者の自宅に訪問することに、とても緊張するようです。「情報がないと観察も話も難しい」と言う学生もいます。

しかし、情報量にかかわらず、また**学生であっても"できること"はたくさん**あります。例えば、「"観察すべきことは何か"を考えて観察する」「ケア中に利用者に声をかける」「側臥位が安定するように支える」「バイタルサインを測定する」「訪問看護師とコミュニケーションをとる」「看護師と利用者・家族の話に耳を傾ける」など、こういったことの全てが実践能力です。そのため**同行訪問では"見学"ではなく"観察"**を求めます。「何もできない」ではなく「できることを探して判断して行動する」ことを求めるのです。

学生も利用者にとっては"人的環境"であり、訪問するだけでも何らかの影響を及ぼす存在になります。そのことを意識しつつ、学生自身がその利用者宅でどうふるまうべきか考え、判断し、行動することが必要です。

その場で頭と心と身体を働かせて行動し、自分で気づき、感じとることが"深い経験"を得るための第一歩だと思います。そして、このような意識づけを、オリエンテーションや「学内演習①」の中で伝えています。

▼「受け持ち利用者の看護過程の展開」を通して、"超個別的看護"について考える

学生は1週目で同行訪問した利用者の中から受け持ち利用者を決めて看護過程の展開をします。具体的には、受け持ち利用者のニーズを1つ挙げて看護計画を立て、2週目に再度その利用者を訪問します。

短い実習期間の中で看護過程の展開を課題とする理由は、**学生が受け持ち利用者に学生なりの責任を持ち、一生懸命その人のことを考え、目的意識を持って訪問することで新たに気づくことが増え、"深い経験"となる可能性が高くなる**ことです。

"在宅"という場の特徴から、学生が1人でケアを実施することは難しいため、同行する看護師の指導の下、看護計画の一部を実施させていただ

きます。学内でできる限り技術練習をして臨むのですが、利用者宅では「自分の思った通りにはいかない」体験が待っています。

「ケアに必死になってしまって利用者の反応を見逃した」「先週と状態が変わっていて何もできなかった」「家族がやり方を教えてくださった」「利用者さんに"また来てね"と言われ、もう来ることはないのでどう答えてよいか戸惑った」など、学生は本当にさまざまな経験をしてきます。そして、**学生が事前に利用者のことを一生懸命考えれば考えるほど、生き生きとした体験をしてくる**ように感じます。それはその学生が、少しでも利用者に近づきたい、何かしたいと考えて行動した結果ではないかと思います。

学生は計画がうまくいったか、いかなかったかに一喜一憂する傾向にありますが、学生が立てた計画がうまくいったかどうかではなく、「利用者の今日の状態はどうであったか」「次回の訪問まで安定しておられるだろうか」「もし次回訪問させていただくとすれば、計画をどのように修正し、何をする必要があるか」など、客観的に評価することの必要性を伝えます。

看護過程の展開における教員の役割は「なぜこのニーズがあがるのか」「なぜこのケアが必要なのか」「なぜそれを看護師が行っているのか」「そのケアには個別性がどのように反映されているか」「看護以外にはどのようなサービスを使いながら、その方は生活されているのか」「家族はどのように思われているだろうか」「利用者が在宅で生活することの意味は何か」などの問いを投げかけることだと思います。

1つのニーズを挙げて計画を考えるので、一度は視野が狭くなりがちですが、**そのニーズはその人の生活全体と関連し合っているということ、その計画はその人の生活を支えるためにあり、もっとその人の生活を知ることが、その人にマッチし**たケア、つまり"**超個別的看護**"につながることに気づいてほしいと思っています。

"超個別的看護"とは、私が講義や実習で使用している造語です。その人の生活はその人固有のものであり、ケアもサービス内容も全て1人ひとりにマッチしたものである必要がある、そのための看護という意味です。

🌸 学生同士の「ミニカンファレンス」で経験を共有し、学びを広げる

訪問看護ステーション実習では、1事業所に2人ずつ学生を受け入れていただいています。実習期間中、学生はそれぞれの事業所に直行・直帰します。そこで、その日の訪問終了後、**学生同士で「ミニカンファレンス」を行い、経験したことを分かち合います**。

さらに金曜日の「学内カンファレンス」では、別の事業所で実習している学生同士でグループとなり、それぞれの経験を分かち合います。訪問看護ステーションにはさまざまな特徴があるので、例えば、「私のステーションでは独居の人はいなかったけれど、他のステーションに行った学生の話を聞いて、独居の人への訪問看護の実際がわかった」「サービス担当者会議に参加できた学生の話を聞いてイメージできた」など、**学生同士で情報共有することによって学びが広がります**。

本学の特徴的な試み ロールプレイングによる演習

🌸 学生が訪問看護師役になる

本学の"在宅看護"実習で特徴的な試みとして、2週目に行う「**学内演習②**」があります。これはロールプレイングによる演習です。

学生が訪問看護師役、教員が利用者と家族役を演じ、ロールプレイングをします。臨地では単独訪問を経験できないため、このロールプレイング

"在宅看護"実習を終えて～学生の声

「疾患を持ちながらも暮らせること」加藤 歩

　私が"在宅看護"実習で学んだことは、利用者が疾患を持ちながらも地域で暮らせることに喜びを感じておられること、訪問看護師の仕事のやりがいと特徴についてです。利用者の喜びについては、実際に訪問させていただいた際に、「家での生活はストレスも少なくて嬉しい」とお話を聞かせていただき、家族や訪問看護師から「家に帰ってからはからだの調子がよくなった」というお話を聞かせていただいたことで学びました。

　訪問看護の仕事の特徴では、病棟と違い、いつでもすぐに駆けつけられる距離にいることができないため、さまざまなことを予測し、決められた時間の中で看護を提供されていることや、生活の場に入らせていただくため、利用者の生活環境にも配慮されていることを学びました。

「"利用者主体の看護"に気づいた」水元 真菜

　今回の実習では実際に受け持ち利用者を決め、看護計画を立て、看護を実施させていただきました。私は浮腫がある利用者に対して下肢の血行をよくする目的で足浴を実施する計画を立てました。しかし実際に利用者のお宅に行くと、物品がどこにあるかわからなかったり、お湯の温度をなかなか調整できなかったりと、自分の準備不足で看護師に助けてもらったところが多くありました。

　利用者宅で起こりうるさまざまなことを想定し、その場で臨機応変に対応することが、利用者主体の看護に必要な実践能力だと感じ、そのような看護をめざしていきたいと思いました。

「在宅での連携の大切さを知る」山根 梨樺

　私は実習で、受け持ち利用者の訪問看護に加え、介護士の食事介助や、訪問入浴の入浴介助にも同行させていただきました。在宅看護において、利用者の生活に合った看護ケアの方法を考えることが重要だと考えていましたが、多職種のケアに同行させていただいた後は、それだけではなく、利用者がどのようなサービスを活用されているのか、それぞれのサービスと連携をとるためには、訪問看護師としてどのような役割を担っているのかを考えて行動しなくてはならないと学ぶことができました。

では、学生が1人で観察とアセスメントをすることに挑戦します。それは訪問看護師が何気なく行っている観察・アセスメントの大切さと難しさに気づいてほしいからです。

　学生には事前に学内演習の方法と事例を提示し、準備しておくように伝えます。目的は「利用者・家族を主体とした看護を実践するための観察とアセスメントに挑戦し、根拠ある計画的な看護を実践する準備をする」ことです。

　事例として「70代男性、脳梗塞後遺症で左片麻痺があり、膀胱留置カテーテルと胃瘻がある。昨晩から発熱があり、妻は心配している」という場面を設定し、そこに学生が訪問します。

　学生は事例をみて、発熱の原因を「膀胱留置カテーテル？」「胃腸炎？」「誤嚥？」「感冒？」などと予測して観察を試みます。しかし実際にロールプレイをしてみると、学生の観察は断片的で正確な情報までたどりつけず、結果的に全体を統合してアセスメントすることができません。

　そこでグループで訪問計画を練り直し、再度ロールプレイを行っていきます。これを繰り返すことで、学生は「どのように観察すれば適切なアセスメントに近づけるか」ということに気づいていきます。

"ケアの根拠"に気づいてほしい

　学生に行ったアンケート調査から「学内演習②が役立った例」を見てみると、「観察・アセスメントには知識が不可欠である。受け持ち利用者の病態について再度勉強し直し、観察項目を考えて訪問した」「予め観察項目を考えていても、訪問してみると予測していなかったことも起こりうる。その場での観察力・アセスメント力・柔軟に対応する力が求められると思った」「訪問したら利用者さんに発熱があった。かぜ？　脱水？　環境の

せい？　と、看護師と一緒に考えることができた」などの声がありました。

訪問看護師のケアを見て学ぶことは重要ですが、それらは全て利用者の状態に合わせて行われています。すなわち、**観察・アセスメントがきちんとなされた上でのケア**です。

1週目の実習では、学生は素早く丁寧で、流れるような看護師のケアに感動します。2週目では、利用者・家族、さらに環境にまで視野を広げて、それらと**ケアとの関連、すなわち"ケアの根拠"を考えられるようになってほしい**と思っています。さらに、学生自身が気づいたことや疑問について看護師とコミュニケーションがとれるようになると、看護師の判断や思いを聞くことができ、学生の学びが深まっていきます。

課題となる2つのこと

一方、"在宅看護"実習における課題については2点あります。まず、1点目として、これまで「深い経験をする」ことをテーマに述べてきましたが、実際には**学生が"深い経験をする"ことを意図的に導くのは非常に難しい**ということです。「学内演習②」も"深い経験をする"ことを助けるものですが、ロールプレイ演習でのグループワークに加え、個別指導も必要だと思います。

1週目で学生は「訪問看護の実際が何となく理解できた」と感じます。しかし"深い経験"ができるかどうかは2週目の過ごし方にかかってきます。2週目に受け持ち利用者への訪問があり、同行訪問にも行かせてもらう中で、どれだけ目的意識を持てるか、どれだけ準備をして臨めるか、どれだけまわりの人とコミュニケーションがとれるか……。これらが"経験の深さ"の程度に関係しているように思います。

2つ目に「学生の達成感」についてです。「2週間では何もできない」「利用者さんに変化がなかった」と言う学生がいます。つまり「何かができた」という満足感が得られにくいのです。

その結果、「やっぱり訪問看護は難しい」「曖昧なことが多くて判断が難しい」と感じることもあります。しかし、人の心身も生活も、そんなに単純ではありません。曖昧な状況も多いのです。だからこそ、看護師の広い視野を持った専門的判断が必要です。「**在宅看護は難しい。だからこそ、そこに看護の役割があり、やりがいがある**」ということに、**学生は気づいてほしい**と思っています。医療者主導のケアではなく、**利用者中心のケアは看護師と利用者の関係性とともに発展していく**と考えます。学生がそのような貴重な場に同行し、**かけがえのない"深い経験"を得ることができたと感じることが重要**だと思います。

よりよい"在宅看護"実習の実現に力を注いでいく

"在宅看護"実習の素晴しいところは「リアルな人々、リアルな生活と出会えること」だと思います。いろいろな利用者・家族がおられます。訪問看護ステーションもいろいろな特徴があります。そして、もちろん教員や学生もいろいろでしょう。

まず、訪問看護師の「在宅看護への思い」を聞く機会や、モデルとなる看護師と出会えることは、学生のモチベーションを高めると思っています。そして、人と人とのつながり、人の温かさ、ときに関係性の難しさや制度の矛盾も感じますが、学生にとっては、このようないろいろな人との出会いが刺激であり、心が動く体験となります。

訪問看護ステーションの実習指導者は時々、「やっぱり学生さんはいいわ〜。若いって本当にいいわ〜。一緒に訪問すると利用者さんがすごく喜んでくださるのよ！」と言ってくださいます。

学生に「いい看護師さんになってね！」と声をかけてくださる利用者、いつもはマッサージを受けていないのに学生が立てた看護計画だからと足を出して学生のケアを受け入れてくださる利用者、本当に頭が下がります。家に学生を入れてくださること自体ありがたいのですが、このような温かい場面は、学生にとって、"看護が楽しくなる体験"になると思います。訪問看護師の温かさ、家に入れてくださる利用者・家族の優しさに支えられて、"在宅看護"実習は成り立っています。

その優しさに応えるべく、"深い経験"をし、それをその後の実践に生かすことが、学生と教員の役割だと思います。そして、**訪問看護師や利用者・家族に、学生が少しでもよい刺激となる存在でいられるよう、私たち教員も"在宅看護"実習の準備に、これからも力を注いでいきたいと思います。**

まごころ訪問看護ステーションの概要	
[スタッフ数]	看護師6人（常勤3人／非常勤3人）
[実習指導者数]	2人
[利用者数]	約40人、総訪問回数275回（2015年9月）
[協力教育機関数]	大学1校、看護専門学校1校
[併設施設]	居宅介護支援事業所／介護付き有料老人ホーム
[所在地等]	〒683-0003 鳥取県米子市皆生2-13-13 TEL：0859-22-8262／FAX：0859-38-5501

［実習施設からの声］

看護師に"気づき"を与える記録

まごころ訪問看護ステーション 管理者
多口 美佐子 Taguchi Misako

1990年国立大田病院付属看護学校卒業後、松江生協病院、皆生温泉病院、鳥取大学医学部附属病院で病院看護師を経て、1997年より現職。

● 訪問看護は"予防"が大切という理念

当事業所は2007年に設立し、現在は株式会社として運営し、居宅介護支援事業所と介護付き有料老人ホームの併設施設を持っています。利用者の人数は約40人で、医療保険15％、介護保険の要介護50％、要支援35％です。

訪問看護は悪化予防が大切で、予測性を持った視点を大切にしていきたいという理念を持っています。したがって、利用者には介護予防の方が多く、重症化しないように、その方の生活のパターンに合わせた食事指導・服薬管理・転倒防止の取り組みに力を入れています。

当事業所では、鳥取大学の学生実習を約15年間受け入れてきました。それは**スタッフのスキルアップと将来の人材確保のために**という思いからです。これからも学生の受け入れは継続していくつもりです。

● 学生に「在宅を感じて」ほしい

具体的な実習の流れですが、まず学生は2人ずつ受け入れています。学生の実習目標が記入された用紙を事前に大学からいただけるので、具体的な実習目的がある学生には目的が達成できるような訪問先を選んでいます

実習指導者は一緒に行く看護師が担当します（訪問先の看護師は受け持ちを中心にしているため）。また、1日のスケジュールは「8時半から朝礼に参加」「9時から訪問、1件～2件」「12時半休憩」「13時半から訪問、1件～2件」「訪問終了後に記録」という流れです。

移動中の車の中で、学生と訪問看護師は利用者のオリエンテーションやその他いろいろな話をします。これが学生の緊張をほぐすようです。私たちは学生に「落ち着いた心で一緒にケアを行いながら、在宅を感じてほしい」と思っています。

管理者の私は、訪問終了後に実習の様子について看護師から報告を受けます。学生の反省会は、毎日は行いませんが、実習最終日に時間をつくって行っています。そのときに「訪問はどうだったか」「気になることはなかったか」などを聞くようにしています。**学生は訪問中にその場ですぐに質問できず、誤解していることもあるため、この時間は大切**にしています。

● 大変な中にやりがいのある"在宅看護"実習

　実習で最も苦労するのは「訪問先の確保」です。訪問看護は利用者の多い時期、少ない時期の差があります。実習期間に利用者が少ないと訪問先も少なくなります。

　鳥取大学は実習期間が短いということもあるので、そういう中でも「少しでも多くの在宅看護を知ってもらう」ために、訪問先に2人の学生を一緒に受け入れてもらうこともあります。その調整もかなり大変です。

　その一方で、実習を受けてよかったと思うことも多いのです。学生は訪問中の様子をよく覚えていて感心します。記録を読んでいると看護師と利用者の会話や様子が面白いように伝わってきます。

　看護師から受ける利用者の報告は、他機関との連携が必要な状態、問題が起こって対処したなど、その場でアセスメントをして解決をした内容が主になります。そして、**学生からの報告の中には、看護師からの報告になかったけれども大切な情報だと感じる内容**もあります。

　例えば、ある訪問記録で、腹部のアザについて利用者と訪問看護師の会話場面がありました。看護師は「インシュリン注射の内出血が原因だと思います」と説明したのに対して、利用者は「看護師の腹部マッサージの押す力が強いからだと思った」と笑っておられたと書かれていました。

　この場面を、看護師は「利用者さんは説明に安心された」と捉えました。一方、学生は「利用者さんは腹部マッサージの力が痛いと言いたかったのでは？　薬の影響で出血しやすいと心配しているのではないかと感じた」ということでした。

　ほかの場面でも、学生と利用者が2人きりになったとき、「1人で野菜買っても残るし、そんなに食べられないね」と利用者は話されたそうです。このことから、利用者は野菜の摂り方について困っていることがわかりました。今まで訪問看護でうかがっていても出てこなかったことです。

● 学生がいることで振り返る自分たちの実践

　このように、利用者の言動をきちんと聴き、きちんと観て、言葉の奥にある思いを考えようとする姿勢が訪問看護師には必要です。ただ、それは完璧にできるものでもありません。"在宅看護"実習を受けて、同行訪問した学生から教えてもらうことがいろいろとあり、実習は看護師も考える機会を与えてくれています。

　また**学生は"楽しい訪問の雰囲気"も伝えてくれます。そんなとき、私たちは「よい訪問ができているな」と嬉しく感じます。**

　そして、学生は利用者・家族に対しての看護師の言葉・行動の意味を考えているので、**根拠を持った技術の提供がいかに大切かということを、看護師が再認識する機会**になっています。

　さらに、学生は利用者・家族に対応する看護師の言葉・行動の意味について観察する力も優れているので、その感想は私たちのスキルアップにつながっています。

[第4章：報告] さまざまな "在宅看護" 実習の現場⑩

県立広島大学保健福祉学部看護学科

"状況関連図" と "家族のエコマップ" を用いたわかりやすい "在宅看護" 実習に取り組む

岡田 麻里 ◇ Okada Mari ◇
県立広島大学保健福祉学部看護学科 講師

● 大阪大学医療技術短期大学部卒業。病院看護師として勤務後、東京大学医学部保健学科に編入学。広島大学大学院医学系研究科博士後期課程修了。病院で再び看護師として勤務後、岡山大学大学院保健学研究科コミュニティヘルス看護学領域助教。2012年4月より現職（統合分野在宅看護論担当）。

[共同執筆者] 水馬 朋子（同・准教授）／脇田 宣枝（同・元助手）／三宅 由希子（同・講師）

県立広島大学では2015年度から "在宅看護" 実習の内容を大幅に改変し、"状況関連図" や "家族のエコマップ" を効果的に活用するようになりました。その実習概要を報告していただきます。

県立広島大学保健福祉学部看護学科の学生数は1学年60人、"在宅看護" 実習を担当している教員は4人（在宅看護担当教員1人、公衆衛生看護担当教員2人、基礎看護担当教員1人）です。

本学では、2012年度入学生から統合カリキュラムを保健師選択制へ改正し、2015年度から保健師選択課程開始と同時に「地域看護実習Ⅱ」を「在宅看護実習」と名称変更し、看護師課程の実習の位置づけとなりました。これを機に "在宅看護" 実習の目的や実習課題を、「療養者とその家族の生活と医療を統合してアセスメントし、療養者やその家族の暮らしを通じて地域をみる」ように改編しました。

"在宅看護" 実習は4年生前期に45時間1単位で、4日間の訪問看護ステーションでの実習と1日の学内まとめ・報告会の計5日間で構成されています（指定規則の単位数は確保されています）。実習は広島県内21カ所の訪問看護ステーションの協力を得ています。

"状況関連図" と "家族のエコマップ" を効果的に活用

▼生活と医療を統合した看護課題をアセスメント

在宅看護過程の展開（図1）では、看護課題を導き出すために "状況関連図" の作成を活用しています。状況関連図は、看護過程を展開するために必要な論理的な思考です。これは1年生で学修する看護理論と実践、3年生で履修する各専門領域科目で学ぶ発達段階や病態生理を中心とした論理的思考過程が基盤となります。

基本的な看護過程の展開を積み重ねる形で、在

教育機関の概要	
[学生数]	60人（1学年）
[教員数（在宅担当）]	教員4人
[在宅看護実習実施学年]	4年前期
[実習先]	訪問看護ステーション21カ所
[所在地等]	TEL：0848-60-1120（代） http://www.pu-hiroshima.ac.jp/soshiki/nursing/（看護学科）

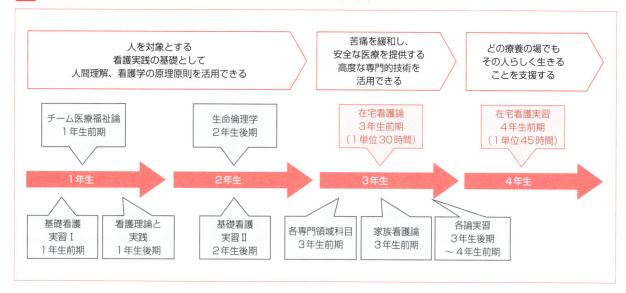

図1 県立広島大学の教育カリキュラムにおける在宅看護過程展開の位置づけ

宅で療養している対象者に応用することが大事な点です。特に、**対象が抱える病気や障害からくる問題と、対象の生活歴・価値観・思い・家族とのかかわりなどとの関連を踏まえて考え、看護課題を導き出すこと**が、在宅看護における看護課題をアセスメントするポイントになることを学生には伝えています。

他の講義で学んだ知識を積み上げ、活用する

状況関連図作成以外には、在宅看護の対象を「療養者を含めた家族」という1つの単位で捉えるために**"家族のエコマップ"を作成**します。これによって、家族の中における個々人の役割・発達課題・家族同士の相互関係を理解します。

また、療養者とその家族の生活を支えるためには、訪問看護師・かかりつけ医・ホームヘルパー・ケアマネジャー・理学療法士・作業療法士などの多職種連携や、多職種とのチーム形成、社会資源や制度活用を理解することが必要になります。さらに、倫理的課題を捉えることも求められます。

このような幅広い課題を展開するために、在宅看護論だけでなく、「家族看護論」「家族指導論」「保健医療システム論」「チーム医療福祉論」「生命倫理学」「看護倫理学」などの既習の学修内容と結びつけ、応用できるように指導しています。

主体的な学びを促す"反復・協働・共有"

本学では「事前学習→講義→グループワーク（協働）→学びの共有（発表）」という流れで**模擬事例を2回繰り返します**（表）。

事前課題として模擬事例を配布し、自己学習の知識を補う形で講義し、グループワークで課題展開の完成度を高めます。最後に必ず、各グループが学習成果を発表し、学生同士の知識と学びの共有を行います。学生は、作成した状況関連図や家族のエコマップなど、課題を展開した思考過程を他者に説明し、他者の説明を聞くことによって、自身の思考をより深く整理します。さらに、互いの発表に対する気づきや、自分たちのグループとの相違点や共通点をディスカッションすることで学びをより深めることができます。

関連図とエコマップの活用

ここでは、学内のグループワークで作成した**事例1の状況関連図の一部**（図2）と、**家族のエコマップ**（図3）を紹介します。例えば、図2の状況関連図の事前学習では、事例の病態から来る課題のみに目が向いていた学生も、グループで検討することで、「ジャズが好き」「入浴好き」といっ

表　在宅看護過程に関する講義・演習・実習の流れ

流れ	スケジュール	学習目標
在宅看護論 30時間 2単位 （演習4コマ）	事前学習	・配布された模擬事例【事例1〜3】を読み、担当の事例において、以下の課題についてワークシートを活用し個人学習する。 【事例1】「88歳男性、脳出血後遺症、日常生活自立度C2」 【事例2】「73歳女性、パーキンソン病、Yahr4」 【事例3】「65歳男性、ALS、日常生活自立度C2」 ①状況関連図を作成し生活と医療の観点から看護課題を導く ②家族のエコマップを作成し家族の中で生じている相互関係をとらえる ③多職種連携図の作成と看護師の役割を説明する ④倫理的課題と看護師としての立場を説明する
	講義 （90分間）	・在宅療養者を理解するための情報収集とアセスメントの視点を学ぶ。 ・模擬事例の抱える疾患に関する病態生理と生活、価値観や思いに関する個別性の高い情報を整理することができる。 ・生活者としての在宅療養者の看護課題を導き出す思考過程を学ぶ。
	グループワーク （90分間）	・グループで、事例の4つの課題 ①状況関連図／②家族のエコマップ／③事例を中心とする多職種連携図と看護師の役割／④事例の倫理的課題の展開と看護師の立場について話し合い、看護問題を導き、支援の方向性について話し合う。
	発表 （90分間）	・グループごとに、担当事例の課題を発表する。 ・全体討議を通して、3つの模擬事例の看護課題、家族を含む支援の方向性、多職種連携における看護師の役割、倫理的課題における看護師の立場について話し合い、方向性を見いだすことができる。
	演習の振り返り （60分間）	・在宅療養者の模擬事例を展開してみた感想、自己の課題、今後、看護学生としてすべきことは何かの気づきを共有する。
在宅看護実習 45時間 1単位	事前学習	・配布された在宅看護実習要綱および模擬事例を読む。 ・模擬事例について、①〜④の課題をワークシートに個人で展開する。 【事例4】「78歳女性、膵臓がん、終末期」
	実習オリエンテーション・演習 （1日：5コマ）	・実習要綱を用いたオリエンテーション、自己の実習目標を明確にする ・グループごとに、【事例4】について話し合い、ワークシートにまとめる。 ・各グループでまとめた内容を発表し、全体で共有する。
	同行訪問 （4日間）	・療養者のカルテ、同行訪問などから療養者の疾患や生活歴など、個別性の高い情報を収集する。 ・実習中に2回同行訪問できた事例について、①〜④の課題を展開する。
	学内まとめ・報告会 （1日）	・午前中は、各実習施設ごとのグループに分かれ、担当教員と実習の振り返りと、まとめの資料作成を行う。 ・各グループでまとめた内容を発表し、実習から得られた学びを共有する。

たその人らしさを示す情報や、「家族も嬉しく思う」といった家族の様子を状況関連図に組み込むことで、医療と生活を統合させた在宅看護の課題や目標のあり方を考えることができていました。

さらに、家族のエコマップの作成と検討を通して、介護や仕事の負担が嫁に集中していること、身体的症状が現われている嫁への支援の必要性など、Aさんの在宅療養を支援するためには家族1人ひとりをみることの大切さに気づくことができました。

これらを踏まえて、**臨地実習では、実際に同行訪問する療養者を対象に、学生個々人の課題として「自立して看護過程を展開できること」をめざ**しています。さらに実習では、学生は作成した療養者の課題を直接、実習指導者や担当看護師らに示しながら説明します。学生は課題展開を基に、実習指導者や担当看護師らと具体的なディスカッションをすることで、看護師として深く事例を理解するためのより具体的な指導が得られることをめざしています。

図2 [事例1] グループワークで作成した学生の状況関連図（一部）

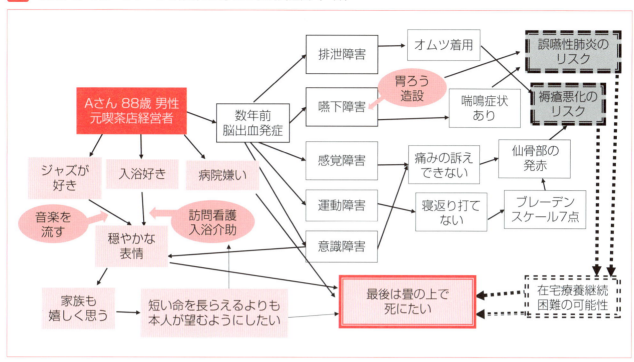

図3 [事例1] グループワークで作成した学生の家族のエコマップ

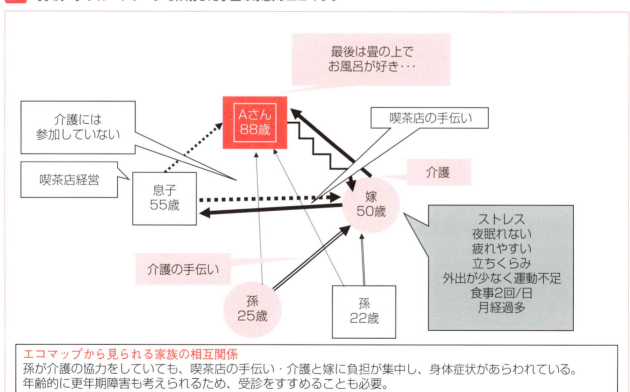

"在宅看護"実習を終えて～学生の声

●「目に見えないことを汲みとり形にしていく在宅看護」村上 賀納子

"在宅看護"実習は、利用者のニーズ・思い・家族関係・習慣など"目に見えないもの"を汲み取る必要性とその難しさを感じた実習でした。

同行訪問をした利用者Bさんの表情や発言から気分の落ち込みや疾患に対する思いが言葉の端々に出ており、訪問看護師はそれらを全て受容していることがわかりました。そしてBさんの気分の落ち込みが家族に向くところを、看護師が間に入ることによってクッションになっていました。看護師と話をしていたとき、Bさんの妻は時折涙を浮かべていました。その様子から妻は自由な時間がなく介護負担を感じている一方で、Bさんが妻に対して"申し訳ない"と感じていることに対しても心を痛めていることがわかりました。Bさんの事例からも在宅療養者の表現しがたい痛み（つらさ）など、表面的には見えない部分がたくさんあることを感じました。

このような"家"という場で行われる在宅看護には、療養者や家族の思いに気づく敏感さ、見えない思いを言語化する力、ニーズに合ったケアとして形づくる難しさとやりがいを感じました。

●「病院と地域の橋渡しができる看護師をめざして」栗栖 千尋

気管カニューレをつけたCさんに焦点を当て、起こりうる問題を関連図に、社会資源の利用状況を多職種連携図に示し、可視化しました。起こりうる問題を挙げたCさんの関連図をもとに、実習指導者の助言を得ることで、Cさんが1年以上退院できなかった理由が、そして、もう一方の社会資源の図から自宅に帰ることのできた理由がわかりました。

看護師が医療保険・介護保険やサービスに関する知識を身につけて、病院と地域との橋渡しができなければ、「家に帰りたい」という本人と家族の希望を実現することはできないと痛感しました。社会の動向に目を向け、病院と地域を結びつけることのできる看護師になりたいと思いました。

学生が実習指導者に働きかけ、学び合いの関係を築くこと

▼学生の積極性を高める仕掛けづくりと事例への関心を高める

これまで実習指導者から何度も
「学生から何の質問もない」
「学生からいろいろなことを尋ねてもらえるとよいのだが……」
など、学生の"積極性のなさ"を嘆く声を聞いていました。

一方、学生は「積極的にかかわる」「指導者に質問する」という目標は掲げてはいるものの、誰もが忙しそうにしている実習の現場では、その場にいるだけでも肩身が狭く、「指導者に声をかけづらい」「そもそも何をどのように質問すればいいのか」など悩んでいることを教員として感じていました。

しかし、**積極的に現場に質問をしていかなければ、短い実習期間で学生が在宅看護の対象者をしっかりと理解するのは困難**です。そのため、課題を展開することで在宅看護を提供するための必要な思考を踏むことを期待して、本学では課題による「事前学習」に力を入れています。

ただ、ここで気をつけたいのは、学生にとって短期間での記録の負担が大きいことです。そのため、学生の中には「課題をこなすことだけに一生懸命」になり、実際の療養者や家族のことを実は全然見ていないというケースも起こり得ます。私たち教員が学生に望むのは、
「実習を通して、療養者・家族の生活や看護課題を理解することで、"その人"の人生や生き方に関心を寄せ、学びと感性を磨き、視野を広げて、人としても豊かに成長していく」
こと。臨地実習に入る前に、そのことを丁寧に学生には伝えています。

🌸 実習指導者に"事例を語る"ための時間をつくってもらう

　実習指導者会議や事前説明の場で「課題」を取り入れることを説明すると、実習指導者からは「記録の"書き方"は先生が教えてください」「仕事中に状況関連図の"書き方"は教えられない」というご意見をいただくことがありました。

　忙しい業務の時間を調整して、学生指導の時間をとっていただくことに変わりはないのですが、**指導者にお願いしたいのは「事例を語っていただくこと」で"書き方の指導"ではないこと**強調しました。

　また演習で活用した事例やグループワークの成果を紹介することで、学生に"書き方の指導"は必要ないことを理解していただきました。

　"状況関連図"や"家族のエコマップ"などの課題は、複雑で長い経過を抱える在宅療養者の個別性を理解するためのツールとして活用したいと思いました。

　4日間の実習期間で、学生が"自分の力だけ"で療養者を理解するのは困難ですが、療養者の状況関連図を指し示しながら学生の説明を聞くことで、実習指導者は同行訪問を通して学生がどこまで療養者を理解したのかが実によくわかります。さらに、**実習指導者からは状況関連図を補う形で、その療養者の複雑で、多様な価値観にまで踏み込んだ"その人"を語ってもらうことが期待**できます。

　実習指導者の"語り"は、訪問看護師の視点で捉えている"その人"であり、学生が指導者に具体的に踏み込んで聞かなければ語ってもらえないことです。

　学生が療養者やその家族を深く理解するために、自ら実習指導者と対話し、学びの関係を築ける環境づくりに、教員としてこれからも力を注いでいきたいと思っています。

"在宅看護"実習の素晴らしさと学生の変化

　"在宅看護"実習で、学生は実際の生活の場を見ることで、療養者や介護者が病気や障害を抱えながらも生き生きと暮らしている様を体感します。在宅看護のあり方は十人十色、療養者ごとにいろいろな看護の形があっていいことを実感することで、感動とともに学生自身の看護の視野と看護観が広がっていきます。

　そして、**療養者の暮らしに則した看護のあり方への理解は、学生が卒業後に、たとえ病棟で働く看護師になったとしても必要なことを学んでいく**はずです。

　臨地実習を終えた学生が「患者の入院前や退院後の"生活者"としての暮らしのあり方」や「入院中の看護は退院後の生活を見据えたものでなければならないこと、そのために在宅看護にかかわるスタッフと連携することの大切さ」を、自ら発言するようになりました。

　何より、学生は、療養者や介護者のたくましさ、家族関係の複雑さ、どうしようもない生活の問題や経済的な問題を抱えている状況を目の当たりにすることで、その人に対して湧き起こるさまざまな感情を体験していました。

　本学では、在宅看護論や"在宅看護"実習のあり方について、まださまざまな課題を抱えています。しかし、**4日間の"在宅看護"実習を通して出会う実習指導者や訪問看護師らの看護観に触れ、療養者とその家族の人生の機微を理解しようとすることで、学生は確実に成長している**と感じています。

【参考文献】
1）長江弘子，谷垣靜子，乗越千枝，他：生活と医療を統合する継続看護の思考枠組みの提案，インターナショナルナーシングレビュー，35（4），p.89-94．2012．
2）長江弘子編著：生活と医療を統合する継続看護マネジメント，医歯薬出版株式会社，2014．

[実習施設からの声]

学生は大切な"看護の仲間"

前・一般社団法人東広島地区医師会
在宅事業所統括所長

加川 登喜子 Kagawa Tokiko

1972年国立呉病院附属高等看護学院卒業後、広島県内の国立病院・療養所に勤務。その間、内科・外科・精神科・重症心身障害児(者)の臨床看護・看護基礎教育・看護管理に携わり、2011年3月定年退職。13年4月から16年3月まで在職。

● 地区医師会運営の"医療"に強いステーション

賀茂台地訪問看護ステーション（以下：当事業所）は、一般社団法人東広島地区医師会に属する在宅事業所で、当法人には賀茂台地東部訪問看護ステーションもあります。

当事業所の概要は囲みを参照してください。スタッフの中には認知症看護認定看護師も1人在籍しています。

利用者数の約6割は医療保険算定対象者で、厚生労働大臣が定める疾病・特掲診療科等（別表第7）の利用者は37～38人／月、在宅での人工呼吸器装着中の利用者は13～14人／月と、医療依存度の高い利用者を積極的に受け入れています。訪問看護に対する熱意の高いスタッフが揃い、積極的に小児看護・ターミナル看護など利用者の状況に応じた柔軟な対応支援が可能であることが強みのステーションです。

一方、賀茂台地東部訪問看護ステーションのスタッフは看護師12人（常勤換算8.8人）・理学療法士1人です。

利用者数は85人／月で、約7割が介護保険算定対象者（うち中重度者5割強）、訪問歴10年以上の利用者が12人います。経験豊富なスタッフが揃っており、地域に根ざした息の長い活動を行っています。

● 実習を積極的に受け入れる熱き訪問看護師たち

当事業所では、2001年より看護大学の臨地実習を受け入れています。当初、ステーションの看護師は5年以上の臨床経験を持ち、訪問看護経験も4～5年を重ねていました。臨床では中堅看護師として後輩の指導を担当する時期にある者ばかりです。「訪問看護に対する熱意や看護実践を後輩に語り、共に育つ環境（臨地実習指導）を体験することは訪問看護師の育成にもつながる」と考え、実習先を苦慮されていた大学の申し出を引き受けることになりました。実習を受け入れるに当たっては、主任を中心に「訪問看護実習指導マニュアル」を作成しました。

現在、3つの大学の学生と訪問看護の学びの場を共有しています。県立広島大学からの実習は2006年からで、各大学の教育方針に基づいて実習を充実させるために「臨地実習委員会」を立ち上げました。大学主催の"在宅看護"実習指導者会議に出席し、実習の目的・実習方法等について説明を受け、臨地実習委員会で伝達します。

同時に、担当看護師自身が利用者・家族への看護の責任を果たすために、指導の実際についての「自己評価表」を作成しました。この評価表は同行訪問1事例ごとに使用しています。

● "莫大な資料"に戸惑うが学生の力を信じて

県立広島大学は、2015年度に地域看護学実習から"在宅看護"実習としてカリキュラム改正が行われました。大きく変更された点は実習記録様式（状況関連図・家族のエコマップ・社会資源の利用、倫理的課題等）でした。

大学からの提示資料を基に指導者会議に参加した管理者が臨地実習委員に説明します。そして委員はスタッフに伝達していきます。

最初、スタッフは莫大な記録物に抵抗感を示し

賀茂台地訪問看護ステーションの概要
[スタッフ数] 看護師16人（常勤換算12.8）・看護補助者1人・理学療法士1人・作業療法士1人
[実習指導者数] 2人
[利用者数] 約120人、総訪問回数750〜800回/月
[協力教育機関数] 大学3校
[併設施設] 居宅介護支援事業所、ヘルパーステーション
[所在地等] 〒739-0003 広島県東広島市西条町土与丸1113 TEL：082-423-5959／FAX：082-423-5996 http://www.east-hiroshima-med.or.jp/zaitaku.htm

ましたが、学生の力を信じて、記録物の存在を利用者の看護を語る1つのツールとして使用することに意思統一して実習を迎えました。

実習開始1カ月前より、訪問看護実習マニュアルに沿って事業所ごとに受け入れ準備にかかります。事前に提出された実習生の実習目標を加味し、委員は管理者と相談しながら事例を選定します。管理者または担当者は文書による依頼・説明に利用者宅に伺います。大半の方が快く受け入れてくださいますが、中には「男子学生は苦手」とされる方もおられます。

実習生1人に6〜7件の訪問を計画するにはそれ以上の方の協力が必要です。そのうちの1事例は2回の訪問を計画します。実習1週間前には作成した「実習計画表」を大学に届けます。同時に担当看護師は訪問事例について確認します。

密度の濃い4日間の"臨地実習"

4日間の臨地実習は当法人の2つの事業所の合同オリエンテーションから始まります。実習生には前もってプロフィール用紙を渡し、指導者相互に自己紹介をします。関係づくりを心がけながら、実習目的・実習上の留意点・実習計画・担当者との連絡のとり方等を確認します。

1日目の午後から同行訪問（個別実習指導）を開始し、個々に実習を展開していきます。訪問事例の情報を事前にカルテや担当者から収集し、訪問前には担当者と訪問目的、看護計画について具体的に話し合います。

3日目の午後には2事業所合同で30分程度、指導者・教員を交えて学びの共有時間を持ちます。最終カンファレンスのテーマについても学生間で話し合います。

最終日には事業所のカンファレンスに参加し、実習目標である「在宅看護実践の特性の理解」（利用者とその家族の生活を基本にしたその人にとっての「家」という場における健康課題や生活課題をアセスメントし説明できる）について、作成した"状況関連図"を用いて説明します。説明を受けての共鳴点や疑問点、補足情報等の活発な情報交換は、互いに利用者理解のための思考を整理する場となりました。

学生主体で行われる最終カンファレンスには看護師はできる限り参加し、学生の学びに耳を傾けます。参加者はそれぞれの学びを自分の言葉で表現します。後輩を交えての語らいは自己の看護を問う時間となっています。

学生の"こころに残る看護"を届けたい

"在宅看護"実習で大切にしていることは「**学生と向き合う時間をいかに生みだすか、そしてその時間をどう使うか**」ということです。学生とは出会いの挨拶から関係性を築いていきます。看護の現場は訪問先です。移動中の車内でも学生との会話は続きます。この時間は「**私の伝えたい看護**」**を語る大切なとき**であり、**担当看護師にとって学生はすでに、共に看護を提供するチームの一員として位置づけられ、"看護の仲間"として受け入れ**られています。

実習期間中、事業所内はいつにも増して明るく活気づきます。スタッフの
「同行訪問は緊張するけれど楽しい」
「学生が利用者とかかわる場面から新たな気づきを

得ることができ新鮮」
「訪問看護に興味を示してもらえて嬉しい」
などの発言から訪問看護師としての成長を実感しています。

　今、看護を学ぶ後輩である学生と共に"学ぶ職場風土"が醸成されているようにも感じます。**スタッフは皆、「後輩には相互尊重の中でこころに残る看護を届けたい！」**という思いで実習にかかわっています。

　利用者との契約時間の間、主体性のある"私の看護"を精いっぱい展開している訪問看護師にとって、学生との同行訪問は「自己の看護を伝える場」であり、訪問させていただいた利用者・家族にとっては日常の中に「ささやかな変化をお届けする時間」となっています。

*

　今回の県立広島大学の指導者会議では、変更された記録用紙を用いての学内事例展開演習の実際について具体的な説明の後、意見交換の時間が設けられました。また実習後には学内報告会資料等をいただきました。これらを受け入れ準備や実習のまとめの資料として活用していこうと思っています。実習前後における大学との情報共有を、今後もお願いしたいと思います。

[第4章：報告] さまざまな"在宅看護"実習の現場⑪

長崎大学医学部保健学科

手作りのDVDを使った事前学習で臨地実習前に丁寧に準備する

大町 いづみ ◇ Ohmachi Izumi ◇

長崎大学大学院医歯薬学総合研究科保健学専攻
看護実践科学講座在宅看護分野 准教授

国立国府台病院附属看護学校、東京大学医学部附属助産師学校卒業後、日赤長崎原爆病院産婦人科病棟、外来保健指導室、長崎市保健所勤務。2000年介護支援専門員取得。長崎県立長崎保健看護学校、長崎女子短期大学生活福祉専攻勤務を経て、2007年度より現職。2006年修士（看護学）、2014年博士（医学）取得。

担当教員が2人という厳しい環境の中、DVDを使った準備や実習施設との強い連携で取り組む"在宅看護"実習について報告していただきます。

　長崎大学医学部保健学科は「看護学専攻」「理学療法学専攻」「作業療法学専攻」を持ち、2002年度から、保健・医療・福祉の連携・協働を学ぶ「統合ケア科目群（入門科目・統合ケア論・統合ケア実習・離島の暮らしと保健医療）」「医療と社会」をカリキュラムに加え、前述の3専攻と医学科・薬学科・歯学科との共修で学べるように実習・演習・講義を各学年の教育に導入しています。看護学専攻では「人間」「環境」「健康」「看護」の4つのコンセプトを柱に専門科目が組まれています。

　基礎看護学から母性・小児・成人・老年・精神・公衆衛生と幅広い看護学講座が設けられ、その中で在宅看護学講座では「障害を持ちながら在宅で生活する療養者や家族への看護、他職種と協働する中での看護の役割についての教育・研究」を行っています。

実習の事前準備を丁寧に行う

　看護学専攻の学生数は、1学年70人、編入生10人の合計80人で、在宅看護学実習は1クール2週間ずつ1施設につき2〜3クール実施させていただいています。在宅看護学領域の教員は2人しかいないので、4月第3週目から7月上旬にかけて、2週間ずつ5クールに分け、1クールに学生13〜15人を、1施設に3〜4人ずつ4施設でお願いしています。教員は1クール2施設ずつ、6〜8人を担当しています。

　"在宅看護"実習の2週間の基本的スケジュールは表1（134ページ）に示す通りです。

　この2週間の実習以外に、前期が始業してすぐに、編入生以外の4年生全員に**学内実習オリエン**

教育機関の概要

[学生数] 　70人／編入生10人（看護学専攻1学年）
[教員数（在宅担当）] 　2人
[在宅看護実習実施学年] 　4年前期
[実習先]
　訪問看護ステーション9カ所
[所在地等]
　〒852-8520　長崎県長崎市坂本1-7-1
　TEL：095-819-7900
　http://www.am.nagasaki-u.ac.jp/nursing/　（看護学専攻）

表1 "在宅看護"実習の基本的スケジュール

1週目		月	火	水	木	金
	午前	学内オリエンテーション（訪問バッグ等必要物品受け渡し）実習準備	同行訪問実習	9：00〜11：00 情報交換ミーティング（全員）	同行訪問実習	同行訪問実習
	午後	現場での実習オリエンテーション		事例について各自で学習、ケア準備、記録の整理		

2週目		月	火	水	木	金
	午前	同行訪問実習	同行訪問実習	同行訪問実習	同行訪問実習	物品返却（訪問バッグ等）まとめの準備
	午後				まとめのカンファレンス（ステーション内にて）	13：30〜16：00 実習のまとめ（全体報告会）全実習記録提出

＊色文字は訪問看護ステーションでの実習、ほかは学内で行う。
＊学生の受け持ち事例の訪問は原則として、実習期間中に1事例を2回以上訪問する。

テーションとして2コマ（180分）使用して、グループメンバーの発表、実習施設の概要、実習要項の説明、実習の流れ、実習記録について説明します。さらに実習についての注意事項、情報セキュリティ、倫理についての説明後、**長崎大学在宅看護学講座オリジナル版の「在宅看護学実習に向けたオリエンテーションDVD」を全員で視聴して**います。

このDVDは、本学ICT基盤センター・古賀掲維准教授の協力のもと、2014年度の私のゼミ生5人（4年生）で制作したものです。実習を終えた4年生に「実習前に知っておきたかったこと、困ったこと」などについてアンケートをして、その結果に基づき、**学生目線での"実習に向けての注意点"、小児の事例と医療処置の多い高齢者事例への訪問場面のシナリオを作成し、学内の在宅支援実習室で撮影・制作**しました。DVD最後の10分間には、実際の実習施設である訪問看護ステーション管理者の方から、実習に向けての応援メッセージをいただき、収録しています。

その後、各実習クール前週の金曜日までに、各実習施設より、受け持ち事例についての簡単な情報を提供していただき、金曜日に担当教員から学生は受け持ち利用者の情報提供を受けて、事前学習をした上で月曜日からの本実習に臨ませています。前週の金曜日は、私たち**教員にとっては、学生の様子から健康状態・緊張度・準備状況についての大切な情報収集日です**。臨地実習に向けて、うまく導入ができるようにかかわりを持つようにしています。

実習の流れと最終報告会での"気づき"

▼受け持ち事例の利用者はさまざま

実習時、受け持ちとして看護過程を展開するのは1人ですが、実習施設の状況に応じて、できるだけさまざまな事例の訪問への同行、退院調整カンファレンス、サービス提供者会議等への参加をお願いしています。

学生は受け持ち事例の情報収集・アセスメントをして全体像を1週目までに把握した上で、施設の実習指導者に相談します。そして、2週目の最終訪問時には、利用者に立案したケアプランの一部を実践させていただいています。

"在宅看護"実習を終えて〜学生の声

●「目で見て肌で感じて"生活"を知る」柴崎 優花

私は"在宅看護"実習を通して、その方にとっての生活を基本として、健康面から利用者とその家族の方々が今、最も必要である事柄と、悪くならないためには、何が必要であるかを常に考えながら看護を実践していくことが重要だと学びました。

病棟での実習でも患者の生活が第一であることや個別性のある看護が重要であることを何度も言われ、理解していたつもりでしたが、実際に利用者が在宅で療養されている場に伺うことで、文面等からは知ることのできないさまざまな家族の背景や関係性、生活を知ることができました。また、利用者の生活を目で見て肌で感じることで、病気を看るのではなく病気を持って生活している人と家族のよりよい生活に向けた支援を考えやすくなると感じました。

今後、この学びを生かして家族や生活、環境を含め、広い視野を持って看護を実践していけるようになりたいと思います。

●「健康だけに着目しない視点を学んだ」坂本 綾香

"在宅看護"実習では、病院での療養生活と在宅生活の連続性を知ることができました。実際に退院調整カンファレンスに同席させていただき、本人とその家族のニーズを把握し、必要なケアを本人・家族を交えて多職種で話し合うことで、個別の生活に寄り添った在宅支援が行えると学びました。

現在は在院日数が減り、病院から施設や在宅への退院が早くなっているため、入院中から在宅での療養生活をイメージし、療養環境を整える力が看護師に求められているのだと感じました。

また、1回の訪問が療養者と会うことができる貴重な時間であり、その場の看護師の判断力やアセスメント力が療養者の健康状態に大きく影響するという点に、訪問看護の難しさ・やりがいを感じました。療養者の健康状態だけでなく生活環境や家族の様子まで含めた視点を持つことは、在宅に限らず看護師として大切なスキルだと思います。この視点を持った看護師になることが目標です。

●「療養者の生き生きとした表情に驚く」渕上 里咲

"在宅看護"実習で、自宅に退院された患者がどのように社会資源を活用して過ごされているのか、訪問看護師はどのような看護を実践しているのかを実際に観ることができました。自宅だと病院のように設備が整っているわけではないので、生活用品を工夫しながらのケアを考え、経済的にも、家族へも負担にならないように考慮しながら看護することも必要なことも学びました。

自宅で療養をされている方々は生き生きとした表情を浮かべている方が多く、びっくりしました。慣れ親しんだ環境で自分らしい生活を送ることを支援するのが重要だとわかりました。今後、自宅での生活や大切にされてきたことをしっかり聴きながら看護を実践していきたいと思っています。

アセスメントなど看護過程の指導は、現場の指導者から不足の情報やアドバイスをいただきながら教員が指導に当たります。日々の記録やカンファレンスについては、教員と指導者が協力しながら指導に当たっています。

受け持ち事例の利用者の平均像は「70〜80歳台で要介護5の自立度C」ですが、小児から100歳を超える高齢者まで、がんターミナル期から、認知症、慢性疾患、難病、精神障害の方もおり、健康レベルも多岐にわたっています。

▶実習での"学び"を深めるカンファレンスと最終報告会

2週目木曜日に各実習施設で「まとめのカンファレンス」を行います。ここでは、学生がそれぞれ受け持ち事例の関連図と看護診断リストを提示し、意見交換をします。そして、2週間を通して自分が「成長したことベスト3」を挙げ、今後、学んだことをどのように生かしていくかについて発表しています。最後に、管理者・指導者・担当教員からの総括コメントで、さらに学びを深めることができています。

翌日の最終日、学内での全体報告会では、そのクールの学生13〜15人全員が、それぞれに自分が最も発表したいテーマを決めて、資料を作成して報告します。その場で意見交換をして、さらに学びを発展できるように組み立てています。

表2 2015年度最終レポートテーマ

「在宅療養者と家族・環境」30テーマ
- 寝たきり認知症高齢者へのかかわり
- 療養者と家族の思いに寄り添う看護
- 家族のちから（在宅でこんなこともできる）
- 受け持ち事例で実践した看護を振り返って～ストーマカバーと服薬カードの活用
- 現状以上に自己効力感が高い認知症の方への看護
- 利用者1人ひとりに合わせた看護実践
- 対象者の全体像
- 環境を観察することの大切さ
- その人の望む人生や生活を支え、思いを尊重するために必要な看護について
- 寄り添う看護
- 対象者とその家族を尊重することとは
- 個別性を大事にした看護
- 対象が求める介入について
- 人間らしいかかわり
- その人に合わせた個別性のある看護の必要性
- 療養者と家族を中心において分析・援助することの大切さ
- 個別性のある看護計画
- 療養者の全体像を踏まえた看護～在宅看護学実習を通して
- その人の思いに寄り添うためにできること
- 療養者と家族の望む生活
- 在宅療養する家族の思いを考える
- 療養者の個別性を考えたかかわり
- 在宅における家族支援
- 家族と生活と看護
- 療養者に寄り添う看護
- 在宅療養を行う児とその家族への看護
- 脳死状態の小児と介護する母親から考える看護
- 頸髄損傷で四肢麻痺でありながらも自立支援の高い療養者への看護
- レビー小体認知症の利用者の言葉にできない思いに寄り添う看護
- 療養者をみる広い視点をもつこと

「在宅看護」13テーマ
- 在宅看護が対象にもたらす効果
- 在宅療養を支えるために必要なこと
- 在宅看護の特徴と看護観について
- 限られた時間で良い看護を行うために必要なこと
- 難病と在宅で戦う
- 訪問看護の意義～小児脳死の事例を通して
- 在宅看護における自宅環境を整えることの重要性
- 認知症にかかわる身体拘束を考える
- 在宅で生活する高齢者の孤独
- 在宅看護学実習を通して考えたこと
- 訪問看護師の役割～その人のためになることとは～
- 在宅における訪問看護師の役割
- 看護者の「手」の重要性

「訪問看護師」5テーマ
- 多職種連携の中での訪問看護師の役割
- 在宅療養での介護者に対する看護師の役割
- 看護師と利用者とのコミュニケーションについて
- 社会資源の活用に関する本人と家族の意思決定における看護師の支援
- 訪問看護師の利用者に対する精神的なケアについて

「ターミナルケア」2テーマ
- ターミナル期の療養者さんから教えていただいたこと
- ターミナル期における在宅での看護～介入を通して学んだこと

「在宅看護技術」12テーマ
- コミュニケーションを通した信頼関係の構築
- 情報の引き出し方
- 整容と高齢者の尊厳
- その人らしさを生かした看護介入
- コミュニケーションの重要性と難しさ～利用者家族、看護師とのかかわりから
- 個別性のある看護ケア
- 在宅看護師に必要な技術、病棟看護師とのちがい
- 利用者の趣味を活かした、気分転換や身体機能維持改善のための介入
- 療養者の母親として、女性としての立場に着目し、家族も含めた看護の実施を通しての学び～療養者の長女とのバスボム作り
- 受け持ち事例に対する看護実践を振り返って
- 利用者さんの全体像をとらえた看護実践
- イベント行事を介した高齢者への回想法について

「連携・継続看護」5テーマ
- 多職種との連携と看護師の役割
- 精神疾患をもつ人への就労のための支援
- 在宅と病院との連携・役割、共感するということ
- フィジカルアセスメントと多職種の連携
- 多職種との連携

2015年度の最終報告会テーマが**表2**です。これらのテーマを分析すると6つの領域で67のテーマが報告されており、**学生たちが"在宅看護"実習で、実にさまざまな"気づき"を得られたか**がよくわかります。

もちろん私たち担当教員の教育の振り返りも、とても大切です。学生の最終自己評価、授業アンケート、学んだ内容、学生の反応、実習中・実習前後の指導者会議などで出てきた実習スタッフからのご意見など、常に真摯に情報を共有しながら、

実習を振り返り、次回からは修正していくように努めています。

大きな可能性を持つこれからの"在宅看護"実習

「五感で感じ、観て、看護を工夫する」をモットーに在宅での実習を高めたい

初めての病院内での施設実習から、"在宅看護"実習で学生は地域に出て、在宅での看護を体験することにより、さまざまな生活・家族・環境があり、その中でたくましく療養を続ける療養者と家族に出会います。そして、訪問看護師がその方々に優しく寄り添いながら丁寧に素晴らしい看護実践を展開している姿、また電話などで多職種と連携する姿を間近に観聴きすることで、学生は多くのことを感じ、学び、大きく成長していきます。

利用者宅での訪問時間のみばかりでなく、担当看護師との移動中の車の中での会話などにおいても、利用者への思いや希望、支えるための看護やアセスメントの根拠などさまざまな看護観、看護の工夫や思いに触れることができます。このように、学生はその場に応じた対象の捉え方や考え方に触れ、自らの看護観を高めることができます。また、療養者や家族が、まだまだ未熟な学生を受け入れてくださることに感動しながら、その思いに応えたい気持ちで生き生きと真摯に実習に取り組むこともできています。

私たち教員には「在宅看護だからこそ、看護の原点を学ぶことができる」「人を観る専門職として、看護観をしっかり育てたい」という思いがあります。忙しい中、実習の調整から訪問時の指導まで整えていただき、実習施設の管理者はじめ指導者の方々、スタッフの皆様には心から感謝しています。学生にとって、整った実習環境は成長を助けるための大きな鍵になります。今後も、実習前後の指導者会議や勉強会などを通じて、実習施設との密な情報交換を行い、連携強化に向けて努力していきます。

多くの課題に焦らず、しかし全力で取り組む

今、私に課せられている喫緊の課題は、
「学内での既習学習を臨地実習に生かし、実習での学びを定着させていくための授業の工夫」
「長崎だからこそできる離島等における"在宅看護"実習」
など、地域包括ケアの実現を意識した実習に向けての体制づくりです。さらに、
「訪問看護師になりたいと思っている学生のみならず、訪問看護師を増加させるための就職への支援体制づくりと卒後教育システムの構築」
「在宅看護の魅力を伝えていく取り組み」
も実現していかなければなりません。

講座の教員が2人しかいないという厳しい現状ですが、1つずつ、焦らずに、しかし急いで、これらの課題解決に向け、今後も全力で取り組んでいきたいと思っています。

[実習施設からの声①]

看護の基本技術は臨地実習の前に

公益社団法人長崎県看護協会
訪問看護ステーションYOU 管理者

下屋敷 元子 Shimoyashiki Motoko

南愛知高等看護学院卒業後、藤田保健衛生大学病院、三菱重工業長崎造船所病院などを経て、山口県宇部市医師会訪問看護ステーション、東京都重症心身障害児訪問看護事業に携わる。2000年介護支援専門員資格を取得。同年公益社団法人長崎県看護協会訪問看護ステーションYOUに入職し、2007年より現職。

● 看護協会の訪問看護ステーションならではの充実したサービス提供体制

長崎県看護協会には、在宅支援事業部として、

長崎県看護協会訪問看護ステーションYOUの概要
[スタッフ数] 看護師16人、理学療法士1人、事務職2人
[実習指導者数] 2人
[利用者数] 170人、総訪問回数946回（2015年8月）
[協力教育機関数] 大学3校、看護専門学校3校
[併設施設] 居宅介護支援事業所、ヘルパーステーション
[所在地等]
〒850-0874 長崎県長崎市魚の町3-28
TEL：095-828-8747／FAX：095-828-8784
http://www.nagasaki-nurse.or.jp/　（長崎県看護協会）

現在、離島を含め3カ所の訪問看護ステーション、2カ所のケアプランセンター、2カ所のヘルパーステーションがあります。その中の「訪問看護ステーションYOU」（以下：YOU）の名には、「〈あなたの看護師〉がオーダーメイドの看護を届ける」という意味が込められ、1994年4月、長崎県内では3番目の訪問看護ステーションとして開設されました。利用者と家族の立場に立って、迅速な対応、安心とぬくもりが伝わる態度、地域との密着、確かな知識と技術、公平・中立をモットーに信頼と満足感が得られるサービスの提供に努め、事業を行っています。

YOUは長崎市の官庁街、地形的にはすり鉢状の底に当たるところにあります。見渡す山々にぐるりと囲まれ、車の横付けができない細くて狭い坂道を、看護師たちは訪問リュックを背負って階段を昇り降りして訪問しています。

YOUは、2014年4月に2つのステーションを統合し機能強化型訪問看護ステーション1型の指定を受けました。スタッフには皮膚・排泄ケア認定看護師1人、認知症ケア専門士1人、介護支援専門員6人、助産師1人、保健師1人、それぞれ資格を持って役割を担い、受け持ち制とチーム制を融合した看護を提供しています。

2015年8月現在、利用者は0歳〜102歳の介護保険利用者100人、医療保険利用者70人で、入院期間の短縮化に伴い、**医療依存度の高い人・小児・**難病・がん・ターミナル期・精神疾患の利用者と幅広く、オールマイティに対応しています。入院中の外出支援、県外への移動支援、結婚式の参列等、患者・利用者の要望にも柔軟なオプション対応で訪問看護を行っています。

● 学生が持ちたい視点とベテランの実習指導者

当事業所では、看護大学生、看護専門学校生、e-ラーニング実習生、訪問看護実習生、医学部実習生、訪問看護体験等と1年中、学生たちが実習に来ています。学生には、

①在宅・施設と場の違いはあっても、**看護を提供することは同じである**

②看護の対象者が疾病を持った**生活者であるので、より個別性の看護が必要である**

③継続看護の必要性を理解してもらいたい

と伝え、視点を幅広く持ってもらえるように努めています。学生のアイデンティティを高め、育て、そして、私たちの後輩を育てたいという強い思いで"在宅看護"実習を受け入れています。

実習指導者は、学生と利用者をマネジメントする役割を担ってもらうために、利用者の背景や実習受け入れ状況の把握ができる看護師にお願いしています。

当事業所では、統一した看護の方針・ケアに努め、利用者が安心できる質の高い看護の提供をめざして運営をしているので、訪問同行は実習指導者以外の訪問看護師が担い、学生に指導しています。そのため**実習初日の訪問看護実習が大切になる**と思っており、スタッフ同行も配慮して実習指導者が組み合わせを考えています。

● 利用者のカルテを学生に見せないことで、学生の積極性を引き出す

実習は、初日に同一法人館内にある「ケアプランセンター」「ヘルパーステーション」「ナースセ

ンター」の組織的なオリエンテーションから始まり、その後、重要事項説明書・契約書を基に、当事業所の特徴や事業説明を行います。

当事業所は、**学生に患者・利用者のカルテを見せません。訪問予定の利用者の初回記録Ⅰ号用紙のみを参考にしてもらいます。**利用者によっては、数カ月前、場合によっては10数年前の訪問看護開始時の情報しかないので、**学生はスタッフや利用者宅とコミュニケーションをとらないと情報を得ることができません。**

学校の教育方針に沿って、受け持ち利用者のみの訪問、受け持ち利用者以外の訪問、担当者会議や退院前カンファレンスの見学、実習中の中間・終了カンファレンスなど、実習に組み込むプランは多様です。

実習を受けていただく利用者は、本人・家族と当事業所との信頼関係ができている方の中から、学生を受け入れてくださる方、利用者自身や家族が学生を育てるという社会参加の意思がある方、当事業所の特徴である医療依存度の高い方や小児の利用者、逆に実習を受け入れられることで社会参加のきっかけをつくってほしい利用者にお願いしています。

● 学生実習によって自分たちの看護を振り返ることができる

学生の実習が続く中、特に実習の切れ間がないときの受け持ち利用者の選定や、学生との日々のカンファレンスが十分とれないこと、同行した看護師の時間がなく、看護の振り返りを学生とできないときもあり、これは今の"在宅看護"実習の課題と思っています。

一方、**学生の実習記録から自分たちの看護の振り返りもできるし、若い感性の気づきも学ぶことができます。**学生に同行した看護師が指導者として意識が高まって成長する効果もあります。

学生が訪問することで、利用者・家族が生き生きとした表情をされ、楽しそうに会話されるときや、**最終カンファレンスで学生が「訪問看護師になりたいです」と言ってくれたとき、とても嬉しく**実習を受け入れてよかったと思います。

*

"在宅看護"実習では、学生にできるだけいろいろなことを体験してほしいので、実際に利用者にケアをしてもらう場面もあります。このとき基本の看護技術がわからないと、在宅での応用が理解できないと感じます。

現在の教育カリキュラムでは厳しいと思いますが、**臨地実習を迎える前に、基本となる看護技術の見学・実施・習得をする機会をもっと増やすべき**だと思います。

また、利用者・家族、実習指導者としっかり**会話できるようコミュニケーション力も磨いておいて**もらえたらと願っています。

[実習施設からの声②]

実習は訪問看護師も"学び"が多い

訪問看護ステーションさくら 管理者
山口 走野子 Yamaguchi Sonoko

京都第二赤十字病院看護専門学校卒業、病院勤務を経て医療法人財団健和会の訪問看護ステーション勤務。2001年介護支援専門員取得。2009年に合同会社訪問看護ステーションさくらに入職。

● 定期巡回・随時対応型訪問介護看護も始め、地域に密着した看護を展開

「訪問看護ステーションさくら」は、2008年に開設し、現在のスタッフは看護師6人と事務職員1人で、グループホームへの訪問看護も行っています。2015年度より、近隣の介護施設と連携して、

訪問看護ステーションさくらの概要
[スタッフ数] 看護師6人（常勤5人／非常勤1人）
[実習指導者数] 1人
[利用者数] 67人、総訪問回数311回（2015年8月）
[協力教育機関数] 大学1校
[所在地等] 〒851-0122 長崎県長崎市界1-9-2 大稲ビル TEL：095-838-5365／FAX：095-801-5108

定期巡回・随時対応型訪問介護看護の事業も始め、地域とのかかわりを大切にしながら、さまざまな関係者と協働しています。

2013年、長崎大学大学院の大町先生から"在宅看護"実習のお話をいただきました。当初、私は管理職を引き継いだばかりの駆け出しで、実習を受けるには力不足ではあったのですが、**次世代の看護を担う人材の育成に微力ながらも貢献したい**という思いと、**人を育てることは自分たちが成長することにつながる期待**もあり、先生の熱意に背中を押される形で受けることに決めました。

実習指導者には、**学生を在宅看護、そして"看護の原点"に深く導いてくれるだろうと期待できる人柄の経験豊富な**スタッフに、全幅の信頼を寄せて担当してもらいました。そして、スタッフ全員の協力体制で実習に臨んでいます。

● 学生が多くなると厳しいスケジュール調整

実習は1グループ学生3〜4人、期間は2週間で、学内学習も含みます。因みに2015年度は3グループ計11人でした。

実習準備として、各学生の訪問スケジュールを組みますが、**学生が4人ともなると結構大変で、実習指導者が最も頭を悩ますところ**です。訪問させていただく利用者を決めるに当たり、疾患やADL、家族状況、療養状況、医療処置やケア内容等によりバランスを考慮する必要があります。「実習を受けていただくのに適当」と思われる利用者であっても本人や家族が受け入れを承諾されない場合や、限られた曜日と時間帯でどうしても同行訪問の調整が困難なこともあります。また、訪問を予定していた方が入院となったため、急遽スケジュールを組み直すこともありました。

1人の学生が受け持つ2人の方については、看護展開をするので最低でも2回訪問できる方を選ばなくてはなりません。事前に、学校に受け持ちの利用者の情報は送っておきます。

● 学生ならではの視点で立てた"看護計画"

初日のオリエンテーションでは、管理者から訪問看護の内容や流れ、在宅看護の特性、医師やケアマネジャー等との連携、介護と医療の保険制度など総論的なことと当事業所の概要について話をします。実習指導者からは、事務所内の案内、実習に当たっての留意点や訪問する利用者についての説明、スケジュールの確認（同行する看護師との待ち合わせ場所・時間・連絡方法、休憩のとり方等）、実習中の動き方をイメージできるよう詳細かつ具体的に話をします。

それから学生それぞれに今回の実習の目標や経験したいケアや処置、訪問したい症例を確認します。必ずしも希望通りにはいきませんが、なるべく予定に入れるようにしています。

翌日から看護師に同行し訪問です。概ね1日2〜3ケースの訪問を組み、事務所内で情報収集や記録、学生同士の情報交換の時間も持てるように調整します。機会があれば、サービス担当者会議や病院内でのカンファレンスにも参加し、各関連機関との連携を見学してもらいます。

受け持ちの利用者の**看護計画**には、**学生ならではの視点で創意工夫**がなされたものが見られ、実習以降も当ステーションで継続して活用しているものもあります。

● "身体に触れるケア"を在宅看護の現場で

ケアや処置等をできるだけ経験してほしいと考えていますが、医療度の高い処置等をどこまで学生にしてもらうかは判断に迷うところです。2015年度の実習より、**大学から各看護技術について期待される到達目標と実施状況を実習経験録**として示していただき、参考になりました。

昨今、臨床での実習では、処置やケアに限らず、実際に身体に触れることが少ないように感じられます。入院期間の短縮化や、業務が分担されている病院の看護体制も関係しているのかもしれません。そのため、**在宅の実習では、ぜひ利用者や家族とのコミュニケーションや身体に触れることの大切さを学んでほしい**と思っています。

最終日には、ケースのまとめと学生自身が成長したことについて発表します。スタッフも都合がつけば参加します。2週間という短い期間にもかかわらず、たくさんのことを吸収し、実習を重ねるにつれ、ほとんどの学生の表情が生き生きと輝き、経験を通して得るものが大きいと感じさせられます。

● "学び"の多い実習を今後も続けたい

学生を一番育ててくれているのは利用者でしょう。利用者にとっても、人を育てるという役割を持ち、社会とつながる機会でもあります。若いエネルギーを受け取るせいか普段と違った面を垣間見ることができます。

同様に私たちも、学生の育成に一役を担いながら、自分自身が成長する機会を与えてもらっています。教えるためには、今まで曖昧だった知識や技術をしっかりと再習得し、さらに自分たちが行っているケアの根拠を明確に伝えられなければなりません。"在宅看護"実習を受け入れることによって、**新しい知識を学び、日々の看護ケアや記録を見直し、自分たちの看護を振り返り、そして、さらなる人間関係の構築を学ぶことにもつながっている**と思います。将来、1人でも多くの学生が探究心を持って在宅看護の現場で働いていただけたらと願いつつ、今後も実習の受け入れ体制を整えていきたいと思います。

*

補足になりますが、2014年度の実習期間の後、大町先生に来ていただき、ステーションでスタッフの学習会を行いました。近隣のステーションにも声をかけ、大学のゼミの学生も参加し、先生の講義や事例検討など盛りだくさんの内容で、学ぶ楽しさを経験することができました。成長の輪が広がるのを実感しました。

Column よりよい"在宅看護"実習につながる取り組み❷

きらきら訪問ナースの会研究会

新卒訪問看護師の就業と育成に取り組む「きらきら訪問ナース研究会」

山田 雅子 ◇ Yamada Masako ◇　聖路加国際大学大学院看護学研究科 教授
　　　　　　　　　　　　　　　　　　地域看護専門看護師

「新卒訪問看護師は2025年以降の日本の高齢社会を支えるために絶対必要」と考え、動き出した"きらきら訪問ナース研究会"。

2015年3月には「新卒看護師のための訪問看護事業所就業促進プログラム開発に関する調査研究事業報告書」を発表し、その中で「新卒看護師では訪問看護は無理」という固定観念が急速に崩れてきていることを発信しました。

ここでは、教育機関による在宅看護論実習が、新卒訪問看護師誕生に大きく影響することを、その報告書を基に整理していただきました。

「きらきら訪問ナース研究会」の発足

◎新卒訪問看護師教育のスタンダードプログラム作成と普及をめざして

これまで訪問看護ステーションでは新卒看護師を採用することは困難とされてきましたが、基礎教育を終え、将来、訪問看護師を希望する卒業生は約20%も存在しています。

このデータは看護系大学協議会による2001年度の卒業生進路状況調査の数値ですから、地域包括ケアの時代となった今は、さらに多くの学生が「在宅看護の世界をめざしたい」と思っていることが推測されます。

しかし、実際には2008年度の厚生労働省老人保健事業によるある調査結果では、新卒者の訪問看護ステーション採用は全体の2%、そして新卒者に対する教育プログラムを持つ訪問看護ステーションは5%に過ぎない状況でした。

そこで、私たちは2014年2月に「きらきら訪問ナース研究会」を立ち上げ、訪問看護ステーションにおける新卒訪問看護師教育のスタンダードプログラム作成と普及をめざすことにしました。メンバーは表のとおりです。

◎教員の意識を変えた"セミナー"と実習の現状がわかった2つの実態調査

初年度（2014年度）の活動として、①セミナー（3回開催）と②実態調査（訪問看護ステーションと看護教育機関）に取り組みました。

まず、セミナーは4月、8月、12月に開催し、各回で2カ所ずつ、実際に新卒看護師を採用し、順調に育成している訪問看護ステーションの状況を報告していただきました。

各訪問看護ステーションからは管理者と新卒訪問看護師自身の話があり、3回のセミナーを通して「学生は在宅看護論実習を通して訪問看護に興味を持つが、教員や訪問看護ステーションの管理者自体に"3～5年くらい病院での臨床を経験してから"という根拠のない意識があって壁を高くしている現実があるということと、一方でセミナー参加者は"新卒でも訪問看護に飛び込んでみてもいい"と考えていること」がわかりました。

各回のセミナー後に記入してもらう"リフレクションシート"の自由記載では、ある教員の方が「都市伝説にとらわれず、まわりの教員にも学生にも自信を持って新卒で訪問看護をしたいという学生の背中を押してあげられると思いました。**現場と大学が一緒に協力して実践していきたいと考えるようになりました**。教育観がびんびん揺さぶられました」と書かれ、セミナー参加によって新卒訪問看護師の可能性に気づかれたようでした。

「看護基礎教育機関アンケート調査」でわかったさまざまな課題

◎実習日数は8日間が最も多い

本研究会では、2015年1月に看護基礎教育を行っている教育機関575校に質問紙による調査を行いました。回収は242件で、地域の偏りはなく、専門学校3、4年課程が130件、大学が72件、その他が34件ありました。

訪問看護への実習を行う時期は、3年生からが174件と最も多く、次いで4年生が31件で、1年生から始めるとした教育機関はありませんでした。

実習日数は8日間が46件、6日間と10日間が28件で、3年制専門学校では平均8.0日、大学は平均6.9日となっていました。この実習日数では、多様な在宅療養者のニーズに基づく看護展開や重要な意思決定支援、あるいは多職種協働の実際を体験することは難しいと考えます。

◎「勧めたいが勧められない」教員たち

学生から訪問看護ステーションへの就職に関する相談を受けた経験がある教員は103件で、実際に訪問看護ステーションに就職した学生がいた教育機関は30件でした。

回答した教員が新卒で訪問看護ステーションへの就職についてどう思っているかを聞くと「積極的に勧めている」は16件とわずか6%で、一番多い回答は「勧めたいが勧められない」70件（29%）でした。その理由として「学生の技術が未熟」「社会人としてのマナーがない状態では無理」「新人を受けてくれる訪問看護ステーションがない」「今までそのような例がない」などのほかに「病院への就職が前提になっている」というものもありました。ただし、訪問看護経験のある教員では「訪問看護ステーションに積極的に就職を勧める」が14件で、経験がない教員の2件に比べて有為に高い結果となりました。

◎教員全体への働きかけが必要

多くの教育機関で、在宅看護論を担う教員は1～3人でした。担当教員が1人である教育機関が95件で最も多く、学校種類別にみると3年制・2年制の専門学校では平均1.66人であるのに対し、大学では平均3.0人となっています。

在宅看護論担当教員でも、半数近くが訪問看護実務経験はないようなので、学生に就職を勧めにくい状況にあるのでしょう。

また、学生は在宅看護論の担当教員と特定はせず、担任や就職担当の教員などに相談することもあると考えられるので、**訪問看護ステーションへの就職促進は、広く看護教員全体に向けた情報発信が必要**であることがわかりました。

◎現場と教育、両者の思いが合っていない状況

訪問看護ステーションへの調査では「新卒看護師の採用」を積極的に考えている事業所が38.9%あったのに対し、教育機関での調査では「新卒看護師が訪問看護ステーションに就職することに対して肯定的」に回答した教員は21.9%で、卒後すぐに訪問看護師になることを想定した教育を実施している教育機関はわずか5%と、**在宅看護現場のニーズに教育機関側が十分に応える体制がとれていない**ことがわかりました。

＊

本研究会では、セミナーや調査の結果を分析することで、「**新卒看護師は丁寧にかかわれば、よい形で訪問看護からキャリアをスタートできる**」「**訪問看護ステーションと看護学校・大学関係者が共に学ぶためのセミナーが有効である**」ことを把握しました。今後も先駆的な訪問看護ステーションからの報告など効果的なセミナーを開催し、現場と教育機関の連携を進める支援をしていきたいと思います。

表：きらきら訪問ナース研究会メンバー（2014年当時）

	氏名	所属
1	山田 雅子	聖路加国際大学 教授（共同代表）
2	川添 高志	ケアプロ株式会社 代表取締役（共同代表）
3	上野 桂子	全国訪問看護事業協会 副会長
4	宮崎 和加子	全国訪問看護事業協会 事務局長
5	岩本 大希	ケアプロ株式会社 取締役
6	長江 弘子	千葉大学大学院エンド・オブ・ライフケア看護学特任教授
7	小瀬 文影	ケアプロ株式会社 きらきら訪問ナース
8	佐藤 直子	聖路加国際大学 助教

【編集部注】
本コラムの基となる「報告書」は、平成26年度一般社団法人全国訪問看護事業協会研究事業でまとめられたものです。その翌年、「地域で育てる新卒訪問看護師のための包括的人財育成ガイド」として公表されました。全文は下記ホームページで閲覧することができます。
http://www.zenhokan.or.jp/pdf/guideline/guide10.pdf

＊口絵のイラストを描いてみて＊

本書2～8ページ口絵「"よい実習"はここが違う」の7点のイラストは、訪問看護認定看護師の二本柳舞さんに描いていただきました。"在宅"の細かい描写は、さすがに現役の訪問看護師ならではのもの。「イラストを描いて、あらためて"在宅看護"実習が学生に"看護の本質"を知らせることができる」と感じたそうです。ここでは、二本柳さんに訪問看護にかける思いを述べていただきます。

"在宅看護"実習の凝縮された時間には 訪問看護師・教員の情熱と利用者の愛情が不可欠

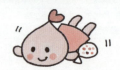

二本柳 舞 ● Nihonyanagi Mai ●
一部事務組合下北医療センターむつ総合病院
地域連携部／訪問看護認定看護師・保健師

在宅にかかわり、対象が患者から生活者に変化

私は、一部事務組合下北医療センターむつ総合病院で3年間の内科病棟経験を経て、地域連携部に異動し、現在、病院からの訪問看護と退院調整を担当しています。

病棟時代は"患者"でしかなかった対象も、訪問看護師となり、"生活者"として捉えられるようになりました。そして、徐々に訪問看護の専門性や自律性を意識し、仕事に誇りとやりがいを感じるようになりました。それは退院調整にも生かされ、今、MSWと協働しながら困難ケースなどにも柔軟な対応ができるようになっています。

一方で、病院からの訪問看護の実績はあっても、院内には訪問看護におけるスーパーバイザーもいないため、自分の実践や病棟看護師などへの指導も自信を持てずにいました。

「実践力・指導力を養い、さらに訪問看護を啓発していくことも自己の存在意義の1つ」と一念発起し、日本訪問看護財団の訪問看護認定看護師教育課程へ進んだのが2011年のこと。全国各地から集まった仲間との半年間の学びは有意義で、刺激的で、つらくても前向きでいられる時間でした。

この"学び"とともに構築されたたくさんのネットワークに、いろいろなことで私は助けられています。私の趣味であるイラストに興味を示してくれた本書編集者の方も、ネットワークのつながりの中での出会いでした。

訪問看護認定看護師の仲間と活動を開始

認定看護師教育課程での仲間とは、Web会議による事例検討会や勉強会で今もつながっています。その活動から生まれたのがイラストの"たねまきちゃん"をイメージキャラクターとする「たねまき7」の取り組みです。目的は「訪問看護師の顔の見える連携の促進」「訪問看護師同士の実践力の相互洗練」「訪問看護・在宅ケアの知識やケアの啓発活動や勉強会の実施」の3つ。メンバーは全国各地で訪問看護のたねをまき続けています。

「だれにでもどこにでも」「みんなの願いが芽吹く7色のたね」という"たねまきちゃん"のコンセプトは、私たち訪問看護師の活動そのもの。これからも訪問看護認定看護師として、たねまきちゃんと共に全国を飛び回ることができたらと思います。

在宅看護に出会うことの素晴らしさ

今回、7つのテーマごとに、自分の看護学生時代や認定看護師教育課程を振り返り、さらに実習指導者である訪問看護認定看護師や教員の方々にもお話を聞きながら、想像を膨らませて描きました。

訪問看護師が持つ自律性や責任性を目にする衝撃、座学を応用して利用者の個別性を踏まえた看護の展開、提供する看護の言語化・文章化……短期間で学生が体験すること、求められるものは多いと思います。同時に"在宅看護"実習の凝縮された時間には、訪問看護師と教員の情熱、そして利用者の愛情が不可欠と再認識しました。

私もイラストを描いて、自分自身の看護を振り返ることができました。本書が、訪問看護師・教員・学生の皆さん、すべてに役立つものになることを願っています。

「LINEのスタンプの"たねまきちゃん"、ぜひ見つけてくださいね」

第 5 章

[展望]

新たな実習形態への
チャレンジ

[第5章：展望] 新たな実習形態へのチャレンジ①

看護小規模多機能型居宅介護 まいほーむ北千住

訪問看護にはない"線"や"面"の視点を"看護小規模多機能型居宅介護"で学ぶ

小菅 紀子 ◇ Kosuge Noriko ◇

医療法人財団 健和会
訪問看護ステーション
看護小規模多機能型居宅介護 まいほーむ
統括所長

● 1989年聖母女子短期大学卒業。米国フロリダ州RN免許取得後、1996年同州立大学看護学科卒。1997年医療法人財団健和会に入職し、訪問看護に従事。2012年4月訪問看護ステーション統括所長になり、現在に至る。

　東京都の訪問看護ステーション第1号となった伝統のある北千住訪問看護ステーションでは、2013年3月に複合型サービス「まいほーむ北千住」を開設しました。実際に運用を始めて、訪問看護だけではわからなかったことがいろいろ出てきたそうです。看護小規模多機能型居宅介護と名を変えた新サービスでの実習について、統括所長の小菅さんにお話をうかがいました。

　医療法人財団健和会には10ヵ所の訪問看護ステーションがあります。2013年には看護小規模多機能型居宅介護（以下：看多機）として「まいほーむ北千住」「まいほーむ新みさと」を開設して、在宅での24時間365日の生活を、さらにさまざまな機能でサポートできるようになりました。ここでは北千住訪問看護ステーションに併設された「まいほーむ北千住」での"在宅看護"実習に絞ってお話ししたいと思います。

"在宅看護"実習だからこそ体験できる大切なこと

▼実習における"距離"の重要性

　まず、看多機における"在宅看護"実習の受け入れですが、基本的に「看多機の実習」としてお受けしてはいません。あくまで北千住訪問看護ステーションで実習を受けて、その実習期間の中で看多機での実習があるというスケジュールになっています。

　現在、北千住訪問看護ステーションでは4つの大学の"在宅看護"実習を受け入れています。介護保険制度が始まる前から受け入れている大学が2つで、これらの大学は事業所から離れていますが、残りはとなりの区と当事業所の訪問エリアに新しくできた大学です。

　この事業所と大学の"距離"は学生にとっては大切で、その地域をイメージできる訪問看護ス

まいほーむ北千住の概要

[スタッフ数] 看護師 常勤17人・非常勤7人＋5人（夜勤専門）、介護職員 常勤4人・非常勤8人
[利用者数] 介護保険29人
[協力教育機関] 大学4校、看護専門学校1校
[併設施設] 訪問看護・居宅介護支援
[所在地等]
〒120-0036 東京都足立区千住仲町14-4 2F
TEL 03-5284-5301 ／ FAX 03-3882-8581
http://myhomekitasenju.kenwa.or.jp/

テーションでの実習であるということは、これからの地域包括ケア時代を担っていく学生が持っていたい大事なポイントだと思います。

実習を受け入れる目的

北千住訪問看護ステーションでは、学生実習のほかに、認定看護師や医学生の実習も受け入れています。多忙な訪問看護業務の合間に実習を受け入れる目的として、健和会は医療法人なので「就職につながる」ことがあります。

実際に「将来、訪問看護をやりたい」と言って法人の病院に入ってくる人も多くなってきました。そのため健和会では「在宅看護コース（旧訪問看護コース）」として、新卒と病院配置後3年目の看護師を訪問看護師として育成するプログラムを用意しています。

"在宅看護"実習で何を学ぶか

訪問看護、看多機、どちらの実習でも、私が"在宅看護"実習で最も大切にしてほしいのは「病気を持ちながらも生活をしている利用者」を理解することです。

一般的に"在宅看護"実習に来る前に病棟での実習を経験してくるので、学生の中には"疾患"のことを気にしてばかりいる人がいます。でも、疾患の勉強は病院でもできるし、書籍等でもできます。訪問看護の利用者の多くは高齢者で、その高齢者の生活を今の若い人はあまり知らない。高齢者と一緒に生活する機会がないからなので、それを知るとてもよい機会が"在宅看護"実習だと思うのです。

ですから、"在宅看護"実習担当の教員の方が実習前にこちらに来られるときには、「学生に何を学ばせたいのか」をしっかり確認するようにしています。以前、「ALSの患者の家に訪問させてほしい」という目的を持った学生がいました。でも、私たちが感じたのは「ALSの何をみたいの？」ということでした。病気をみたいのなら医師になればいいのではないでしょうか？ 実習の前に、教員の方が学生に目的について、しっかり押さえておいていただけるといいと思います。

看多機での実習で見られる高齢者の"生活"

看多機での実習は臨機応変に

看多機の実習ですが、教育機関側や学生から「看多機で実習をさせてほしい」という希望もあれば、訪問看護の利用者が看多機に来ているときに学生に入ってもらうこともあります。看多機は訪問看護ステーションと同じ建物内にあるため、柔軟に対応できます。

実際の看多機での実習の内容ですが、実習期間によって変わってきます。例えば、"在宅看護"実習が2日間しかなくて短い場合は、訪問看護に同行して看護師のケアを見学するだけのように、看多機でもちょっと見学をするだけで終わってしまいます。

一方、4日間ある実習の場合、そのうちの1日を看多機だけにするときもあります。大学からの要望があるときはもちろん、私たちが利用者のスケジュールを見て、「あ、昨日訪問したAさん、今日は看多機に通いで来るから、看多機で実習にしよう」ということもあります。

訪問看護と違う利用者の姿

看多機での利用者は、訪問看護で自宅にいるときの利用者と違うことがあります。というのは、看多機では利用者同士で話すことがあるからです。医師ほどではないけれど、利用者は私たち看護師が訪問しても緊張されているのでしょうか、口数はあまり多くないときもあります。ただ、看多機に来て、利用者同士だと結構しゃべっていたりして、そういう姿を見るのも、高齢者が普段どのような生活をしているのかがイメージできない学生

には参考になるのではないでしょうか。

　また、自宅ではトイレに行けず、ポータブルトイレを利用している方が、看多機に来ると手すりを使って自力でトイレに行けたりします。このような姿を見ると、自宅でも環境が整えばトイレに行けるのではないか、という意識づけにもつながってきます。

　さらに、自宅ではヘルパーが食事をつくって、それを食べるだけの利用者が、看多機に来ると、みんなとワイワイしながら自ら包丁を持って料理の手伝いをすることもあります。看多機に来られる利用者は要介護3くらいの人が多く、結構ADLは幅があります。だから、このようなシーンが見られるのですが、これは訪問看護に同行するだけでは見られない、まさに"高齢者の生活"を実感できる場所が看多機であるといってもよいかもしれません。

看多機での実習は より"働きかけ"が必要

学生の積極性も欲しい

　実際の看多機での実習では、まいほーむ北千住の場合、看護師が1日中、ずっとついているので、基本的には、その看護師のすることについています。例えば、配薬し、その薬の服用介助をしたり、また入浴介助に入ることもあります。

　でも、レクリエーションとなると、どうも看護学生は苦手なようですね。もう少し積極性が欲しいのですが……。例えば、「さあ体操です」と言っても一緒にやらないでボーッと立ったままだとか、レクリエーションの中で利用者に笑顔を見せられないとか……。うちでは介護職の研修も受け入れていますが、介護の学生は、その点、実に素直に入ってきます。

　だから、こちらで「ほら、あの利用者さんの描いた絵があそこに飾ってあるから"お上手ですね"とか話しかけてごらんよ」など働きかけてあげないと看護の学生は時間をもてあましてしまうような傾向があります。

学生も感じとる自宅との違い

　訪問看護と看多機での違いは実習に来た学生の感想からもうかがえます。具体的には「昨日、ご自宅にうかがったときと、今日の利用者さん、表情が違いました」「看護師さんに話していたときはボソボソしていたのに、ここでほかの利用者さんと話しているときは全然違ってはっきりしている」などと話してくれます。

　これらはやはり"集団でいること"の力なのかなと思います。「あの人ができるなら私もできるわ」と利用者同士の影響が看多機では明らかにみられるのです。これは訪問看護にはない、看多機のケアにおけるメリットでしょう。

＊

　"在宅看護"実習で学生が、そこまで気づくかどうかはわかりませんが、私は看多機は訪問看護に不可欠なサービスになっていくように思っています。もちろん環境的に開設が厳しいところもあって事業所が増えていないこともあるのでしょうが、最も効果的なのは「看護と介護の連携促進」「訪問看護師の育成」ということです。

　訪問看護は毎日、自宅に行けるわけではないので、どうしても"点"としてのかかわりになりますが、看多機での利用者については1日の生活を"線"や"面"で捉えることができます。そういう中で、介護職の仕事についても、今まで理解していたつもりでいたことが実はしていなかったということが、看多機に取り組んであらためてわかりました。

　訪問看護師の育成・成長を促してくれる看多機に、これからもしっかり取り組んでいきたいと思っています。
　　　　　　　　　　　　　　　　　（談）

[第5章：展望] 新たな実習形態へのチャレンジ②

公益財団法人日本訪問看護財団立 在宅ケアセンターひなたぼっこ

数少ない"療養通所介護"での実習で学生は訪問看護との連携を学ぶ

安藤 眞知子 ◇ Ando Machiko ◇
公益財団日本訪問看護財団立
在宅ケアセンターひなたぼっこ
統括所長

● 愛媛県立公衆衛生専門学校看護婦第1科卒業後、約6年間の病院勤務を経て、1993年から訪問看護に従事。2007年愛媛大学大学院医学系研究科修士（看護学）課程修了。2015年4月、公益財団法人日本訪問看護財団に加わり、より公益的な事業の展開をめざしている。

在宅ケアセンターひなたぼっこでは、全国的にも少ない"療養通所介護"に取り組み、高齢者だけでなく重症心身障がい児の生活も支えています。今後、必要とされる新たな実習の場の先駆的な例として、統括所長の安藤さんが、療養通所介護における"在宅看護"実習を報告します。

「在宅ケアセンターひなたぼっこ」は2015年4月から、公益財団法人日本訪問看護財団立としてスタートしました。

当センターは、訪問看護と療養通所介護（2事業所「ひなたぼっこ1」「ひなたぼっこ2」）を一体的に展開しています。2012年4月には、児童福祉法の改定により療養通所介護に児童発達支援等が位置づけられたので、小児から高齢者まで利用が可能となりました。「医療」「介護」「生活支援サービス」の在宅療養の支援を行っています。

重度の利用者を支える在宅ケアセンターひなたぼっこ

▼高齢者だけでなく小児への訪問看護も多い

訪問看護の職員体制は、常勤換算5.2人で、管理者1人・常勤専従看護師3人・非常勤看護師2人・理学療法士1人・作業療法士1人で、呼吸療法認定士の資格を持つ者が3人います。

医療保険の利用者は55人（73％）で、主な疾患は、染色体異常等19人（35％）、神経系疾患が8人（15％）、呼吸器疾患が4人（7％）です。年齢別に見ると、0〜18歳が22人いて、そのうち3歳未満が13人います。

24時間対応体制加算の対象者は96％、特別管理加算は60％と、医療管理が必要な重度の障がい児が多いのが特徴です。

介護保険の利用者は20人（27％）で、17カ所の居宅介護支援事業所からケアプランをいただいています。要介護3・4・5の利用者が65％以上

在宅ケアセンターひなたぼっこの概要

［スタッフ数］看護師6人、理学療法士1人、作業療法士1人、呼吸療法認定士3人
［利用者数］医療保険55人、介護保険20人（2016年11月）
［協力教育機関］大学1校、看護専門学校1校
［併設施設］療養通所介護事業所、重心型生活介護ほか
［所在地等］
〒791-0243 愛媛県松山市平井町甲3250-5
TEL 089-993-6771／FAX 089-955-7881
http://zk-hinatabokko.sakura.ne.jp/

＊数値は訪問看護ステーションひなたぼっこ

を占め、循環器疾患・呼吸器疾患・悪性新生物の中重度者が多く、要介護1・2の利用者でも医療処置を伴う訪問看護が多くなっています。また、緊急時訪問看護加算の対象者は100%で、特別管理加算は45%です。

▼療養通所介護は重度児・者の生活を支えるのに欠かせないサービス

「療養通所介護ひなたぼっこ1」は、多機能型事業（児童発達支援・放課後等デイサービス・生活介護）と日中一時支援を併せて展開しています。

さらに、平成23年度在宅医療拠点事業において「介護者へのレスパイト」を目的に、主治医と訪問看護と連携して"泊まり"を行っています。現在この事業はオプションサービスとして継続した支援を行っています。

「療養通所介護ひなたぼっこ1」の定員は9人で、職員体制は専任の管理者1人・常勤看護師2人・常勤介護職員4人・非常勤介護職員3人です。

「泊まり」の職員体制は、医療的管理の必要な利用者の場合は、看護師と介護職員の2人体制で実施しています。また、夜間の緊急時の対応については、利用者毎に緊急時の意思確認票に記入をしてもらい、紙面で緊急時の対応について確認しています。その確認票を基に主治医にも確認し、さらに訪問看護とも情報交換を行っています。この確認により、利用者に変化があったときには協定を結んでいる緊急時対応医療機関ではなく、まず主治医へ連携しています。

「泊まり」の受け入れ内容は、家族の健康障害や介護のレスパイトが多く、長期になる場合は、主治医と病院に調整をしてもらっています。また、休日等に家族の要望に応えて通所サービスを行うなど、家族の多様なニーズに対応しています。

「療養通所介護ひなたぼっこ2」では、ひなたぼっこ1と同様に多機能型事業（児童発達支援・放課後等デイサービス・生活介護）、日中一時支援と併せて展開していますが、「泊まり」の支援は行っていません。定員は6人で、職員体制は、管理者（訪問看護ステーションと兼務）、常勤看護師2人・常勤介護職員2人・非常勤看護職員1人となっています。

▼訪問看護と療養通所介護の連携が大切

療養通所介護の対象者は、主に「訪問看護ステーションひなたぼっこ」の利用者であって、介護保険では9人（28%）、多機能型事業等では23人（72%）の方が利用しています。

介護保険の利用者は要介護4・5で、疾患は重度脳血管後遺症や難病が多く、多機能型事業の利用者は難病や染色体異常が多く、ほとんどの利用者が、気管切開・吸引・経管栄養等の医療的管理が必要な方です。人工呼吸器管理の必要な方もいるため、「泊まり」支援と別に主治医との連携表を作成し、通所における医療的ケアの実施内容や緊急時の対応などの確認を行い、安全・安心なケアに努めています。また、訪問看護とも情報交換を密に行っています。

「泊まり」と同様に、平成23年度在宅医療拠点事業のときから愛媛県医師会の支援を受け、iPadを活用した主治医とのタイムリーな連携を行い、現在も主治医へ状態の報告や処置等の確認を行っています。

"医療・看護"支援の現状を理解してもらうために

▼看護学校で非常勤講師も務める

当センターの統括所長（筆者）は、愛媛医療センター附属看護学校で、非常勤講師として在宅看護論を担当しています。そのため、教育の一環として、訪問看護の実際や家族のレスパイトの支援として療養通所介護の実習も取り入れています。

教員としても、地域の看護師としても「医療的

ケアを必要とする障がい児とその家族を地域で支え合うためには"医療・看護・療育・生活"支援の現状の理解が重要」と考えています。学生にも「その理解をしてほしい」と考え、センターとして"在宅看護"実習を受けています。

学校別に指導担当者を決める

"在宅看護"実習に対応する実習指導者として、訪問看護に3人、療養通所介護に2人が実習指導研修を修了しています。

訪問看護では、研修を修了した訪問看護師が中心に実習計画を立てていますが、他の訪問看護師も実習指導者と同様に学生指導にかかわっています。その結果、自らが訪問看護制度や在宅での看護の特性や工夫について振り返りができ、自己教育力を高めることができています。なお、学校別に実習指導者を決めています。

療養通所介護では、医療ニーズのある障がい児の利用者が多いため、看護師の実習指導研修修了者が指導を行っています。指導内容は、訪問看護と療養通所介護の"看護の連携"や看護と介護のケアミックスの現状、また、本人のQOLを最優先した計画に沿ったケアの実際や家族のレスパイト等の重要性についてです。

"在宅看護"実習の実際

〈訪問看護〉

学校側の実習日時に合わせ、実習指導者が訪問看護の同行を決め、スケジュールを計画します。実習計画時に利用者・家族へ電話、もしくは訪問時に学生の同行に関して同意を得ています。その後、療養通所介護の実習指導者とも連携し、訪問看護で同行した利用者の通所日に合わせ、療養通所介護での実習を計画します。

訪問看護の実習は、基本的に1日1人の訪問ですが、訪問状況により2人を訪問する場合もあります。利用者の状況については、基本的には実習指導者が簡単に説明し、その後、学生が事業内でカルテからの情報収集を行います。利用者情報に不足がある場合は、同行時の車中で実習指導者に確認するようにしています。

利用者の多くは、経過が長く、実習に関してよく理解していただいているため、学生には積極的に利用者に質問するように指導しています。

訪問看護の実習内容は、1回の同行のため、深く利用者を把握することは難しいことから、いろいろな医療処置（呼吸器・気管切開・吸引・褥瘡等）や療育環境などが見学できるようにしています。保清援助においても、清拭・洗浄・入浴・シャワー浴など、さまざまな方法の実習を計画しています。

また、当ステーションの特徴として小児の利用者が多いことから、実習中に1回は小児を訪問できるようにしています。

実習中に退院時カンファレンスやサービス担当者会議がある場合は、利用者や関係機関の了承を得て、学生も参加できるように計画しています。中間カンファレンスや実習終了の反省会には、実習指導者や担当看護師が参加しています。

〈療養通所介護〉

療養通所介護における実習は、訪問看護の実習が主であるため、実習担当者が作成したスケジュールに沿って対応しています。

実習内容は、指導看護師と共に利用者の迎えから開始し、自宅での状況を家族から聞き、利用者の状態を観察し、通所可能かどうかを看護師がアセスメントする状況や道中の観察、声かけ、利用中のケアを実施します。また、送りにも同行し、看護師による家族への利用中の報告を聞くことで実習が終了します。

その結果、1人の利用者を通して、訪問看護による在宅での本人・家族への看護の実際と療養通所介護による通所サービスでの本人・家族への看護の継続を理解することができていると思います。

これは訪問看護だけではなく、療養通所介護も事業として行っている当センターの強みであり、学生は"在宅支援の重要性"をより深く学ぶことができると考えています。

❦ 利用者選択時に注意していること

利用者への"在宅看護"実習の協力依頼に関しては、基本的に契約時に書面で同意を得ています。しかし、看護実習の計画時に、再度、前述のように、利用者全員に、電話もしくは訪問看護時に、"在宅看護"実習による学生同行の同意を得ます。同意を得られた利用者のみが、実習の対象者となりますが、当センターではほとんどの利用者に同意をいただいています。

療養通所介護でお願いする利用者は、基本的に訪問看護で同行した利用者ですが、"在宅看護"実習において訪問看護で訪問した学生が療養通所介護にも来ることを説明し、意思の疎通ができる利用者には同意を得ています。

ただ、精神的に負担があると判断した利用者に対しては、療養通所介護事業所内でパーテーションを用いて環境調整を行い、担当職員がケアを行うように配慮しています。

大変なことはあるが、メリットはそれ以上に大きい実習

❦ "在宅看護"実習で苦労するさまざまなこと

当センターは、在宅看護実習以外に、訪問看護研修（ステップ1）、専門看護師実習、療養通所介護実習など、さまざまな実習の受け入れを行っています。そのため、切れ目なく実習がある場合は、訪問看護では同じ利用者に負担がかかります。時には、利用者に緊張の増加が起こることもあれば、利用者から「ゆっくり相談ができない」などの訴えがあって、「実習のスケジュール調整が難しい」と感じる場合があります。また、普段の業務に加え、実習記録を読む作業や実習評価等の業務が増えるために、実習指導者への負担が増えています。

他県に比べ、実習で受け取る料金も低く、実習指導者に関する給料面での評価はなかなかできません。多忙な時期の実習指導者への負担は常に心配しています。

さらに療養通所介護では、訪問看護と異なり、通常、長時間の実習になります。利用者の休養時間に実習をどうすればよいか、また、療養通所介護のほとんどの利用者は意思疎通が困難であるため、学生によっては利用者とどのように接していくか、コミュニケーションのとり方に苦労しています。そのようなとき、実習指導者は学生のフォローに苦労を感じているようです。

❦ それでも"在宅看護"実習は受け入れ続ける

しかし、当センターではそれでも"在宅看護"実習を受けることにしています。それは実習を受けるメリットがあるからです。

例えば、学生はカルテから情報を得るため、実習前にスタッフは利用者の基本情報をカルテに記入して整理ができ、それは計画書・報告書等についても見直す機会となっています。

また、カンファレンスで、学生から素朴な質問をされることで、あらためて自分たちのケアの手技や考え方などを見直す機会にもなります。指導者は実習で学生を指導するために、新たな知識や技術の向上が必要となり、その結果、研修参加も多くなりました。そして、それは当センター全体の質の向上につながっていると感じています。

利用者においても、若い元気な学生が同行訪問することで活気がみられるようになる方もいます。中には孫が来てくれたように嬉しそうな表情をされて、学生に言葉がけをいただくこともあります。"在宅看護"実習は利用者にとっても、よい刺激になっているようにも感じています。

[第5章：展望] 新たな実習形態へのチャレンジ③

滋賀医科大学医学部看護学科

新卒訪問看護師育成のための教育プログラムを開発
――訪問看護師コース（選択制）を設置

輿水 めぐみ ◇ Koshimizu Megumi ◇
滋賀医科大学医学部看護学科 講師

- 2005年金沢大学大学院医学系研究科博士前期課程を修了し、修士（保健学）取得後、2005年愛知県立看護大学（現：愛知県立大学）、2009年日本赤十字豊田看護大学を経て、2013年滋賀医科大学医学部看護学科着任。2013年より現職。

「訪問看護師の数が足りない」と言う声が高まる中、滋賀医科大学医学部看護学科では新卒訪問看護師の育成も見据えた「在宅看護力育成の革新的教育プログラム」を開発し、2016年1月から"訪問看護師コース"として取り組んでいます。ここではその概要を紹介していただきます。

　現在、全国で活躍する訪問看護師は約4万1000人で、団塊世代が75歳となり、後期高齢者が2200万人となる2025年には訪問看護師は今よりもさらに必要になることが予測されています。
　厚生労働省から、訪問看護ステーションへの新人看護師の就職を誘導する方向性が示され、

「新卒では経験不足で不安」
「医療機関などで、ある程度経験を積んでから」
と言われてきた訪問看護の仕事に、積極的に新卒や若手看護師を採用しようという動きも始まっています。滋賀医科大学では、訪問看護師の育成に向けて新たに教育プログラムを開発しているので、本稿で紹介させていただきます。

地域の在宅療養を支える新たな教育プログラムを開発

▶増えない訪問看護師、新卒でも可能にするための教育カリキュラムが必要

　新卒看護師にとって訪問看護の仕事は「1人でいろいろなことに対応しなければならないといったイメージがあって就職へのハードルが高い」と言われています。そのため、在学中に「訪問看護をやりたい」と希望を持ったとしても、実際には卒業後の進路として訪問看護ステーションなどの地域で働く看護の現場を選ぶ学生は少ないのが現状です。
　今後、増加が予想される在宅療養のニーズに対応するためには、より多くの訪問看護師の活躍が

教育機関の概要

［学生数（看護学科）］　各学年60人、3年より編入生10人
［教員数（在宅担当）］　5人
［訪問看護師コース定員］　10人
［実習先］
訪問看護ステーション24カ所
［所在地等］
〒520-2192　滋賀県大津市瀬田月輪町
TEL 077-548-2111（代表）
http://www.shiga-med.ac.jp/

期待されています。しかし、現状を見ると、訪問看護の従事者数は増加していません。そこで、「新卒でもある程度自信を持って訪問看護サービスを提供できるような、より実践的な知識や技術が修得できるカリキュラムの提供が必要」と本学では考えました。

3年生の10人を対象に新コース開設

本学では、2014年度から滋賀県地域医療介護総合確保基金による「在宅看護力育成事業」の委託を受け、訪問看護師コースの教育プログラムを開発することとなりました。現在は3年間のモデル事業として正規の授業外に位置づけており、看護学科3年の学生を対象に教育プログラムの受講者を募り、実施することとしています。

なお、本学看護学科の入学定員は60人です。第3学年より編入生10人が加わりますので、第3学年には計70人の学生が在籍しています。第3学年からは選択制による定員30人の「保健師課程」と定員8人の「助産師課程」を設置しており、この「訪問看護師コース」の教育プログラムは、保健師課程や助産師課程を選択していない、看護師としての就職をめざしている32人の学生のうち、10人を対象としています。

実践に則した知識・技術の修得をめざすプログラム

プログラムの実施をめざして

まず、学内のみならず、地域医療に取り組む医師や訪問看護ステーションのスタッフなど学外の専門家をメンバーに加えた「**在宅看護力育成事業訪問看護師コースプログラム検討会**」を立ち上げ、2015年1月から3月にかけて教育プログラムを開発しました。学内メンバーは表の通りです。

その後、さらに細かく内容を検討し、2016年1月よりプログラムによる教育を始めています。

表 在宅看護力育成事業訪問看護師コースプログラム検討会委員
（滋賀医科大学内）

[附属病院]
多川 晴美（事業責任者） 看護臨床教育センター センター長
小野 幸子 看護臨床教育センター 講師
白石 知子 看護臨床教育センター 助教
[看護学科]
川畑 摩紀枝（事業責任者） 公衆衛生看護学講座 主任教授
桑田 弘美 臨床看護学講座 教授（学科長）
坂東 春美 公衆衛生看護学講座 講師
輿水 めぐみ 公衆衛生看護学講座 講師

看護学科で学ぶ基礎的な在宅看護に関する教育をベースにしつつ、卒業後、直ちに訪問看護に生かせるように実践に即した知識や技術が修得できるよう、教育内容を強化したことが、このプログラムの1つの特徴となっています。

より"在宅"を意識した「講義」

在宅看護の科目はどの看護師養成機関でも卒業要件になっており、訪問看護師コースの学生も基礎的なことは学習済みの段階です。本プログラムでは、学生のこれまでの学習を生かしながら、在宅療養がもっと身近に感じられるような実践的な知識が得られる内容にすることで、自らの訪問看護への興味や関心を高めることができると考えています。

また、医師・歯科医師・薬剤師・訪問看護師・リハビリテーション関係者・保健師・管理栄養士・社会福祉士・介護福祉士といった在宅療養を支える多くの専門職種の方にも講義を行っていただく予定です。

病院と密接に連携して行う「演習」

「演習」については、主に在宅で展開する実践的な技術を身につけられるようにしたいと考えて

います。というのも、"訪問看護師になるには一定期間、病院などで看護技術を身につけてから"といった認識が就職のハードルを高める要因の1つである」と言われてきたからです。

本学は医学部附属病院を有しています。そして、この教育プログラムは看護学科と附属病院の「看護臨床教育センター」との協働による事業です。看護臨床教育センターでは、2009年度の文部科学省改革推進事業「看護師の人材養成システムの確立」の採択により、臨床教育者を育成するための体系的なカリキュラム開発に取り組んでおり、本学のみならず滋賀県下の看護臨床教育に寄与することを目的に活動しています。

同センターでは、
① 教育プログラムの開発
② 臨床教育指導者の養成
③ 臨床教育支援のための環境整備
④ 人事交流
⑤ キャリア支援
⑥ 地域医療への貢献

の6つのプロジェクトを実施しており、看護学科の学生を対象とした教育や新人教育研修について豊富な経験やスキルを持っています。

訪問看護師コースの教育プログラムでは、附属病院の専門看護師・認定看護師および臨床教育を担当する看護師などの病院スタッフとの協働で、より実践的な演習や実習を展開していきます。この点は本学の独自性であり、他にない教育プログラムになると自負しています。

演習事例は、プログラム検討会において、学外の専門家から意見をいただきながら設定します。認知症高齢者の看護、病気や障がいを持った子どもの看護など、今後、地域で求められる事例も設定していくことにしています。

さらに、訪問看護のベースである"家庭"において重視されるマナーなど、社会人としての基本的な言動が十分に身につけられるようにしていきたいと考えています。

多職種連携、看取りを見据えた在宅療養の支援を幅広く学ぶ

現在、多くの教育機関で行われている"在宅看護"実習は2週間といった限られた訪問看護の実習が一般的です。そこでの学生の学習は、在宅療養の中でも長く安定して生活されている療養者を対象としたものとなっています。

本教育プログラムでは、例えば「医療機関から在宅療養に移行されるときに、どのような退院支援を行うのか」といった"訪問看護師と病院の看護師との連携"についても実習の中で学べるようにしています。その他、退院後の療養生活を支えるかかりつけ医やケアマネジャーなどの多職種との連携についても、実習を通して学べるようにしています。

また、急性増悪期や終末期などの医療依存度が高い療養者への支援や、在宅の診療所の医師との連携などは、これまでの実習では実現が難しかった学習内容でした。本教育プログラムでは、診療所の医師の活動を通してさまざまな在宅療養のステージを幅広く学べるようにしています。

実際に訪問看護師として働いても、すぐに終末期の訪問看護を経験することは少ないと思いますが、予め知っておくことで訪問看護師としての活動の幅が広がると思っています。

実習先については、本学の"在宅看護"実習では訪問看護ステーションが中心となっていたため、在宅療養を支える活動がさまざまある中で、訪問看護師の活動以外を学習する機会が少ないといった課題がありました。そのため、本教育プログラムでは、訪問看護ステーションのほか、療養通所介護事業所、病院の退院支援部門などに加え、西

図 滋賀県看護協会に連動したプログラムの概念図

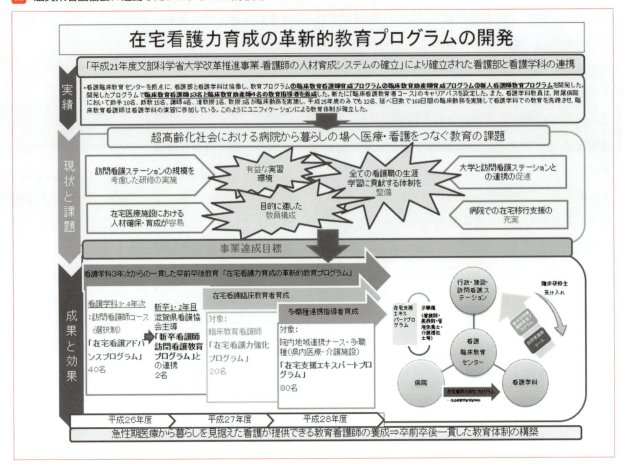

日本最大級の医療研修施設である「ニプロiMEP」を新たな教育機関として協力を要請しています。ニプロの研修施設をお借りして、在宅療養されている自宅を想定して、具体的な実技演習を展開していきます。

卒前卒後の一貫した学びを視野に 滋賀県看護協会と連携

もう1つ、大きな特徴として、本教育プログラムは滋賀県看護協会主導の「新卒看護師訪問看護教育プログラム」を卒後教育に位置づけていることが挙げられます。これは大学の看護学科や附属病院の教育資源を十分に生かすだけでなく、滋賀県看護協会や滋賀県内の訪問看護ステーションからのお力添えをいただくことで、滋賀県において活躍する訪問看護師を支援する教育プログラムの構築にまで展開することをめざしています。

これまで述べてきたことをまとめたものが図です。この全国的にも珍しい学部教育と卒後教育が連動した卒前卒後の一貫したプログラムを構築し、学生が訪問看護師として就職した後も引き続き訪問看護師として成長していくことを、本学は支援していきます。

滋賀県看護協会のプログラムでは、就職先の訪問看護ステーションにおいて新卒の訪問看護師が直ちに1人で訪問するわけではなく、ベテランの訪問看護師と一緒に訪問しながら、知識や技術を身につけていくようになっています。

本学での教育プログラムを受講することで学生が基本的なことをしっかりと学び、看護師免許取得後も継ぎ目なく、滋賀県看護協会と連携しなが

ら訪問看護師として活動できるようにつないでいきたいと考えています。また、このような手厚いサポートによって「学生が訪問看護師として就職するハードルが少しでも低くなれば」と期待しています。

滋賀県に訪問看護師を1人でも多く養成していきたい

本教育プログラムは保健師課程または助産師課程を選択していない学生を対象としていますが、2015年5月に第3学年の学生を対象に説明会を開催したところ、保健師課程の学生の中にも関心を持つ学生が多いことがわかりました。これらの学生に対しては、講義だけでも聴講できるようにしたいと考えています。

訪問看護師は療養者の家庭に入って活動します。そこで活動する時間は長く、療養者や家族との信頼関係に支えられて、家族の1人のように看護を提供することになります。「個々の療養者が望まれる生活をめざして創意工夫しながら看護を提供する」という、やればやるほど深みが増す魅力的な仕事です。

実習への協力をお願いした訪問看護ステーションなどの施設や、連携して教育プログラムを展開する滋賀県看護協会からも期待が大きいことを感じています。1人でも多くの学生に本教育プログラムを受講してもらい、滋賀県に1人でも多く訪問看護師が増えていけばと思っています。

また、よりよい在宅療養を望む県民の声も大きいと感じています。1人でも多くの療養者とその家族の在宅療養の希望に応えられるよう、新卒の訪問看護師育成にしっかり取り組んでいきたいと考えています。

[第5章：展望] 新たな実習形態へのチャレンジ④

大阪府立大学地域保健学域看護学類

「ルーブリック自己評価表」を使用して"在宅看護"実習の目的・目標が明確に

中村 裕美子 ◇ Nakamura Yumiko ◇
大阪府立大学大学院看護学研究科 教授

● 1976年大阪府立公衆衛生学院卒業後、保健所で地域保健活動に従事。89年大阪府立公衆衛生専門学校で保健師教育に携わる。川崎医療福祉大学、広島県立保健福祉大学を経て、2004年4月より現職。

[共同執筆者] 岡本 双美子（同・准教授）／深山 華織（大阪府立大学地域保健学域看護学類・助教）

　さまざまな環境の場で行われる"在宅看護"実習は、学生にとって、その目的や目標がつかみにくく、教員にとって評価のばらつきが生じやすい実習といえます。そこで大阪府立大学では「ルーブリック自己評価表」を使った実習の評価方法を開発しました。ここでは、学生の主体的な学習を可能にした"在宅看護"実習の概要を紹介していただきます。

大阪府立大学地域保健学域看護学類の"在宅看護"実習の流れ

　大阪府立大学地域保健学域看護学類は、1994年に開学した大阪府立看護大学が前身です。2005年に大阪府立大学に統合されて看護学部となり、2012年に学部組織の編成変更により看護学類となり、現在に至っています。

"在宅看護"実習の概要

　在宅看護学分野の教育科目は、概論（1単位）、演習2科目（4単位）と実習（2単位）で構成されています。在宅看護の実習は、2週間（10日間）を1クールとして年間6クールで展開しています。1クール当たり7～8カ所の訪問看護ステーションに、1施設につき2～6人の学生配置で実習しています。教員は1～2施設を担当して毎日、実習施設に赴き、実習指導に当たります。
　「実習目的」は以下の2つです。
①生活の場におけるさまざまな療養者とその家族を総合的に理解し、療養生活を支える看護活動

教育機関の概要

[学生数（看護学科）] 120人（加えて2年次編入生10人）
実習学生数は各学年130人

[教員数（在宅担当）] 在宅看護専任4人（うち非常勤1人）、他分野との併任2人

[在宅看護実習実施学年] 3年後期～4年前期

[実習先] 訪問看護ステーション13カ所（実習1クールごとでは7～8施設）

[所在地等（看護学科）]
〒583-8555 大阪府羽曳野市はびきの3-7-30
TEL 072-950-2111（代表）
http://www.osakafu-u.ac.jp/

[岡本 双美子] 1992年大阪大学医療技術短期大学部卒業後、大学病院やホスピス病棟、訪問看護ステーションで看護活動に従事。大阪府立大学大学院看護学研究科博士後期課程を経て、大阪市立大学医学部看護学科で在宅看護学教育に携わる。2009年より現職。

[深山 華織] 1999年大阪赤十字看護専門学校卒業後、病院や訪問看護ステーションにて看護師として従事。大阪府立大学看護学部、大阪府立大学大学院看護学研究科博士前期課程を修了後、2011年より現職。

表1 在宅看護実習スケジュール

第1週					第2週				
月	火	水	木	金	月	火	水	木	金
訪問看護ステーション実習①	訪問看護ステーション実習②	学内カンファレンス	訪問看護ステーション実習③	（中間カンファレンス）訪問看護ステーション実習④	訪問看護ステーション実習⑤	訪問看護ステーション実習⑥	学内カンファレンス	訪問看護ステーション実習⑦	（最終カンファレンス）訪問看護ステーション実習⑧

を展開する能力を養う

②在宅ケアシステムにおける訪問看護ステーションの機能を理解するとともに、地域における在宅ケアサービス機関との連携および調整について理解する

また、「実習目標」として4項目、「具体的到達目標」を13項目掲げ、学生の行動目標として示しています。

"在宅看護"実習の実際

実習スケジュールは、各週、月・火・木・金曜日が実習施設、水曜日が帰校日です（表1）。

〈実習の1日の流れ〉

1日の実習の流れは、朝の施設のミーティングで、学生はその日の学習目標と行動計画を発表します。学生が自己の学習状況を管理するために、毎日の学習目標を立て、その日の実習後に振り返ることを課題としています。

その後は、訪問スケジュールに応じて訪問看護師との同行訪問など、個人ごとに実習します。

訪問後の毎日のカンファレンスでは、疑問や気づきから検討課題を決めて、メンバー（訪問看護師・学生・教員）と意見交換をして、実習の整理をしています。

〈多様な経験ができる実習内容〉

実習内容は、受け持ち事例への複数回訪問による看護過程の展開、その他の単発訪問事例の訪問やサービス担当者会議への参加などです。

受け持ち事例への訪問回数は平均4.4回、単発訪問事例は平均11件です。事例は高齢者が多く、疾患では神経筋難病・糖尿病・悪性新生物・消化器疾患・認知症などが多くなっています。

学生が実習で体験する看護技術の内容は、バイタルサイン測定、日常生活援助では体位交換、清拭や入浴介助・シャワー浴、陰部洗浄、口腔ケア等の清潔援助の見学や実施などがあります。

医療処置管理では、服薬管理・指導、機能訓練の見学や実施、摘便や浣腸などの排せつケア、経管栄養管理などの見学や、人工呼吸器管理やストーマ管理なども見学や実施する機会があり、多様な体験をしています。

実習中に行われるカンファレンスの目的

実習1週目のカンファレンスで理解を深める

1週目の水曜日に行われる「学内カンファレンス」では、複数の実習グループと実習施設の情報交換を行い、訪問看護ステーションの理解を深めています。また、受け持ち事例のアセスメントなどについて教員からの個人指導を受けます。

1週目の金曜日は実習施設で「中間カンファレンス」を行い、学生は受け持ち事例の看護計画を発表します。学生間の意見交換、実習指導者や教

員からのコメントを受け、アセスメントや看護計画について検討し合います。ここで学生は「ルーブリック自己評価表」を基準として自己の実習での学習状況を確認します。

♥ 学びを確認する実習2週目のカンファレンス

2週目の「学内カンファレンス」は、教員ごとの実習グループで行います。受け持ち事例の看護計画に基づいた看護実践とその評価について発表し、学生間の意見交換や教員からのコメントを受けて検討を深めます。また、教員の個人指導を受け、学生は実習での学習の進度を確認し、課題を明確にします。

実習最終日の金曜日には実習施設で「最終カンファレンス」を行い、受け持ち事例の看護実践の評価と実習での学習成果を発表します。ここでも学生は「ルーブリック自己評価表」をもとに実習全体の学びを発表し合い、学生間の意見交換、実習指導者と教員からのコメントを受けて学びを確認します（下記 Column ①参照）。

「ルーブリック自己評価表」を開発した経緯とその内容

♥ 学内FD研修で紹介された評価法

"在宅看護"実習では、これまでも学生が自己評価を行うために自己評価表を使用していました。その内容は、実習の具体的到達目標の16項目についての評価を3段階のリッカートスケール（A：十分達成できた、B：だいたい達成できた、C：あまり達成できなかった）で、実習の最終日に学生が自己評価するものです。そして、教員は学生の個人面談の資料として使用していました。

しかし、この自己評価表は学生により評価にばらつきがあり、学生の主観的評価として指導の参考にしていましたが、教員の成績評価には反映させないでいました。

2014年の学内FD研修において、教育評価を明確にしていくことが求められていることと、その手法としてルーブリック評価が紹介され、学内で取り組んでいくことになりました（Column ②参照）。そして、在宅看護学分野でのルーブリック評価表の開発は、実習にかかわっている教員で検討を始め、2015年後期の"在宅看護"実習から試行を開始し、改訂を重ねています。

♥ 細部の工夫を加えて評価表を開発

以下に「ルーブリック自己評価表」の開発の経緯と項目等を示します（表2）。

まず「実習目的」は変更せず、「実習目標」は内容を変更せずに、意味がとりやすいように言葉の表現を一部修正しました。また「具体的到達目標」は内容と表現の見直しを行い、実習内容に沿った項目に絞り、16項目から13項目に整理しました。また、教員評価で実施していた実習態度に関する"実習への取り組み"の4項目を学生の自己評価表にも掲載することにしました。

次に、「具体的到達目標」ごとの「評価対象」を検討し、実習記録の様式番号やカンファレンスなどを示しました。

そして「評価基準」は、初めの検討時に4段階を「A：目標以上／B：目標達成／C：あと少し／D：努力が必要」としましたが、試行の後に再

Column ①　ルーブリック評価とは？

ルーブリック評価とは、学習目標との関係に求められる達成事項の質的な内容を文章化したもので、学習達成状況レベルを評価するときに使用される評価基準です。田中耕治（2005）によると「成功の度合いを示す尺度（scale）とそれぞれの尺度に見られる認識や行為の特徴を示した記述語（descriptor）からなる評価指標のこと」であり、論述式の試験や、小論文、実技などの評価に用いられています。

Column ②　FD（Faculty Development）とは？

ファカルティ・デベロップメントは、教員が授業内容・方法を改善し向上させるための組織的な取り組みの総称をいいます。

表2 ルーブリック自己評価表

学籍番号（　　　　）　名前（　　　　　　　　）

実習目標	具体的到達目標	評価対象	評価基準 A：十分達成	評価基準 B：達成	評価基準 C：あと少し努力が必要	評価基準 D：努力が必要	自己評価 中間(1/20)	自己評価 最終(1/27)
1 在宅療養者とその家族の療養生活における健康上の問題、および生活について理解することができる	1) 在宅療養者の疾病と障がいおよび、生活状況を説明できる	様式2 様式3 カンファレンス（様式12）	今後の予測を含めて、各々を関連付けられる	過去から現在までの経過を踏まえて、各々を関連付けられる	現在の状況について理解できている	現在の疾病と障害、生活状況のいずれか一方について説明できる	B	A
	2) 在宅療養者の家族の健康状態と生活状況を説明できる		今後の予測を含めて、在宅療養者の状況と関連付けられる	過去から現在までの経過を踏まえて、療養者の状況と関連付けられる	現在の状況について理解できている	現在の家族の健康状態、生活状況のいずれか一方について説明できる	C	A
	3) 在宅療養者とその家族の構造、歴史と発達、機能と役割を説明できる		今後の予測を踏まえて説明できる	過去から現在までの状況について説明できる	現在の状況について説明できている	現在の家族の構造、歴史と発達、機能と役割のいずれかについて説明できる	C	B
	4) 在宅療養者とその家族が受けているフォーマルおよびインフォーマルなサポートを総合的に理解する		今後の予測を踏まえて理解できる	過去から現在までの状況について理解できる	現在の状況について理解できている	現在のフォーマル、インフォーマルのいずれか一方について説明できる	B	B
	5) 在宅療養者とその家族の療養生活における課題や必要な支援について考察できる		今後の予測を含めて考察できる	過去から現在までの経過を踏まえて考察できる	現在看護師が行っている援助について考察できる	現在看護師が行っている援助について説明できる	C	B
2 在宅療養者とその家族へ根拠に基づいた一連の看護過程を展開することができる	1) 在宅療養者とその家族の意思および生活環境を踏まえたアセスメントをすることができる	様式4 様式5 様式6	リスクを含めて、全体像を統合したアセスメントができる	根拠を明確にしたアセスメントができる	療養者や家族の状況に基づいたアセスメントができる	療養者や家族の状況について説明できる	C	B
	2) 在宅療養者とその家族の自立とQOL向上を目指した看護計画を立案することができる	様式7	療養者や家族の状況に基づいて、具体的で個別性のある計画が立案できる	療養者や家族の状況に基づいて、根拠を明確にした計画が立案できる	療養者や家族の状況に基づいた計画が立案できる	既存の資料に記載された計画を立案することができる	C	B
	3) 在宅療養者とその家族に対して立案した看護計画を実施できる	様式8	十分な準備のもと、主体的に立案した計画を進められる	立案した計画に沿って、看護師とともに実施できる	看護師が行っている援助として、看護計画を進められる	看護師が行っている援助の観察ができる	C	B
	4) 看護計画について評価することができる	様式7	療養者や家族の今後の予測を踏まえて追加・修正し、評価できる	現在の療養者や家族の現状を踏まえて追加・修正し、評価できる	現在の療養者や家族の現状を踏まえて、評価できる	療養者や家族の状況について説明できる	C	B
3 在宅ケアシステムにおける訪問看護ステーションの機能と訪問看護師の役割を理解することができる	1) 在宅ケアシステムにおける訪問看護ステーションの特徴と機能を説明できる	様式2 様式9 様式10 カンファレンス（様式12）	我が国の政策や動向を踏まえて説明できる	訪問看護ステーションの特徴を踏まえて、機能について説明できる	実習施設の訪問看護ステーションの特徴について説明できる	実習施設の訪問看護ステーションで説明された内容について理解できている	C	B
	2) 在宅ケアチームの中の一員としての訪問看護師の役割を理解することができる		他職種の役割と比較して理解できる	実習で体験した事柄と関連付けて理解できる	実習で体験した事柄について理解できる	既存の資料に記載された看護師の役割について説明できる	B	B
4 在宅ケアシステムにおける関係機関・職種との連携およびケアマネジメント機能について理解することができる	1) 在宅療養者とその家族が利用する在宅ケアサービス機関や関係職種との連携方法を理解できる	様式2 様式9 様式10 カンファレンス（様式12）	関係機関・職種の役割を踏まえて理解できる	実習で体験した事柄と関連付けて理解できる	看護師が実施している連携方法について理解できる	既存の資料に記載された連携方法について説明できる	C	B
	2) 在宅ケアシステムにおけるケアマネジメントの機能を理解する		関係機関・職種の機能と比較して理解できる	ケアマネジメントにおける訪問看護師の機能について理解できる	介護支援専門員のケアマネジメントの機能について理解できる	既存の資料に記載されたケアマネジメントの機能について説明できる	C	B
5 実習への取り組み	1) 実習生としての責任ある行動がとれた	様式2 カンファレンス（様式12） 実習中の状況	常に責任ある行動がとれた	十分に責任ある行動がとれた	まあまあ責任ある行動がとれた	少し責任ある行動がとれた	B	A
	2) 自己の学習課題を明確にし、主体的に学習した		常に学習課題を明確にし学習できた	主体的に十分に学習した	まあまあ主体的に学習した	少し主体的に学習した	B	A
	3) 積極的にカンファレンスに参加した		積極的にテーマを考え、カンファレンスに参加した	とても積極的にカンファレンスに参加した	まあまあ積極的にカンファレンスに参加した	少しは積極的にカンファレンスに参加した	B	A
	4) 実習中の記録物は、毎日提出できた		毎日提出し、前回の修正や加筆、コメントへの返答もできた	毎日（1週間に3～4回）提出できた	1週間に2～3回提出できた	1週間に1回提出できた	C	B

注）評価対象の様式番号は、実習記録の様式番号を示す

検討し、「A：十分達成／B：達成／C：あと少し努力が必要／D：努力が必要」と変更しました。

さらに「具体的到達目標」の項目ごとに「評価基準」の内容を検討し、文章を整えました。例えば、「項目1）在宅療養者の疾病と障がいおよび、生活状況を説明できる」では、「A：今後の予測を含めて、各々を関連付けられる」「B：過去から現在までの経過を踏まえて、各々を関連付けられる」「C：現在の状況について理解できている」「D：現在の疾病と障害、生活状況のいずれか一方について説明できる」としました。

▼実習に活用するための2つの評価表

開発した「ルーブリック自己評価表」には、学生の自己評価用と教員の実習成績評価用があります。教員用では、実習評価に用いるために「実習目標」「具体的到達目標」ごとに、各評価項目の評価基準の重みづけ配点として、A：5点、B：4点、C：3点、D：2～1点にしました。なお、重みづけ配点は学生用の自己評価表には示されていません。

学生に対しては、実習開始前の学内オリエンテーションで「ルーブリック自己評価表」の目的と内容、利用方法を説明しています。実習中は自己評価表を意識して実習を進め、1週目の中間カンファレンス前と2週目の最終カンファレンス前に自己評価を記入するようにしています。また、訪問看護ステーションなどの実習指導者には、日々の実習指導の参考にできるように学生の自己評価の状況を随時紹介しています。

「ルーブリック自己評価表」の効果

次に「ルーブリック自己評価表」を使うメリットについて述べます。

まず、実習前のオリエンテーション時に学生に自己評価表を提示することで、実習の具体的到達目標を達成する道筋を示すことができます。それにより、実習のイメージがつき、初めて実習施設に行く学生の実習に対する不安が軽減され、自己の学習計画が立てやすくなっています。

そして、実習中には自己の学習進度に合わせて目標設定ができるため、学生は自分の現在の到達点と、目標までの距離を認識できるようになります。このため学生は自己の学習を振り返りながら、「次に何に取り組めばよいのか」を自ら考えることができるようになります。「ルーブリック自己評価表」を使用することで、学生は実習での学習の動機づけを高め、主体的に取り組むようになるといえるでしょう。

一方、学生からは「カンファレンスの課題を見つけやすくなり、学生同士の話し合いが深まるようになった」という意見が聞かれています。この自己評価表を使用することは、学生自身が「何を学習すればよいのか」を考えることを支えているといえます。

また、学生と実習指導者と教員が同じ「ルーブリック自己評価表」を使用することにより、教員による評価と学生の自己評価を照合させることができます。これは、学生への具体的な実習指導において一貫性を保つことを支えています。

さらに、"在宅看護"実習は複数の施設で行うことから実習で体験する内容は相違があり、また複数の教員が実習指導に携わりますが、ルーブリック自己評価表に評価基準が明確に示されていることから公正に評価することができます。

今後望まれる在宅看護の実習とは

超高齢社会を迎え、訪問看護ステーションでは、慢性期だけでなく終末期や医療依存度が高い療養者が多くなってきています。在宅で活動する看護職には高度な判断力と実践力に加えて「療養生活

"在宅看護"実習を終えて～学生の声

「自分の目標到達度を客観的に判断できる」
「自分を客観的に評価できる」　　　岡田 佳織

ルーブリック自己評価表は、実習において自分がその時点でどこまで到達できているかを判断するのに非常に役立ちました。

実習中、訪問看護師のケアシステムの中での役割などを施設の看護師から説明は受けましたが、説明されたことは理解できても、どこまでを理解することが必要なのかがわかっていませんでした。しかし、自己評価表を使用することにより、自分の中で理解できていないところや、実習において観察できていないところなどが明確になりました。

それによって、「実習終了までに、ここまで到達しよう」というように、実習目標を立てることもできました。自己評価表のおかげで、他の領域の実習よりも自分を客観視できました。

「評価基準をもとに、自分の課題を明確にできる」
「目標到達に向けて振り返ることができる」
　　　　　　　　　　　　　　　　　　三浦 憂華

他領域の実習の評価では、具体的到達目標に対し、評価基準がすべて同じでした。そのため、評価のときに"流し見"してしまい、1つひとつ真剣に振り返らず、適切な評価ができませんでした。また「達成できた」「やや達成できた」など、どこをどう判断して評価すべきなのか難しかったです。

流し見してしまったために、評価に意味があったのか疑問だったのですが、"在宅看護"実習で利用したルーブリック評価表では、具体的到達目標に対し、各々の評価基準があったので、1つひとつ真剣に振り返ることができました。自分の「できたところ」「できなかったところ」が明らかになり、今後の課題がわかりやすかったと思います。

「療養者を広い視点でアセスメントできる」
「目標への達成感を得られる」　　　岡山 七海

ルーブリック自己評価表は、目標の達成状況がわかりやすく、自分の現在の状況を理解しやすかったです。中間評価を行うまで、私は療養者さんの状況を理解して看護計画を立てていると思っていました。しかし、ルーブリック自己評価表を使用したことで「目標達成のためには療養者さんをもっと広い視点で捉えてアセスメントしないといけない」と気づきました。ルーブリック評価では、1つ上の評価にするために不足していることが、評価項目から確認できたので、すぐに自分の実習に反映することができました。また、最終評価をしたときは、中間評価からの変化を見て達成感を感じました。評価表により、到達目標を意識した実習になったと感じました。

「具体的に何を学ぶべきかがわかりやすい」
「手軽に評価できる」　　　川平 茉智子

ほかの領域の実習で利用されている評価表では、AやBといった評価をどのような基準で判断すればいいのか難しいものが多かったです。一方、ルーブリック自己評価表は、評価項目ごとに「何をどこまで実施できたらA評価になるのか」といった基準となる事項が具体的に設定されていたため評価しやすく、自分が今回の実習で何を特に学んでいくべきであるかイメージがわきやすかったです。

実習前から終了まで評価表を用いて日々振り返ることで、自分自身の学習成果を客観的に評価することができました。具体的な学習到達点を示した選択肢の中から評価できる形式であるため、自分の学習内容や思いを文章化して評価するという形式の評価表よりもわかりやすく、忙しい実習中でも手軽に実施できることも魅力的でした。

を支える力」が必要になります。

"在宅看護"実習では、実際のケア場面や看護職の看護援助に学生の目が向きがちですが、目で見えることだけでなく療養者や家族の声に耳を傾け、さらに看護職が実践の基盤にしている考え方や理念にも目が向くようにする必要があります。

また、これからは在宅医療の中でも看護職の役割がより重要になっていきます。そのため、学生たちが"在宅看護"実習で得た学びを、いろいろな臨床実習の場で活かすことを意識できるようになることが重要と考えます。そのような"在宅看護"実習になることが、今、望まれています。

【参考文献】

1) Dannelle D.Stevens, Antonia J.Levi：大学教員のためのルーブリック評価入門，佐藤浩章監訳，玉川大学出版部，2014.
2) 竹中泉，岸さゆり，山本十三代他：臨地実習評価にルーブリックを導入してみて，看護教育，55（3），2014.
3) 高浦勝義：ルーブリック導入の意義と課題－「学習者中心」の教育評価へ，看護教育，51（12），2010.
4) 田中耕治編：よくわかる教育評価，ミネルヴァ書房，2005.

[第5章：展望] 新たな実習形態へのチャレンジ⑤

高崎健康福祉大学保健医療学部看護学科

大学が訪問看護ステーションを開設して"在宅看護"実習の学びを深める

棚橋 さつき ◇ Tanahashi Satsuki ◇
高崎健康福祉大学保健医療学部 教授
高崎健康福祉大学訪問看護ステーション 統括マネージャー

- 群馬医療短期大学部卒業。群馬大学医学部附属病院にて看護師として勤務。群馬大学大学院医学系研究科保健学博士前期課程を経て、群馬県看護協会訪問看護担当理事、訪問看護ステーション統括管理者。2010年より高崎健康福祉大学に入職し、2013年4月より現職。2015年4月より訪問看護ステーション統括マネージャー兼務。

株式会社が開設する訪問看護ステーションが増加している中、2015年4月に"大学が開設した訪問看護ステーション"が群馬県高崎市で活動を始めました。まさに教育と現場が密着できる環境を持った新たな形のステーションを開設した大学では、どのような"在宅看護"実習が行われるのかを報告していただきます。

高崎健康福祉大学の"在宅看護"実習

2001年4月に開学した高崎健康福祉大学は、2017年4月で開学17年になります。現在、人間発達学部に子ども教育学科、保健医療学部に看護学科・理学療法学科、健康福祉学部に社会福祉学科・医療情報学科・健康栄養学科、そして薬学部に薬学科と4学部7学科体制となっています。

在宅看護学領域担当教員は教授・講師・助教の3人体制です。2015年度の実習は、病院・株式会社・看護協会等が運営する9カ所の訪問看護ステーションにお願いしています。

本学では、2年後期に在宅看護学概論2単位30時間、在宅看護学方法論Ⅰ1単位30時間、3年前期に在宅看護学方法論Ⅱ1単位15時間を行い、5月から12月にかけて2単位90時間の実習を行っています。

実習は訪問看護ステーション（以下：ステーション）および関連施設で2週間行い、ステーションでは療養者1人を受け持ち、実習中に1回、または2回以上、訪問看護師に同行して看護過程を展開します。看護過程は、1週目は木曜日までに看護計画を立案し、2週目には立案した看護計画をステーション指導者の下、実施しています。また、受け持ち以外の療養者にも同行訪問し、訪問看護師の指導の下、ケア等を学ばせています。

地域ケアシステム関連の学びに関しては、地域看護実習の中で1単位45時間行い、居宅介護支

教育機関の概要

[学生数（看護学科）] 1、2年生各80人／3、4年生各100人
[教員数（在宅担当）] 3人（教授・講師・助教）
[在宅看護実習実施学年] 3年（5～12月）
[実習先]
訪問看護ステーション9カ所、ほかに地域包括支援センター・居宅介護支援事業所など
[所在地等（看護学科）]
〒370-0033 群馬県高崎市中大類町37-1
TEL 027-352-1290／FAX 027-353-2055
http://www.takasaki-u.ac.jp/

援事業所・デイサービスセンター・小規模多機能型居宅介護施設、住宅型有料老人ホームなどの場において実習を行っています。

また、在宅移行や退院調整等に関する教育としては、病院11カ所において4年後期に2単位90時間を行っています。このため、"在宅看護"実習においては、訪問看護に重点を置いて展開しています。

大学にステーションを開設したねらいと教育へのつなぎ

"地域"を重視し、大学がステーションを開設

本学では「福祉の視点があらゆる分野に必要」との考えの下、保健医療学部を設置しました。さらに昨今の高齢化、在院日数の短縮化、2025年問題等の変化から、今後は"地域"を意識した大学としての活動が必要であり、本学の学部・学科の特徴も含め、大学教育として「健康と医療福祉の分野で幼児からお年寄りまで、全ての世代にかかわる人材を育成したい」という理事長のビジョンから、2014年10月に大学附属クリニックを開設しました。クリニックは学生の健康管理センター的役割も果たし、整形外科と内科、リハビリ科の3つの診療科で医療を行っています。また、将来的には往診も行う在宅医療も見据えています。

その後、地域医療関連事業として在宅を担うステーション設立計画が立ち上がり、2015年4月に開設となりました。

ステーションのスタッフ等ですが、2015年8月末現在、訪問看護師常勤5人・事務職員非常勤1人で、患者・利用者数23人（医療保険15人・介護保険8人）、訪問件数は174件（医療保険118件・介護保険56件）となっています。

利用者の主な疾患は、がん末期・小児先天性疾患・間質性肺炎などで、年齢は4歳から90歳代。在籍する訪問看護師は、大学院博士前期課程修了者（難病看護）、皮膚・排泄ケア認定看護師取得者、呼吸療法士資格取得者、実習指導者講習会修了者、認定看護管理者セカンドレベル教育課程終了者、栄養サポートチーム専門療法士臨床実地修練修了者等と、今後の訪問看護ケア拡大と、在宅実習においてそれらのことについての学生教育を可能とする人材を配置しています。

在宅看護を大学の基礎教育で教える

現在、訪問看護の統一された教育システムはまだ確立されていない状況といえるでしょう。各ステーションにおいてそれぞれ独自の教育システムがありますが、看護の基礎的教育は教育機関等で学んだことを拾い上げているのが現状と考えます。そのため、大学教育において「地域を見据え、在宅を考える」ことを大切にする必要があると思います。それを浸透させるには、「在宅領域ならではの看護基礎教育」を、基礎看護学から成人看護学・老年看護学・小児看護学等においても含めるシラバスの構築やシステムをつくることで可能になると考えます。

他学部・他学科との共同教育も必要

今後の訪問看護教育は看護学教育のみならず、地域や多職種に関連した教育も重要となります。本学に設置されている学部・学科はまさに医療・福祉関連に広くかかわるところですから、訪問看護教育に必要とされる科目において他学部・他学科との共同教育が可能です。昨今の重要事項である地域包括ケアシステムも含めての学習が可能となると考えています。

大学が開設するステーションの効果

現場と在宅看護の教員がコラボレーション

ステーションにおいては、まだエビデンスが確

立されていない部分が多くあります。エビデンスを導くには研究が必要で、それは現場でも重要とされています。しかし、訪問看護をしながら研究を行うのは小規模のステーションが多い中では困難です。本学が設立したステーションならば、研究を在宅看護領域の教員や大学院生と協力して行うことも可能となり、より実践的な研究ができると考えています。

また、ステーションでは、管理者は常に経営を考えなければなりません。そのため、ステーションで行いたいことと、実際に実践できることには差があります。大学設立のステーションにおいても、もちろん収支に関しては考慮しなければなりませんが、現場だからこそ、診療報酬の矛盾点や経営につながる診療報酬の点数において机上の空論でない内容を把握することが可能と考えます。したがって、経営的にも人材的にも安定することができる診療報酬改定につながるような研究のデータ収集を、大学開設のステーションなら、まさに現場で行うことができると考えます。

新卒訪問看護師の育成

本学科では、現在100人定員で学生を教育しています。これまで現場で働く訪問看護師は、病院での勤務を経験したのち訪問看護師になることが一般的でした。しかし、2025年問題を考えると、人材育成の発想を転換し、新卒訪問看護師の育成が必要と考えられます。

大学4年間の教育の中で訪問看護師としての学生の適性や意欲を、身近な教員が知ることができるため、100人の卒業生の中から数人ずつ新卒訪問看護師の育成が可能と考えています。

ステーションの場合、1人で訪問ができるようになって、初めて1人前の診療報酬の請求が可能となります。新卒看護師を育成する場合、1人での訪問ができるまでは先輩と2人での訪問になることを考えると、経営的にすべてのステーションで新卒看護師を採用することは難しいと思われます。しかし、本学のようにステーションを持っている大学であれば学生教育の一環として継続的に新卒訪問看護師育成のシステムを実行できると考えられます。

教育と現場が密接につながる実習モデルの確立

"在宅看護"実習においては、教育側も現場も一歩踏み込んで意見を交わすことがなかなかできていない状況ではないでしょうか。しかし、大学が開設したステーションならば、実践現場であるステーションと教育機関が密接に協力することがより可能であり、教育を核とした実習体系がつくれると考えます。

大学は各都道府県にあるので、本学において1つの実習体系のモデルを提示することにより、それぞれのステーションにおいて、学生に学ばせる基本的内容を盛り込めるようなシステム構築が可能と考えます。

生活体系や時代の変化により、看護を学ぶ学生の姿は大きく変化していると感じます。教育者側も学生の変化をキャッチして学生1人ひとりに対してオーダーメイド的実習を考えていくことで、今後の"在宅看護"実習が訪問看護師育成につながると信じています。

"在宅看護"実習の今後

"在宅看護"実習が始まった頃は、実習施設を確保することが困難であり、「実習できればよい」という考えが多かったと思います。次の段階になると、「なるべく多くの訪問先をみることで学習する」という考えになりました。その後、1人の療養者を受け持ち、複数回訪問することで看護過程の展開をさせ、場合によっては学生自ら立案した計画を実施させることで療養者を取り巻く環境

"在宅看護" 実習を終えて～学生の声

●「多職種がかかわる在宅医療を知る」矢部 礼子

　在宅看護学実習では利用者さんのニーズに合わせて、訪問看護師だけでなく、理学療法士・作業療法士・ホームヘルパーとの訪問にも同行することができました。リハビリの方法については理学療法士から訪問看護師に助言があり、手技を確認し合う姿も見ることができました。それぞれの職種が持つ専門性を発揮することが重要であり、その連携から質の高い医療を提供できるのだと学びました。

　2015年度から本学に訪問看護ステーションが開設されました。私たちは残念ながら大学のステーションでは実習することはできませんでしたが、本学は多学科からなる総合医療福祉系大学なので、大学の訪問看護ステーションでの実習は、理学療法はもちろん、栄養や薬剤、社会福祉など多職種の視点から在宅医療における連携やそのあり方について学ぶよいきっかけになると思いました。

　また、卒業後、大学に戻る選択をした際、教員や大学院生としてだけでなく、訪問看護師としても戻れる選択肢ができたことを嬉しく感じています。

や家族のあり方を考えさせるようになったと思います。

　最近は統合実習としての考え方から、実習場所はステーションだけでなく、病院の退院調整部門や地域包括支援センター、居宅介護支援事業所など地域を広く学べるような実習形態も多くなっています。

　このように教育機関側の学生への教育は変化していますが、ステーションという実習場所においてはあまり変化していないのが現状ではないかと感じます。ステーション数はここ数年増加していますが、5人以下のスタッフで事業を展開している事業所が半数を占めており、そのような小規模のステーションでは経営困難から研修の必要性を感じながらも、実習をいかに効果的にかつ内容を充実していくかという点にまで配慮できずに悩んでいるステーションも多いと思います。

　今後は2025年問題もあり、訪問看護師の確保は必須です。訪問看護師をめざす学生が増えれば、その解決につながります。そのためには、教育機関からも学生の後押しをして、かつ、実習先で訪問看護師に憧れるような体験のできる実習でなければなりません。

　在宅に行くと学生が生き生きとなるような実習体系を、教育機関とステーションが一体となってつくっていければと考えています。

[第5章：展望] 新たな実習形態へのチャレンジ⑥

藤田保健衛生大学医療科学部看護学科

大学による地域包括ケアの展開と地域に根ざした学生実習
——「藤田保健衛生大学訪問看護ステーション」「ふじたまちかど保健室」を実習場として

北村 眞弓 ◇ Kitamura Mayumi ◇
藤田保健衛生大学大学院保健学研究科
同大学医療科学部看護学科 在宅看護学領域 准教授
同大学地域包括ケア中核センター 担当

● 名古屋保健衛生大学卒業後、1982年大学病院看護師。その後、看護専門学校教員、健康指導保健師。1998年中京女子大学大学院健康科学修士取得。同年に藤田保健衛生大学着任、2007年より現職。中京大学大学院社会学専攻博士課程を満期退学。2013年より藤田保健衛生大学地域包括ケア中核センター兼務。

大学教員が訪問看護の実践をしている中での"在宅看護"実習は理想的と思われますが、それが実現できている大学はほとんどありません。その数少ない大学の1つである藤田保健衛生大学の"在宅看護"実習の概要と、地域包括ケアを見据えた取り組みを報告していただきます。

藤田保健衛生大学の"在宅"へのかかわり

▼ 名古屋郊外の医療総合大学として

藤田保健衛生大学は、愛知県豊明市にキャンパスがあります。豊明市は名古屋市に隣接しており、人口約6万8000人、高齢化率は25％です。大都市近郊であり、後期高齢者・独居高齢者が確実に増加しています。

本学は医療の総合大学です。1つのキャンパスに臨床現場である大学病院・救命救急センター・大学地域包括ケア中核センター、教育現場である大学（医学部・医療科学部）・大学院、看護専門学校があります。医療科学部には看護学科をはじめ、臨床検査学科・放射線学科・リハビリテーション学科・臨床工学科・医療経営情報学科があり、約1900人の学部生が在籍しています。

看護学科は、4年制看護大学として1968年に開設し、40人定員の少人数教育を続けてきましたが、2008年度から定員を100人に増やしました。また看護師と保健師の統合カリキュラムで教育を行ってきましたが、2012年度の入学生より保健師養成は選択選抜制（定員の15％）となりました。

統合カリキュラムでは「看護」と「公衆衛生看護」を学習させ、"個人・家族・集団・地域"を対象に看護を学んできたのですが、看護師養成を基本とするカリキュラムとなったため、保健師養成コースをとらない学生にとっては、地域にかか

教育機関の概要

[学生数（看護学科）] 各学年120人
（2016年度より100人から120人に増員）

[教員数（在宅担当）] 3人

[在宅看護実習実施学年] 3年後期（9月～翌年2月）

[実習先]
訪問看護ステーション13カ所、
藤田保健衛生大学訪問看護ステーション

[所在地等]
〒470-1192 愛知県豊明市沓掛町田楽ケ窪1番地98
TEL 0562-93-2000
http://www.fujita-hu.ac.jp/e-nurse/ （看護学科）

表 "在宅看護"実習の基本的スケジュール

	月	火	水	木	金
1週目	実習施設訪問 ・施設オリエンテーション ・受け持つ療養者についての情報収集	対象者の情報整理分析 看護計画の立案 ビデオ視聴　など	臨地実習	臨地実習	臨地実習
	月	火	水	木	金
2週目	臨地実習	臨地実習	当センターにおいて介護支援専門員の講義 ケースレポートの作成	ケースレポートの作成	ケースレポート発表会 実習記録のまとめ・整理

わる看護の学習が減ってしまいました。

教員も訪問看護の現場に出る

地域とかかわる学習の機会を検討する中で、折しも本学は2013年に「藤田保健衛生大学地域包括ケア中核センター」（以下：当センター）を設立しました。当センターは看護学生にとって地域とのかかわりを身近に感じる場となりました。

在宅看護学を担当する教員3人は、当センターを兼務し、実際に訪問看護も業務として行っています。また、2015年4月には独立行政法人都市再生機構（UR都市機構、以下：UR）が運営する豊明団地の一角に「ふじたまちかど保健室」を開設したため、その担当もしています。

成人看護学や小児看護学を担当している教員も数人、訪問看護の現場を兼務しています。

"在宅看護"の学習の流れ

"在宅看護"実習まで

〈在宅看護学概論・在宅看護学方法論〉

本学では、2年前期に「在宅看護学概論」の講義を行い、2年後期に「在宅看護学方法論」の講義を行っています。

ここでは、在宅看護に関する知識の修得とともに訪問看護の現場の様子を伝え、また訪問看護利用者の実際の事例から訪問看護の役割を考えさせています。

〈在宅看護学演習〉

3年前期には「在宅看護学演習」を行っています。学生を大きく3つのグループに分け、

①在宅療養者の生活環境を考えることをねらいに「なごや福祉用具プラザ」の見学実習
②紙上事例による看護過程の展開学習
③経済的なことに配慮し、自宅の物品を用いて行う洗髪演習

という3つの課題を順にローテートして学習する形式をとっています。

"在宅看護"実習の実際

3年後期（9月～翌年2月）のローテーション実習で、2単位（2週間）の「在宅看護学実習」を行います。13カ所の訪問看護ステーションに依頼し、2～4人／回のグループで実習を行わせていただいています。2013年度からは本学の訪問看護ステーションも実習施設に加わっています。

〈実習の目的〉

慢性疾患や難病を有する人々の生活状況を捉え、介護する家族を含めた在宅ケアの実際を通して、在宅看護の役割を学ぶ。療養者とその家族の生活状況を踏まえた看護計画を立案し、実施および評価までの一連のプロセスを体験して、在宅看護の基本的能力を養う。

〈実習形態〉

表に本学の"在宅看護"実習の基本スケジュールを示しました。

図 藤田保健衛生大学地域包括ケア中核センターがかかわる地域包括ケアモデル

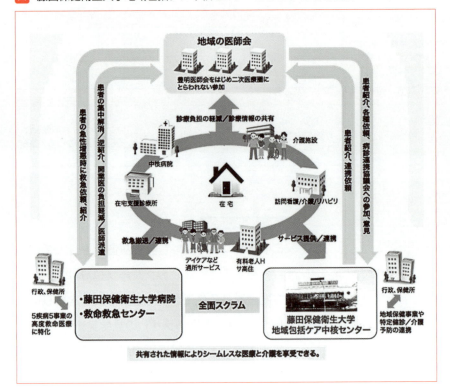

"在宅看護"実習を開始する際、学生のレディネスを高める工夫をしています。実習初日の月曜日に半日の実習施設訪問を行い、受け持たせていただく療養者の情報収集をします。

翌日の火曜日は学内で訪問記録カルテから得られた情報を整理分析し、問題点と看護計画を立案することで対象者のイメージ化をはかっています。看護を展開する上で不足している情報は何か、知りたい情報は何かを整理させて、初回訪問に期待を膨らませるように仕向けています。

水曜日からは臨地実習です。看護師や療法士に同行する訪問件数は延べ12.6±4.5回／人で、訪問看護ステーションによって多少異なります。

〈ケースレポートの作成と発表会によるクリティカルシンキング〉

現地での臨地実習が終了したら、学内実習としてケースレポートをまとめます。ケースレポートは、受け持った療養者の課題と考えられることをテーマとして取り上げて深く分析し、考察をまとめたものです。

病棟実習と異なり、受け持ち療養者に訪問できるのは2～3回程度、それぞれの訪問時間は60分前後です。学生は訪問看護の場面に参加し、その場面の看護過程の評価をすることは可能ですが、それだけでは在宅看護の特徴を捉えることは難しいのです。学生はケースレポートにまとめることで、その療養者と家族が今まで生きてきた生活過程を理解し、また今後起こりえる問題は何かを考えます。そこから「今、訪問看護でどのようにかかわり、支援していくか」在宅看護の役割を捉えさせることができます。

実習最終日に行われる「ケースレポート発表会」は、ケースをまとめた成果を発表する場ではなく、自分以外の13ケースの発表を聞いてクリティカルシンキングを行うことを主にしています。学生は、ケースごとに批判的思考で自ら疑問点を引き出し、質疑応答をして、気づく力や思考力をつけています。

全国に先駆けて学校法人立の事業所を開設

次に、藤田保健衛生大学地域包括ケア中核センターについて紹介します。

まず、藤田保健衛生大学病院ですが、1973年に開院し、病床数は現在1435床、勤務する看護師は約1300人です。特定機能病院、基幹災害拠点病院となっています。2013年よりドクター

カーを常設し、消防署からの要請に24時間対応し、医師・看護師が現場に駆けつけ、急性期・超急性期病院の役割を担っています。

退院困難な患者は、入院が長期になるか、転院の形態をとるのが大半で、当センターが開設するまでは自宅への退院の選択肢はあまりありませんでした。

センターを開設したねらいと経過

当センターは、大学病院と協力・連携をとりながら独立した組織として運営しています。当センターでは、2025年問題を念頭に「先進的地域包括ケアモデル」の構築の第1段階として、2013年に「訪問看護ステーション」と「居宅介護支援事業所」の2つの事業所を開設しました。大学にこのようなセンターを設置したのは全国初であり、学校法人立の「訪問看護ステーション」と「居宅介護支援事業所」は、全国の医療看護系大学の先駆けとなっています。

当センターの役割は、急性期病院の入院期間の短縮化に向けて、急性期を脱した患者に住み慣れた自宅に戻っていただき、不安なく自宅で療養生活を送っていただくことです。入院による集中治療から退院後の在宅療養までシームレスに支援することを目的としています。

また、在宅生活を望むターミナル期の患者と家族のQOLを支援しています。全国の訪問看護ステーション利用者の75％は介護保険による訪問看護ですが、当訪問看護ステーションは利用者の半分以上が医療保険による訪問看護となっています。必要に応じた24時間対応の訪問看護のサービスは、在宅療養者に気持ちの安心をもたらしています。

開設当初のスタッフは、常勤看護師3人、常勤介護支援専門員2人、非常勤として、筆者を含む看護学科の在宅看護学教員3人、リハビリテーション学科の療法士教員2人・薬剤師教員1人、事務職員1人でした。現在は、スタッフが徐々に増えています。センター長は、医療科学部長が兼務しています。

大学として当センターの使命は、地域医療・介護を担う人材育成であり、学生の教育・実習はもちろんのことですが、有資格者の研修の場として、また地域在宅ケアに関する研究機関として発展させていくことです。

また、地域内で必要な情報を円滑に共有し、在宅医療・介護サービスの向上をはかるためのネットワークの確立や、安心して暮らせる地域を創る「地域包括ケアモデル」（図）の構築をめざしています。まず2013年に、本学は地元の豊明市と「包括協定」を結び、2014年にはURと「包括協定」を締結しました。本学と豊明市とURの3者間に連携協力体制の基盤ができ上がり、当センターは地域ケアを開始しました。

サテライト「ふじたまちかど保健室」開設

URが管理する豊明団地は、本学から徒歩で15分くらいのところにあります。豊明団地は、1971年にできて46年ほど経過しており、5階建ての建物が55棟あります。2棟以外はエレベーターがありません。現在、約2000世帯が住んでいて、65歳以上の居住者が約1300人。そのうち独居高齢者は約380人です。他の地域よりも独居高齢者の割合が高い状況にあります。

当センターは2015年4月、豊明団地内の一角に「ふじたまちかど保健室」を開設しました。月曜日から金曜日まで毎日開設し、個別の健康相談や介護・福祉相談、ミニ講座による健康教室や介護予防体操などを行っています。

本事業のねらいは、豊明市とURとの提携による豊明団地を中心とした「先進的な地域包括ケアシステム」を構築創出することです。また2015年度より医療科学部・医学部の学生・教職員が団地に住み、地域活動に参加しています。医療人を

> ### "在宅看護"実習を終えて～学生の声
>
> #### ●「病院から在宅への継続看護の一端を経験」
> 鈴木 美駒
>
> 　私は「藤田保健衛生大学訪問看護ステーション」で"在宅看護"実習を行い、実習中に病棟の退院カンファレンスに参加することができました。患者のADLは、すべてにおいて一部介助を必要とするもので、経管栄養や吸痰、在宅酸素など医学的管理が必要でしたが、妻との2人暮らしで、自宅で過ごすというのが夫婦の希望でした。希望を叶えるために、患者・妻・主治医・病棟看護師・MSW・訪問医・訪問看護師・ケアマネジャー・福祉用具関係者が集まり、話し合いをしました。
> 　このように病院と地域の多職種連携により、患者と家族の希望である住み慣れた場所で、安全に生活できることを学ぶことができました。入院中から在宅に移行するまでの支援の流れをみることもできて、よい経験をすることができました。
>
> #### ●「大学教員の訪問看護に同行して助言を得る」
> 芦田 美紗子
>
> 　在宅療養者の自宅に本学の教員と同行し、講義や演習で学んだ知識や技術を生かして援助を実施・見学をさせていただき、知識・技術を定着させることができました。疑問に思ったことは、すぐに聞くことで教員から丁寧な指導や助言があり、実習中に悩んだことを相談すれば一緒に解決策を考えてくれたので安心して実習に取り組むことができました。
> 　"在宅看護"実習では、療養者や家族が自分のペースで自分らしく生活することができるところが在宅の魅力であると感じました。病気や障がいにだけ焦点を当てるのではなく、療養者の生きがいや、家族の健康状態、生活環境などを把握し、療養者や家族が納得して病気や障がいとうまくつきあいながらQOLを高められるように、看護師がかかわっていくことの大切さを学ぶことができました。

めざす学生にとっては、地域生活者を取り巻く保健・医療・福祉の課題を学ぶことができる貴重な場となっています。

大学の訪問看護ステーションで臨地実習をするメリット

　2013年から「藤田保健衛生大学訪問看護ステーション」で、"在宅看護"実習を開始し、初年度は学生10人、2年目からは2～3人ずつ合計約20人の学生が実習を行っています。「藤田保健衛生大学居宅介護支援事業所」にも約1時間の臨地講義をお願いしています。学外の訪問看護ステーションに実習に行った学生も含めて、毎回2週目後半に14人程度の学生が、事業所内でケアマネジャーの役割と活動について講義を受けています。

①教員による訪問看護の臨地指導

　教員が訪問看護師として実際に現場で学生に指導するのは、全国初と思われます。教員は実際の訪問看護において生の題材を提示し、訪問の行き帰りに、観察したこと、気づいたこと、疑問に思ったことを学生に考えさせ、確認することができます。気づいてほしかった点についても注意を促すことで、次の訪問のケースに生かすことができます。

　もちろん、常勤の訪問看護スタッフも、看護の実際を指導してくれています。学生の様子や学びについて、教員と常勤スタッフが常に情報共有することができます。

②大学病院との連携による"つなぐ看護"の学び

　大学にある訪問看護ステーションは看護学生にとって、病院と地域・在宅を双方向から"つなぐ看護"を学ぶことができる場になっています。学生は、病棟看護師と訪問看護師が退院予定の患者に共同で退院指導を行う場面に参加するといった経験や、時には在宅療養中に起こった急変時に救急搬送の連携プレイの実際を見ることができます。

また、学生が病棟実習で出会った患者に、訪問看護で出会う機会もあります。病院・病棟や地域との連携の実際をより直近で学ぶことができるメリットは大きいと考えられます。

③介護支援専門員の臨地講義による他職種や地域の理解

介護支援専門員が実際にかかわっている事例を用いて最初のインテークから一連の動きについて講義を受けています。ほとんどの学生が「介護支援専門員の役割が理解できた」と答えています。多くの学生が「在宅ケアでは訪問看護師が中心と思っていたが、介護保険制度下において、介護支援専門員は多職種との調整をはかる重要な存在であることを実感した」と答えています。また、介護支援専門員の講義を受けて、「病院の看護師は地域で活動している保健・福祉の専門職種の人をもっと知る必要がある」と感じています。

*

急性期を脱した療養者が不安なく地域・在宅で生活ができる支援はますます重要になっています。また、地域で暮らす人々の健康維持や介護予防のための生活支援が"重要な看護の役割"であることを学ぶ機会も必要です。そして、地域包括ケアを意識して"地域・在宅を捉えることができる看護師"を育てることが大学の使命と考えます。

2015年度より当訪問看護ステーションの実習生は、訪問看護・在宅ケア・継続看護を学ぶと共に、豊明団地内の「ふじたまちかど保健室」に参加し、来談者が抱える健康問題や地域の課題、保健室の役割・ニーズを学びとっています。今後は、多くの学生がかかわることができるようにしたいと考えています。

在宅看護論の2単位の実習枠だけでは限りがあります。これからの大学教育においては、在宅領域だけにとらわれず、成人看護・老年看護・精神看護・母性看護・小児看護の実習と連携して、発展的に"地域"をフィールドにした学習を検討していくことが必要と考えます。

Column よりよい"在宅看護"実習につながる取り組み❸

群馬一丸で育てる地域完結型看護リーダー事業
全ての領域の教員が一丸となって取り組む学部教育改革と在宅ケアマインドの養成

牛久保 美津子 ◆Ushikubo Mitsuko◆
群馬大学大学院保健学研究科
看護学講座　教授

神田 清子 ◆Kanda Kiyoko◆
群馬大学大学院保健学研究科
看護学講座　教授

　病院から在宅への動きが加速している中、最も大切なのは「在宅ケアマインド」を持った看護職が増えていくことです。しかし、退院支援などで病院ナースの意識が在宅に向かっても"戸惑い"を感じることも多い現状があります。そこで大学などの教育の場では、在宅看護論だけに頼らない、全領域で「在宅ケアマインド」を基盤とした教育の取り組みが求められています。

　ここでは、全国でもいち早く、在宅ケアマインドの重要性に注目した群馬県と群馬大学での教育の実際を報告していただきます。

「群馬一丸」で取り組む事業

◎在宅ケアマインドを持つ看護師の養成

　文部科学省では、大学等が実施する教育改革の取り組みの中から優れた取り組みを選び、支援するとともに、その取り組みについて広く社会に情報提供を行うことにより、他の大学等が参考にしながら、教育改革に取り組むことを促進し、大学教育改革を進めようとしています。

　そして、この「優れた取り組み」は「Good Practice」と呼ばれ、近年、国際機関の報告書などでも幅広く使われており、諸外国の大学教育改革でも注目されている言葉です。なお、この言葉を略して「GP」と呼んでいます。

　群馬大学では、文部科学省補助金「課題解決型高度医療人材養成プログラム」の採択を受け、2014年度より「群馬一丸で育てる地域完結型看護リーダー」(以下：群馬一丸GP)事業に取り組んでいます。この事業の目的は、地域での暮らしや看取りまでを見据えた看護を提供できる「在宅ケアマインド」を持った看護師の養成です。

　未曽有の超高齢社会に対応するため、各地域では地域包括ケアシステムの構築が急ピッチで進められています。Aging in place、人々が住み慣れた場所で最期まで自分らしい生活を送るためには、それを支援できる人材が不可欠です。今、従来の病院中心の看護教育から地域完結型の看護教育への転換が求められています。

◎群馬一丸GP事業の3つの柱

　群馬一丸GP事業が担う教育開発は、学部教育課程から現任教育までの一体的改革で、事業の全体概要は図に示すとおり、群馬県の関係機関が一丸となって取り組んでいます。

　具体的な取り組みは、以下の3つです。

①看護基礎教育「1年次から『在宅ケアマインド』を養う学部教育改革」

　学部の看護基礎教育において、1年次から「在宅ケアマインドが養われるよう、在宅看護だけでなく、全ての領域でかかわっています。

②現任教育：履修証明プログラム「地域完結型看護実践指導者養成コース」開設

　地域完結型看護を自らが実践し、自身の職場や実習生・教員に向けての教育的な役割を担う実習指導者養成として、2015年度に新設しました。勤務と学業が両立しやすいように、カリキュラムを工夫しています。現在2年生が9人、1年生が10人在籍しています。

③現任教育：大学院前期課程「地域完結型看護リーダー養成コース」開設

　履修証明プログラムの目的に加え、看護実践の調整や改善、課題解決に向けた取り組みの推進や研究

図：群馬一丸で育てる地域完結型看護リーダー全体概要図

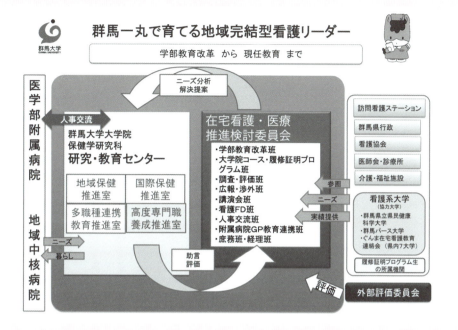

能力を養成するコースを2016年度に開設し、現在5人の院生が受講しています。

全領域の教員が「在宅」を担う学部教育改革

次に、①の学部教育改革について、もう少し詳しく述べます。

◎「在宅ケアマインド」の芽は全ての領域に

「在宅ケアマインド」や「地域包括ケア」と言うと、在宅看護学や地域看護学での教育を連想されるのではないでしょうか？ しかし、本学では学部の教育改革として「在宅ケアマインド」を軸に据えて、全ての専門教育科目、すなわち全看護教員が同じ目標に向かって教育をしています。

本学において芽生えた在宅ケアマインドの芽には、「在宅ケアマインドは基礎看護学・成人看護学など全ての領域に存在し、共通です」と刺激を与えてくれた在宅看護学教員の影響が強くありました。それは全ての領域での取り組み、教員の意識改革のスタートとなりました。

◎「在宅ケアマインド」を見据えた教育の開発

〈在宅ケアマインドの明確化〉

まず全領域代表者からなる委員会を組織し、在宅ケアマインドの定義、卒業時の目的・目標、展開方法を討議し決定していきました。その際、2つの視点からアプローチをしました。

1点目は、本プロジェクトで質問票調査をした群馬県内の看護系大学4年生（220人）が持つ退院支援・訪問看護への興味・関心についての結果です。学生たちは「退院支援や訪問看護は実習でも魅力を感じる」と回答している一方、「イメージしにくく、病棟実習に精いっぱいで、そこまで考えられない」と回答していました。

この研究結果から卒業時までに地域の暮らしを見据えた看護の視点を持てるような教育の見直しが必須であることがわかりました。

2点目は、全領域の代表者が討議を重ね、お互いの考えを明確にしたことです。この話し合いが、全ての領域で展開することについての合意形成につながりました。

〈在宅ケアマインドの定義〉

「地域完結型医療・ケアの考え方に立脚し、全ての人々が、適切なときに適切な場所で適切な医療やケアを受けながら、自分らしい生活を送れるよう、地域での暮らしや看取りまでを見据えた看護を実践する姿勢や意識のこと」

卒業時の目標として、これらの看護を実践できる能力を修得することに設定しました。

表：「在宅ケアマインド」の目標と学年による進度

学年	目標	必修実習科目	選択実習科目等
4年次	①看護の対象者を「患者」ではなく、地域での「生活者」としてとらえ、施設内看護、外来看護、在宅看護、地域看護を実践できる ②1人ひとりの暮らしや生き方を尊重・理解し、個別性の高い支援を創造し実践できる ③対象者が適切な医療やケアを適切な場所で受けながら、自分らしい療養生活が送れるように、情報提供、意思決定の支援、退院調整、退院支援、在宅療養支援及び支援体制整備について理解し、指導を受けながら実践できる ④課題解決のために多職種との協働、地域を基盤にした医療保健福祉の人的物的制度的資源を活用する知識を持ち、指導を受けながら実践できる ⑤将来、療養生活支援の専門家として、支援チームの発展に貢献する方法を理解できる ⑥自己の生活スキルを確立することができる	○看護学総合実習	○助産・助産管理学実習 ○地域看護学実習 【地域貢献事業】 ○国際・地域ボランティア研修（まちなか交流サロン） ○多職種協働による子どもの育ちと親支援事業
3年次	①看護の対象者を「患者」ではなく、地域での「生活者」としてとらえ、施設内看護、外来看護、在宅看護を実践できる ②1人ひとりの暮らしや生き方を尊重・理解し、個別性の高い支援を創造し、指導を受けながら実践できる ③対象者が適切な医療やケアを適切な場所で受けながら、自分らしい療養生活が送れるように、情報提供、意思決定の支援、退院調整、退院支援、在宅療養支援及び支援体制整備について理解し、指導を受けながら実践できる ④課題解決のために多職種との協働、地域を基盤にした医療保健福祉の人的・物的・制度的資源を活用する知識を持ち、指導を受けながら実践できる ⑤将来、療養生活支援の専門家として、多職種間の連携・協働のあり方を理解できる ⑥自己の生活スキルを確立することができる	○臨地実習（成人・老年・精神・母性・小児・在宅） ○チームワーク実習：看護学専攻教員担当グループは「患者は地域での生活者である」という視点を盛り込む ○各種演習で、生活者の視点を含む	【地域貢献事業】 ○がん関連の地域イベント ・リレー・フォー・ライフ ・がんサロン ・市民講座 ・がんと向き合う作品展 ・がん征圧キャンペーン ○国際・地域ボランティア研修（まちなか交流サロン） ○多職種協働による子どもの育ちと親支援事業
2年次	①看護の対象者を「患者」ではなく、地域での「生活者」としてとらえ、施設内看護、外来看護、地域看護、在宅看護の特徴について理解できる ②1人ひとりの暮らしや生き方を尊重・理解し、個別性の高い支援を創造できる ③対象者が適切な医療やケアを適切な場所で受けながら、自分らしい療養生活が送れるように、情報提供、意思決定の支援、退院調整、退院支援、在宅療養支援及び支援体制整備について理解できる ④課題解決のために多職種との協働、地域を基盤にした医療保健福祉の人的・物的・制度的資源を活用する必要性を理解できる ⑤将来、療養生活支援の専門家として、支援チームを構成する多職種の役割について理解できる ⑥自己の生活スキルを確立することができる	○基礎看護学実習：看護過程 ○生活援助技術実習Ⅱ：演習（採血、浣腸、吸引、注射等）	【地域貢献事業】 ○小児関連の地域イベント ・糖尿病サマーキャンプ ・喘息・アレルギー児サマーキャンプ ○国際・地域ボランティア研修（まちなか交流サロン） ○多職種協働による子どもの育ちと親支援事業
1年次	①看護の対象者を「患者」ではなく、地域での「生活者」としてとらえることができる ②1人ひとりの暮らしや生き方を尊重・理解できる ③自己の生活スキルを確立するために努力できる	○看護早期体験実習 ○生活援助技術実習Ⅰ：演習（安楽尿器、ポータブルトイレ、口腔ケア、清拭・洗髪等）	【地域貢献事業】 ○国際・地域ボランティア研修（まちなか交流サロン） ○多職種協働による子どもの育ちと親支援事業

＊表内の色文字は、下の学年との違いを示す

〈重要な概念としての「生活者」〉

　看護やケアの対象者は、ライフサイクルの中でそれぞれの発達課題や役割を担い、1人の人格を持ち、地域で生活を営んでいる「生活者」です。病院や施設の中では、対象者を「病気を持っている"患者"」として捉えがちですが、1人ひとりの暮らしや生き方を尊重・理解することが何より重要です。その重要な概念として「生活者」を位置付けました。

◎「在宅ケアマインド」の目標と学生の理解
〈在宅ケアマインドの目標と進度〉

　目的を達成するために、学年ごとに目標を掲げました（表）。

　「在宅ケアマインド」を軸に1年次から4年次の全ての専門教育科目において積み上げ方式で展開していきます。ここで掲げている表には、主として実習を中心とした1年次から4年次までの目標と学年別進度を示しています。

　この目標は、2015年度入学生からは1年次より、それ以前の入学生にはその学年次に適用し教育しています。各学年の最初の講義では「在宅ケアマインド」に関する説明を実施し、また各教員は各講義において強化する内容を学生に示しています。

　本学においては、1年次の基礎看護学、2年次の対象や場に応じた看護学を学ぶ成人看護学・小児看護・精神看護学など、3年次の臨地実習、そして看護を統合・発展させる科目である在宅看護学や4年次の看護学総合実習まで、全ての講義・演習・実習において「在宅ケアマインド」の目標に応じた一貫教育を展開しています。

〈頭を悩ませた末にFDで討議：看護の学生だからこそ必要な生活スキルとその強化〉

　目標の1つに「自己の生活スキルを確立することができる」を挙げています。看護は人と人との相互作用の中で、ケア提供や調整をしていきます。そのためにはコミュニケーションをはじめとする生活のスキルを磨く必要があります。

　そこで、本学の学生の問題点をFD（ファカルティ・ディベロップメント）において討議し、看護学生としてどのような生活スキルを確立してほしいのかを明確にしました。コミュニケーションスキル、礼儀・マナースキル、家事・暮らしスキル、健康管理スキル、問題解決スキルの5項目27内容を提示し、セルフラーニングを通して達成できるよう説明しています。

◎浸透し始めた「在宅ケアマインド」

　現在、全教員が目的・目標に基づき、専門教育の中で「在宅ケアマインド」の強化に努めるなど、学生・教員の意識の変化が図られてきています。急性期から回復期、在宅医療、在宅での看取り、そして介護を含めた地域包括ケアを担える人材育成を展開し、成果を実感しています。今後は改革した教育プログラムの評価をしていくことが課題です。

群馬一丸GP事業で実習が進化

　次に、実習について述べます。

◎在宅看護論実習の概要

　本学医学部保健学科看護学専攻の定員は、1学年80人です。在宅看護学の担当教員は、教授1人・助教1人ですが、地域看護学の助教2人が実習指導の一部を担います。地域看護学との融合をはかり、学生は実習施設30分圏内の地域診断を行い、「地域」の理解をして、在宅看護論実習に臨みます。

　在宅看護論実習は、3年次後期に行う領域別実習の1領域としてローテーションに組み込まれていますが、他領域の実習を2つ以上経験してから在宅看護論実習に入ります。短い実習期間の中で、在宅看護論実習ならではの学びを深めることを意図しています。訪問看護同行実習1週間と諸サービス実習1週間で10カ所の施設（訪問看護ステーション4カ所、複合施設3カ所、介護保険施設3カ所）で実習をしています。

◎群馬一丸GP事業がもたらした「在宅看護論実習」の変化について
〈全ての看護領域で在宅看護の視点を重視〉

　これまで、在宅看護に関する実習は、文字通り在宅看護論実習だけでした。現在では、群馬一丸GP事業の取り組みにより、看護の各領域が縦割りではなく、横断的に切れ目のない医療やケアの実現をめざしているため、1年次から地域完結型看護実践の「つなぐ」能力を養うことに取り組んでいます。つまり、実習場所が病院であろうと、施設であろうと、在宅であろうと全領域の看護教員が、在宅の視点を踏まえた教育を行っているのです。

　具体的には、初めての臨床実習である基礎看護学実習から、学生が自分の受け持ち患者を「地域の生活者」と捉え、退院後の在宅生活を見据えた看護実

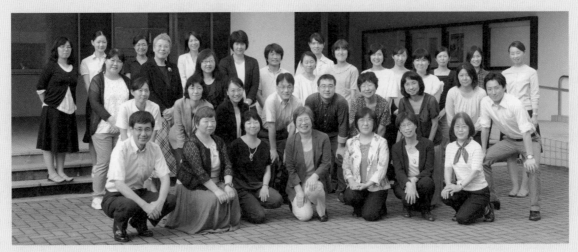
群馬一丸GP事業のメンバー

践を意識できるように、「基礎看護実習から在宅ケアマインドを養うシート」を活用し、実習を行います。その実習経験を在宅看護総論が引き継ぎ、理論と基礎看護学実習との統合化をはかります。これにより、学生は対象理解を深めていきます。

〈地域志向型教育としての学生保健サポーター〉

これと合わせて、地域志向型教育の1つとして、「学生保健サポーター」の養成を始めました。全学年全専攻対応型で規定の学内講義と演習を受講した学生は、学生保健サポーターの認定を受けます。学生保健サポーターは、町の公民館に出向き、自治会役員や婦人会、保健推進員などの地域支援者と共に、「まちなか交流サロン」を開催します。

学生が早期から地域に出て高齢者と交流し、高齢者の暮らしぶりに触れ合う機会は、病院で出会う高齢者を「治療のための一時期という単なる通過点を過ごしているのであって、退院後は地域に戻って生活する人であること」の認識を強化します。

〈訪問看護同行実習の経験を全領域で生かす〉

病床機能の分化・再編により、ますます入院が小刻み化していきます。病院と在宅などの療養場所を行き来する中で、医療・ケア・療養者の思いを切れ目なくつなぐ看護の重要性と具体的な入退院支援のあり方を学ぶためには、療養者の本来の生活に触れることが大切です。

在宅看護論実習の中の訪問看護同行実習では、在宅療養者のありのままの生活の様子を知り、また諸サービス実習を通して、看護を含む多くの専門職が連携をし、療養者と家族の在宅生活を支えていることを学生は学びます。その実習経験を、学生が臨床実習や看護統合実習に結びつけて考えることを、教員はサポートします。

◎学部教育から現任教育まで一丸となった地域完結型看護リーダーの養成

群馬一丸GP事業では、看護基礎教育のみならず、地域完結型看護を自ら実践し、実習指導にあたる看護師への現任教育にも取り組んでいます。

臨地実習は、大学での学びを実践と統合し、学生の学びに最も大きな影響を与えます。本学の臨床実習のほとんどは附属病院で行っているため、GPが採択された2014年度から、附属病院では看護実習指導者研修のカリキュラムに地域完結型看護の内容を盛り込みました。現在までに、この研修を受けた約100人の看護師が実習現場にいます。

また本学教員と附属病院看護師との人事交流、大学院前期課程に地域完結型看護リーダー養成コースを設置、履修証明プログラム（地域完結型看護実践者養成プログラム）を開設しており、学生が実習指導者から地域完結型看護実践を効率よく学べるように、学内と実習場所の双方で、地域包括ケアシステムに根差した看護人材養成に尽力しています。

＊

今後は「在宅ケアマインド」を持った看護師が、群馬県内のいたるところでさらに増えて、活躍できるように努めていきます。

【参考文献】
1）群馬大学大学院保健学研究科看護学講座，文部科学省GP課題解決型高度医療人材養成プログラム：群馬一丸で育てる地域完結型看護リーダー http://team-gunma.jp（2017年2月6日確認）
2）神田清子，堀越政孝，佐藤由美他：地域包括ケアに根差した在宅ケアマインドを育てる看護教育，看護展望，41(10)，p.25-30，2016．

第 6 章

[解説]

"在宅看護"実習を
可視化・言語化する
4つのSTEP

[第6章：解説]

"在宅看護"実習を可視化・言語化する4つのSTEP

原口 道子 ◇ Haraguchi Michiko ◇
公益財団法人 東京都医学総合研究所 難病ケア看護プロジェクト
主席研究員

- 千葉大学看護学部卒業。東京都立保健科学大学保健科学研究科修士課程修了（保健科学修士）。青森県立保健大学健康科学研究科（看護マネジメント専攻）博士後期課程修了（健康科学博士）。東京医科歯科大学医学部附属病院、埼玉県立大学短期大学部に勤務後、東京都神経科学総合研究所非常勤研究員を経て、2013年より現職。

[共同執筆者]「在宅看護体系化研究会」（187ページ参照）
柏木聖代／清水準一／其田貴美枝／西崎未和／川村佐和子

　本書編集委員で唯一の研究機関に所属する看護師である原口道子氏に、「在宅看護体系化研究会」を代表して、これまで取り組んできた研究会での討議をもとに「"在宅看護"実習を可視化・言語化する4つのSTEP」として整理していただきました。

STEP 1　事前準備

POINT 1-❶
教員と実習施設（訪問看護ステーション等）の間で、
実習前に綿密な打ち合わせを行い、取り決めをはっきりさせておく

POINT 1-❷
実習前に学生が「在宅看護の実習は楽しい」と思えるよう、
「在宅での看護に"看護の本質"がある」ことを伝える

POINT 1-❸
生活の中に看護師が入っていくことの"意味"、
実習を受け入れる看護師たちの思いなどを学生にしっかり説明をしておく

POINT 1-❹
学内で"ロールプレイ"などをして準備を整えておく

　在宅看護の実習で最も大切なのが「事前準備」といっても過言ではありません。基本的に限られた空間で行われる「病院の看護」と違って、さまざまな環境下で展開される「在宅の看護」では、実習施設も多種多様であるため、教員と実習指導者の事前の意思疎通が重要になります。一方、学生にとっても、患者・利用者の自宅を訪問するという、それまでの臨地実習では経験したことのない実習となるので、「どのようなことに注意しなければならないのか」という事前の知識の伝達は特に重要です。
　本書の口絵5ページにもあるように、いわゆる社会人基礎力のもととなるマナーを身につけていない

学生も見受けられるようです。このような学生に「人としての基本的な礼儀・マナー」について教えておくのは STEP 0 の段階といえます。実習の前に確認の必要な重要な STEP です。

POINT 1-❶ 解説　教員と実習施設（訪問看護ステーション等）の間で、実習前に綿密な打ち合わせを行い、取り決めをはっきりさせておく

　病院と違い、訪問看護ステーション等の事業所は、それぞれに特徴を持っています。そのため、1つの決まった考え方では教育機関と実習施設のお互いの意思疎通が難しい場合があります。実習をより効果的なものとするためには、教員と実習施設の管理者・実習指導者の事前の打ち合わせで、教育機関側の「何をどこまで学ばせたいか」という希望と、受け入れる実習施設側の「患者・利用者を優先しながら学生を受け入れられる方法」の意見をすり合わせた"取り決め"をはっきりさせなければいけません。この段階に時間を十分にかけることが実習の効果を上げる最大のポイントとなるでしょう。

　また、トラブル発生時の対処について話し合いをしておくことも必須です。それがしっかり行われていれば、トラブル発生時に教員がすぐに駆けつけることが難しい場合でも、円滑に対応を進めることができます。一方、実習前には学生にも、その"取り決め"について十分なオリエンテーションをして、学生が不安な気持ちを持つことがないようにしておくことが大切です。

POINT 1-❷ 解説　実習前に学生が「在宅看護の実習は楽しい」と思えるよう、「在宅での看護に"看護の本質"がある」ことを伝える

　多くの教育機関では、「在宅看護の実習」を病院での実習の後（もしくは途中）に組み込んでいます。規則正しい世界である「病院での看護」に"慣れた"学生にとって、在宅看護の世界は病院にはない刺激がたくさんあって、知的好奇心が触発されるような場面に満ちています。それは在宅が、患者・利用者、家族の"生活の場"であるからです。そして、生活の場で展開される看護にこそ、「看護の本質」を感じとることができるのではないでしょうか。

　例えば、病院ではまず行われない「患者・利用者の嗜好に合わせてのケア」が在宅ではできます。嚥下機能が低下して食欲が落ちている患者・利用者に好きな食べものを工夫して食べられるようにかかわり、笑顔がみられるなど、患者・利用者に合わせた自由な看護ができる楽しさがあるのです。

　病院ではみられなかった「その人らしい生活」や生き様を目の当たりにすること、それが「看護の本質」の理解につながることを実習前に伝えておくことで、学生の実習に臨む視点もはっきりして、モチベーションも上がることでしょう。

POINT 1-❸ 解説　生活の中に看護師が入っていくことの"意味"、実習を受け入れる看護師たちの思いなどを学生にしっかり説明をしておく

　在宅看護の実習では、患者・利用者の"生活"の中に看護師などの医療者が入っていきます。それを漠然としてではなく、「在宅での看護の学習をする」という視点で説明しておく必要があります。

　例えば、在宅での看護においては、患者・利用者や介護する家族の性格や価値観を把握することが大切です。そのためには過去の生活の歴史なども自然な会話の中から聞き出すコミュニケーションの力が必要

になります。実習の中で訪問看護師たちがそれを実践している場面から、学生が会話の意味に気づけるように事前に視点を示唆しておくことでより効果的な学習につながります。

一方、現場の看護師たちは実習の受け入れに負担を感じるものの、学生からの率直な感想や感動に力をもらっています。また、自分たちの看護を学生に話すことで説明力が向上するなど、在宅看護の実習を受け入れるメリットを感じている看護師も多いのです。

ある実習指導者に「全然やる気がない」と言われた学生がいます。でも、その学生は病院での実習では実習態度について指摘を受けるようなことがなかったおとなしい性格です。テキパキと看護師が動く病院での実習で、その学生はすっかり受け身の立場になっていたのでしょう。しかし、在宅看護の実習では、学生自身の積極性がなければ効果が上がりません。現場の看護師たちの"思い"を実習前に学生に伝えておくことで、学生の消極的な姿勢を防ぐことにつながります。

POINT 1-❹ 解説　学内で"ロールプレイ"などをして準備を整えておく

口絵3ページにもあるように、在宅看護の現場に出向く前に、学内で「ロールプレイ」演習を行って、訪問看護師がどのような実践をしているかを事前に学習しておく方法を導入している教育機関も多いようです。オリエンテーションDVDを作成している長崎大学医学部保健学科の取り組みも参考になります(本書134ページ)。ロールプレイを行うことで、学生の不安を解消するだけでなく、起こりうる可能性のある小さなリスク(例えば、玄関を上がった後、靴を揃えていない等)を未然に防ぐことができます。

『在宅療養支援のための医療処置管理看護プロトコール』(日本看護協会出版会)のような書籍を用いて、在宅での医療処置や看護判断を説明しておけば、学生が「訪問看護師が具体的に何をしているのか」という行動の意味を捉えやすくなります。学内での事前学習は在宅看護の実習を成功させるカギといえます。

STEP 2　実習目標

POINT 2-❶
実習を「訪問看護の内容」を知る"実務教育"にするか、
「患者・利用者の"生活"をみる視点」を学ぶものにするかをはっきりさせる

POINT 2-❷
患者・利用者と家族の生きざまに触れることができる
「在宅看護ならではの体験」を学生がしっかり感じとることのできる実習をめざす

POINT 2-❸
患者・利用者が生活をする中で、その病態の変化を察知し、
どのような方向に向かっているかを考えられる力を身につけさせる

POINT 2-❹
さまざまな環境で実習を受けた学生が、それぞれの体験を共有できる場を設置し、
学生同士・教員すべてが学びを得られるようにする

在宅看護の実習を、学生にとって実りあるものにするためには「実習目標」を明確にしなければなりま

せん。病院での実習と異なり、学生が体験できる看護の幅が広いのが在宅での実習ですから、「実習目標」も細かく挙げれば、いくらでも出てきます。しかし、目標をあまりにたくさん設定しすぎて、結局、あれもこれも身につかなくなったということは避けるべきです。

「そもそも在宅看護の実習は単位数の割に学ぶべきものが多すぎる」と考える教員の方はたくさんいらっしゃるでしょう。そこで、私たちが提案したいのは「実習目標」を絞ることです。在宅看護の実習で、学生に何を学んでほしいのかを考えたとき、まず「看護の原点にかえって患者・利用者の生活をみていくこと」が挙げられるのではないでしょうか。そして、それに続くのが「患者・利用者の生活を支えていくために訪問看護師が何をしているのか」を理解することだと考えます。STEP2「実習目標」では、在宅看護の実習を可視化・言語化するために、もう少し細分化した4つのPOINTで整理したいと思います。

POINT 2-❶ 解説　実習を「訪問看護の内容」を知る"実務教育"にするか、「患者・利用者の"生活"をみる視点」を学ぶものにするかをはっきりさせる

在宅看護の実習の場は、病院の地域連携室や市町村の地域包括支援センター、そして特別養護老人ホームなどの高齢者ケア施設などさまざまですが、圧倒的に多いのは訪問看護ステーションです。そして、実習の目的が「その実習場所での看護の内容を知ること」だけであれば、どこの実習施設でも、学生は実習指導者の後ろについて、ただ見学だけをして見たことをレポートすればよいでしょう。しかし、それでは在宅ならではの看護のエッセンスを伝えることはできないと思います。

せっかく病院という限られた空間の中での看護から離れて、地域の場に出てくるのですから、「患者・利用者の"生活"をみる」ことを実習目標に入れておきたいと思います。特に訪問看護ステーションでの実習は、短い在院日数で病院から退院してきた医療依存度の高い患者・利用者が、自宅でどのような生活をしているのかを学ぶ絶好の場所なのです。

POINT 2-❷ 解説　患者・利用者と家族の生きざまに触れることができる「在宅看護ならではの体験」を学生がしっかり感じとることのできる実習をめざす

在宅看護の実習で学生はさまざまな体験をします。そこには「病院では感じることのできない刺激」がたくさんあり、在宅での看護の楽しさを多くの学生が感じとっています。例えば、脳梗塞で倒れ、退院後に必死にリハビリに頑張る夫を親身になって支える妻の姿は、病院の看護だけでは決してみることができません。支え合う本人と家族の姿をみて、学生は感動します。このような患者・利用者と家族の"生きざま"に触れることができるのは在宅看護ならではの体験です。この「在宅ならではの看護を学生が感じとる」ことを最大の実習目標にしている教員も多いことでしょう。その目標に近づくためには、やはり「看護の原点にかえって患者・利用者の生活をみていくこと」が大切になります。

POINT 2-❸ 解説　患者・利用者が生活をする中で、その病態の変化を察知し、どのような方向に向かっているかを考えられる力を身につけさせる

在宅看護の実習で「生活をみる」ことができるのは素晴らしい利点ですが、それに加えて「病態の変化を察知し、どの方向に向かっているのかを予測できる」ことも大切です。これは在宅医療・介護のチーム

における看護師の重要な役割です。

　特に訪問看護の実習では、生活がみられることで、「生活」ばかりを気にしてしまい、患者・利用者の在宅療養の継続に看護の力があることを気づかず、医療の視点が抜け落ちてしまう学生がいます。「病態がどのように変化していき、それはどのような方向に向かっているのか」を考える、その観察力と推察過程が大切だということを学生に気づいてもらえるような実習目標を立てたいと考えます。

　そのために学生は、「患者・利用者の生活を支えていくために訪問看護師が何をしているのか」をしっかり観察することが重要になってきます。特に、予防や異常の早期発見の視点は重要でありながら、見えにくい視点です。学生は自分の力でしっかり看護師の行動と意図を捉えることで、訪問看護師が生活をみることに加えて、医療の視点からも患者・利用者をみていることを理解できるでしょう。

POINT 2-❹ 解説　さまざまな環境で実習を受けた学生が、それぞれの体験を共有できる場を設置し、学生同士・教員すべてが学びを得られるようにする

　在宅看護の実習で特徴的なのは、それぞれの学生が訪問する環境が病院と違ってさまざまであることです。つまり、在宅はさまざまな看護を展開できる場であり、学生が実習で体験したことを共有すれば、より深い学びが得られるはずです。ここで在宅看護の実習目標として挙げた「看護の原点にかえって患者・利用者の生活をみていくこと」と「患者・利用者の生活を支えていくために訪問看護師が何をしているのか」についての、それぞれの学生の学びが共有されることで、教員も同時に学びが得られ、教育機関全体で"在宅看護"実習の質が向上します。大きな2つの実習目標を、さらに実り多い目標にするために、ぜひ考えたいのが、この体験を共有する場だと思います。

STEP 3　実習の方法

POINT 3-❶
患者・利用者の在宅生活の実態を的確に捉え、
「患者・利用者の関心を引き出すかかわり」を持てるように指導する

POINT 3-❷
自分の一挙手一投足がどのようにみられているかを意識づけすることで
学生自身が「自分を客観的にみる力」を身につけられるよう教育的にかかわる

POINT 3-❸
長いスパンでかかわる在宅看護だからこそ
「積極的な質問」をすることで理解が深まることを示していく

POINT 3-❹
診断名や看護記録が患者・利用者を総合的にみる視点の妨げにならないように注意する

　在宅看護の実習の具体的な方法については、本書の第3章から第5章、そして3編のColumnに掲載されている全国各地の大学（教育機関）からの報告がとても参考になります。学生数・教員数・協力施設数等のほか、教育機関のある地域性などがそれぞれに違うため、独自の実習方法をとっているところも多

いと思われますが、各報告において「太字」で強調された部分を拾っていくと、実習指導にあたって大切にしているポイントには共通項があることがわかります。

ここでは、これらの報告も参考にして、STEP3「実習の方法」において、私たち「在宅看護体系化研究会」のメンバーが重要と考えている4点を説明します。

POINT 3-❶ 解説　患者・利用者の在宅生活の実態を的確に捉え、「患者・利用者の関心を引き出すかかわり」を持てるように指導する

ある利用者宅に初めて訪問した看護師は、利用者の部屋に入り、挨拶をかわした後、部屋の中を見渡し、本棚にある高さの異なる本が、高いものから低いものへと順番に綺麗に揃えてあることに気づきます。そして、「ああ、この利用者さんはきちんとした方なんだな。では、お部屋のどこに座らせていただけばいいか、まず最初にうかがわなくては」と頭を働かせます。このさりげない視点で、在宅生活の実態を捉えることを大切にするのが訪問看護師の思考であり技術です。

そして、利用者とのコミュニケーションをはかるため、この訪問看護師は続けます。ある作家の本を本棚に見つけ、「○○の小説がお好きなんですか？」と話しかけます。自分の好きなことを聞かれて嫌がる人は少ないでしょう。利用者は看護師の問いかけに応え、看護師は話をしながらケアを進めていきます。

このような思考の過程を、教員は学生にあらかじめ伝えておき、学生が「在宅生活を的確に捉える視点」「患者・利用者の関心を引き出すかかわり」を自ら見つけ出すことを促す指導が求められます。

POINT 3-❷ 解説　自分の一挙手一投足がどのようにみられているかを意識づけすることで学生自身が「自分を客観的にみる力」を身につけられるよう教育的にかかわる

在宅看護の実習で最も多いと思われる訪問看護の同行では、学生は訪問看護師と1対1の状況で実習に出かけます。最近の学生は"受け身"の姿勢でいることも多いのですが、それでは在宅看護の実習効果は上がりません。そこで大切なことは、学生に「あなたの一挙手一投足が、訪問看護師さんや患者・利用者、家族の方にみられている」と意識づけすることです。自分がどのように他人にみられているかを意識することで、他者を気づかう気持ちが自然と生まれ、「利用者さんの家に実習でおじゃまするけど、学生が家に入ってくることをどう考えているのだろう」と患者・利用者や家族の気持ちを考えられるようになってきます。それはやがて「学生が自分自身を客観的にみる力」を得ることにつながるのです。

自分を客観的にみることができれば、訪問場面での患者・利用者と看護師のやりとりから、その意味を冷静に推察して言語化につなげることができます。教員は学生が実習から戻ってきたら、「今回の訪問の目的は何だった？」「訪問看護師は患者・利用者にどんな看護をしていた？」など実習場面を振り返る質問をし、実習で体験した看護場面の言語化ができるよう、教育的に学生にかかわっていく必要があります。

POINT 3-❸ 解説　長いスパンでかかわる在宅看護だからこそ「積極的な質問」をすることで理解が深まることを示していく

在宅看護の現場は、ターミナルケアを除けば、長いスパンで患者・利用者とかかわることが多くなっています。そのような場で、訪問看護師たちは何らかの変化を望むことがあっても焦ることはしません。今

までの患者・利用者との長いかかわり、療養経過やタイミングなどを見極めて、そのときどきでさまざまな判断を行っています。このような訪問看護師の判断過程は、ただ黙って訪問に同行しているだけでは、学生は決して理解できません。訪問看護師に直接質問をしなければ理解できないことなのです。

そこで、教員は学生たちに「積極的な質問をすること」を促す必要があります。ともすれば、多忙な訪問看護師に対して、学生は疑問が生まれても遠慮をしてしまいがちですが、それは美徳ではなく、実習で在宅看護の素晴らしさを伝えたい訪問看護師にとっても、もちろん当事者である学生にとっても、そして教員にとってももったいないことです。

ただ、積極的に質問することで注意しなければならないことがあります。学生は訪問看護師だけでなく、患者・利用者、家族に質問したいことも出てくるでしょう。このときに聞かれると嫌なことがあるかもしれません。不用意な質問をしないよう訪問前に看護師に確認することを示すべきでしょう。

POINT 3-❹ 解説　診断名や看護記録が患者・利用者を総合的にみる視点の妨げにならないように注意する

訪問前に診断名や看護記録を学生に見せると、学生は病態のことだけを気にしてしまい、患者・利用者"その人"を総合的にみることができなくなる場合があります。特に病院での実習で、疾患の治療中心の看護の世界にふれてきてすぐの在宅看護の実習では、その傾向にあるようです。

ある教育機関の在宅看護の実習では、訪問前、学生に診療録や看護記録をいっさい見せない方法をとっているとのこと。しかし、例えば患者・利用者の視力を知りたければ「あそこにある時計はお読みになれますか？」と質問すれば、だいたいの確認はできます。日常会話から注意深く患者・利用者の生活を捉えようとすることで、病態の変化や療養経過、そして今後の方向性もキャッチできるのが在宅看護です。このように患者・利用者を総合的にみることの大切さを教えていく必要があります。

STEP 4　実習の方向性

POINT 4-❶
実習後も在宅看護への興味を継続させる

POINT 4-❷
他領域の教員に在宅看護の実習にかかわってもらい、教育機関全体で学生を支えていくことをめざす

POINT 4-❸
看護基礎教育から在宅看護の学びを強化し、「今、求められている看護師」を育成する教育を明らかにする

今、病院から地域へという流れが加速しています。しかし、看護の世界では病院の看護師が多く、地域で働く看護師は圧倒的に不足しています。1998年に「在宅看護論」がカリキュラムに設置されてから、在宅看護をめざす学生は増えてきていますが、確実に定着する方策が求められています。在宅看護の実習をどう行うかだけでなく、今後の「実習の方向性」を常に考え、在宅で働く看護師の必要性を可視化・言語化していかなければなりません。そのために教員は何ができるかをSTEP4では考えます。

POINT 4-❶ 解説　実習後も学生に在宅看護への興味を継続させる

在宅看護の実習後に、患者・利用者のところへボランティアで訪問する学生もいます。そのような学生には、ボランティアの体験について話を聞いてあげるとよいでしょう。在宅看護への継続的なかかわりを学生が持つことで、卒業後に在宅看護の道へ進む気持ちがしっかりと根付いていくはずです。

また、実習直後でなくとも、他の病院実習や他の看護またはボランティア経験をしたときに、ふと在宅看護の実習で培った視点の大切さをあらためて実感することもあるでしょう。学生の教育課程、そして卒業後の実践が幅広く豊かなものとなる"きっかけ"になる実習をめざしたいものです。在宅看護とは、最も人々の生活に身近な看護であり、継続していくものであることを伝えていきましょう。

POINT 4-❷ 解説　他領域の教員に在宅看護の実習にかかわってもらい、教育機関全体で学生を支えていくことをめざす

今、在宅看護学領域の教員だけが、在宅看護を教えるという時代ではなくなってきました。実際、横浜市立大学では「オール看護学科の体制で在宅看護学関連の講義・演習」を行っており（本書39ページ）、群馬大学では「すべての看護領域で在宅ケアマインドを養う学部教育改革」に取り組んでいます（本書174ページ）。他領域の教員自体も意識が"在宅より"になってきている傾向もみられてきました。

ただ、「在宅の事情」を知らなければ、やはり他領域の教員が在宅看護の実習を手伝うことは難しいので、今後は教員が訪問看護に同行するようなシステムを、制度としてつくっていく必要があることを訴えていかなければならないでしょう。

POINT 4-❸ 解説　看護基礎教育から在宅看護の学びを強化し、「今、求められている看護師」を育成する教育を明らかにする

在宅看護の教育は、将来的には「訪問看護師等になるための教育」ではなく、「今、求められている看護師」を育成するために必須の教育となるはずです。もはや「病院の看護師だから在宅をみない」という時代ではありません。看護基礎教育から在宅看護の学びを強化し、すべての看護師が在宅ケアマインドを持つような教育をめざすべきです。

一方、教員の多くは病院看護を経験していますが、在宅看護の現場を知らない教員も少なくありません。「今、求められている看護師」を育成する看護基礎教育にシフトしてくためには、学生だけでなく、すべての教員が在宅看護を経験する仕組みを考えていく必要があると思います。

Column　「在宅看護体系化研究会」について

本書の編集委員を務めた6人の編者（188ページ参照）で構成される「在宅看護体系化研究会」は、一般社団法人日本在宅看護学会に所属する教員・研究者が、「在宅看護学」の体系化を目的に、2014年以降定期的に集まり、研究を重ねているグループです。

これまで、看護基礎教育における在宅看護学実習に関する研究、在宅看護実践・教育内容の可視化・体系化に関する研究に取り組み、本書はその一環から生まれました。

日本在宅看護学会学術集会では、毎年、在宅看護学教育に関するテーマで交流集会を開催し、全国の教育機関や訪問看護ステーション等から情報を集約するとともに、交流支援に取り組んでいます。

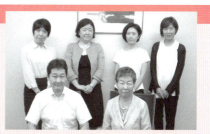

在宅看護体系化研究会のメンバー
後列左から、西崎未和・柏木聖代・其田貴美枝・原口道子
前列左から、清水準一・川村佐和子　の各氏

※本書は「在宅看護体系化研究会」（一般社団法人日本在宅看護学会に所属する教員・研究者が在宅看護学の体系化を目的に研究を重ねている）の6名が編集委員となり、月刊『コミュニティケア』2015年11月臨時増刊号「訪問看護師・教員・学生すべてが成長できる"在宅看護"実習」（清水準一・柏木聖代・川村佐和子編）の内容をもとに、構成の変更・大幅な加筆修正を加えて書籍として発行したものです。

「在宅看護体系化研究会」（『在宅看護の実習ガイド』編集委員）

- 柏木聖代　　横浜市立大学医学部看護学科 老年看護学領域（ケアマネジメント看護学）　教授
- 清水準一　　首都大学東京健康福祉学部看護学科 在宅看護学領域　准教授
- 其田貴美枝　東邦大学看護学部 在宅看護学研究室　講師
- 西崎未和　　共立女子大学看護学部 地域在宅看護学領域　講師
- 原口道子　　公益財団法人 東京都医学総合研究所 難病ケア看護プロジェクト　主席研究員
- 川村佐和子　聖隷クリストファー大学看護学部看護学科　教授／一般社団法人日本在宅看護学会　理事長

教員・訪問看護師・学生すべてが活用できる

在宅看護の実習ガイド
事例とSTEPで可視化・言語化する

2017年3月30日　第1版第1刷発行　　　　　〈検印省略〉

編　集	清水準一／柏木聖代／川村佐和子	
協　力	一般社団法人 日本在宅看護学会	
発　行	株式会社 日本看護協会出版会	

〒150-0001 東京都渋谷区神宮前5-8-2 日本看護協会ビル4階
〈注文・問合せ／書店窓口〉TEL/0436-23-3271　FAX/0436-23-3272
〈編集〉TEL/03-5319-7171
http://www.jnapc.co.jp

装　丁　新井田清輝
表紙装画　鈴木真実
印　刷　三報社印刷株式会社

●本書の一部または全部を許可なく複写・複製することは著作権・出版権の侵害になりますのでご注意ください。

©2017 Printed in Japan　　　　　　ISBN 978-4-8180-2037-5